中文翻译版

Burn Trauma Rehabilitation: Allied Health Practice Guidelines

烧伤康复指南

〔澳〕戴尔·埃德加 主编

吴 军 主译

科学出版社

北 京

图字：01-2018-1601

Pubisher: Anne Dabrow Woods, DNP, MSN, RN, CRNP, ANP-BC
Burn Trauma Rehabilitation: Allied Health Practice Guidelines
ISBN 978-1-4963-0496-4
Copyright © 2014 Lippincott Williams & Wilkins, a Wolters Kluwer business.

In consideration of the payments hereinafter named,the Proprietor grants to the Publisher,the full,sole,and exclusive license and authority to have a translation made into the Simplified Chinese language of the Work mentioned above,and to print,publish and sell a translation in printed/electronic format in the People's Republic of China only.Wolters Kluwer Health did not participate in the translation of this title and therefore it does not take any responsibility for the inaccuracy or errors of this translation.

所有人同意出版人在支付以下规定的版权使用费后，拥有在中国大陆翻译、出版、印刷、销售该著作中文简体字版的权利。Wolters Kluwer Health 未参加中译本的翻译，因此不对中译本的错误负责。

内 容 简 介

随着烧伤救治水平的进步，烧伤患者尤其是危重烧伤患者的生存率明显提高。但是烧伤患者愈后面临严重的心理创伤和身体残障，因此康复治疗对烧伤患者来讲尤为重要。本书共分为三个部分，第一部分为烧伤临床综合治疗，包括烧伤流行病学、烧伤预防和急救、烧伤评估和转诊以及烧伤外科手术治疗。第二部分为烧伤康复综合治疗，包括烧伤后康复评估、水肿管理、烧伤后运动治疗、功能恢复、瘢痕治疗、支具制作和心理治疗。第三部分为专科康复治疗，包括呼吸系统训练、语言训练和营养管理。

本书可供烧伤医护康复人员使用，也可供烧伤患者及家属护理参考。

图书在版编目 (CIP) 数据

烧伤康复指南 /（澳）戴尔·埃德加（Dale Edgar）主编；吴军主译 . —北京：科学出版社，2018.4
书名原文：Burn Trauma Rehabilitation: Allied Health Practice Guidelines
ISBN 978-7-03-057001-7

Ⅰ.①烧… Ⅱ.①戴… ②吴… Ⅲ.①烧伤 - 康复 - 指南 Ⅳ.① R644.09-62

中国版本图书馆 CIP 数据核字（2018）第 053106 号

责任编辑：张天佐 / 责任校对：郭瑞芝
责任印制：徐晓晨 / 封面设计：陈 敬

斜 学 出 版 社 出版
北京东黄城根北街 16 号
邮政编码：100717
http://www.sciencep.com

北京虎彩文化传播有限公司 印刷
科学出版社发行 各地新华书店经销
*

2018 年 4 月第 一 版 开本：787×1092 1/16
2020 年 1 月第二次印刷 印张：17 1/2
字数：415 000

定价：**198.00 元**
（如有印装质量问题，我社负责调换）

序 一

敬爱的各位业界同人：

澳新联合烧伤学会的联合康复工作组通过以往的出版物，确立了其在建立最佳操作手段和指导治疗方法中的领先地位。如今，该团队在以往的工作基础上，联合 The Joanna Briggs 研究所的专家们，首次为国际烧伤治疗行业的同人们提供了基于循证医学的实践标准。

本书适用于每一个烧伤治疗机构，也是向由我们的兄弟单位——国际烧伤协会提出的"同一个世界，同一个烧伤治疗标准"的理念迈出了重要的一步。请运用本书的方法在烧伤治疗的烧伤后康复中助您一臂之力。

致以最真挚的问候！

Peter K M Maitz 教授

悉尼大学烧伤重建外科　主席

Concord 医院烧伤科　主任

澳大利亚和新西兰烧伤协会　主席

EMSB 委员会　主席

2014 年 10 月

序 二

　　The Joanna Briggs 研究所和阿德莱德大学很高兴能够与澳洲澳新联合烧伤学会合作，共同促进为烧伤领域的综合医疗保健人员制定的实践指南的发展与发布。随着医学及科技的进步，越来越多的患者从威胁生命的重度烧伤中存活下来。因此，帮助医疗保健人员与严重烧伤患者进行康复治疗的循证指南的重要性更为显著。保证所有的医疗保健人员在工作中能够使用最便利有效的指南以最大可能使患者获得最佳预后是 Joanna Briggs 研究所的责任。本书缩短了理论与实践的距离，使未来更加接近现实。

Lyle Palmer 教授

Joanna Briggs 研究所　执行董事

Adelaide 大学 健康科学学院 医学和流行病学　教授

Adelaide 大学 转化健康科学系　教授兼主任

2014 年 10 月

关于作者

  康复治疗师核心组人员于 1997 年创制了本书的第一版，编委会和下列各位共同作者：Megan Simons，Sandra King，Dale Edgar，Cheri Templeton and Anne Darton）在此对他们的远见深表感谢。特别感谢所有作者，他们通过专业、适时的知识为这版里程碑式的联合健康实践指南做出了贡献。本书是向着联合健康治疗的标准化迈出的极其重要的一步，联合健康治疗的标准化是多学科烧伤治疗团队行使功能的不可或缺的部分，也有助于对烧伤病房的认证和检验。

主编

Dr Dale Edgar，BPhty（Hons 1st Class），PhD：高级物理治疗师

编委会

Dr Zachary Munn PhD：JBI 高级研究员

Dr Megan Simons，BOccThy（Hons 1st Class），PhD：高级作业治疗师

Dr Frank Li，BAppSc（Physiotherapy）MBiomedE PhD：高级物理治疗师

Nicola Clayton，BAppSc（Speech Pathology）MScMed：高级语言病理学家

Alison Kolmus，B. Sc（Phty）；M. Phil：高级物理治疗师

Rochelle Kurmis，BND，APD，Co-chair JBI Burns Node：联合健康项目经理

合著者（按字母排序）

Akane Katsu，BAppSc（Occ Therapy）；MPH：高级作业治疗师

Andrea McKitrick，B.Sc.（Hons）；Cur.Occ：高级作业治疗师

Angela Thynne，BOccThy：高级作业治疗师

Anita Plaza，B. Phty（Hons）：高级物理治疗师

Anne Darton，BAppSc（Physiotherapy）GradDip Paed Phty：高级物理治疗师

Anne DeRuiter，B.SW，BA（Psych），M.Phil：高级社工

Belinda Kipping，BOccTh MPhil：高级作业治疗师

Ben Noteboom，BSc（Physio）：高级物理治疗师

Caroline Nicholls，BSc（Hons）MNutrDiet APD：高级营养师

Dimity Rynne，BOccThy：高级作业治疗师

Dr Alexandra De Young，BPsych（Hons 1st Class），PhD（Clin Psych）：临床心理学家

Dr Anna Rumbach，BSc，MSpPathSt，GCHEd，PhD：高级物理治疗师

Dr Jessica Maskell，BHS（Public Health），BSW，PhD：高级社工

Dr Kate Miller，BOccTh PhD：高级作业治疗师

Dr Lynne Heyes，MA（Hons）；D.Clin.Psy：临床心理学家

Dr Paul Gray，MBBS PhD FANZCA FPMANZCA：麻醉顾问

Dr Sarah McGarry，B.Sc（Occ Ther）（Hons 1st Class）；PhD：高级作业治疗师

Dr Tiffany Grisbrook，B.Sc（Hons 1st Class），PhD：运动和运动科学研究者

Dr Zephanie Tyack，BOccThy（Hons 1st Class），PhD：高级作业治疗师

Helen DeJong，B. Sc（Occ Ther）：高级作业治疗师

Jacqui Salway，BOT：高级作业治疗师

Kate Wood，BHSc MND APD：高级营养师

Kathryn Heath，B.AppSc（Physio）；M.AppSc（Physio）：高级物理治疗师，联合健康项目经理

Margaret McMahon，MAppSc（Physiotherapy）：高级物理治疗师

Martha Druery，BA（Psych），BSW（Hons）：高级社工

Michelle McSweeney，BAppSc（Occ Therapy）：高级作业治疗师

Paul Gittings，BSc（Physio）（Hons 1st Class）：高级物理治疗师

Prof Peter Maitz AM，FRACS：新南威尔士州重度烧伤服务主任

Prof Stephan Schug，MD FANZCA FFPMANZCA：疼痛医学主任

Rachel Edmondson，BSc（Hons）Physiotherapy：高级物理治疗师

Sharon Forbes，BSc Grad Dip Nut and Diet APD：高级营养师

Sharon Rowe，Dip. Nur；Dip. Clin. Ed；Dip. Burn Nur；M. Clin. Nur：临床护理专家

Sheila Kavanagh OAM，BNsc：高级临床服务协调员

Simone West，BA Hons，BOT，Post Grad Cert Wound Care：高级作业治疗师

Tanja Klotz，BSc；BAppSc（Occ Ther）：高级作业治疗师

Vicki Young，BHSc RD：高级营养师

Vidya Finlay，B.Sci（Phty）；MPH：高级物理治疗师

W. Prof Fiona Wood AM，FRACS：WA 烧伤服务主任

中文译者名单

主　　译　吴　军
翻译人员　（按姓氏笔画排序）

于家傲　吉林大学白求恩第一医院
牛希华　郑州市第一人民医院烧伤中心
巴　特　内蒙古医科大学第三附属医院（内蒙古包钢医院）
付晋凤　昆明医科大学第二附属医院
吕国忠　无锡市第三人民医院（无锡市中西医结合医院）
朱世辉　海军军医大学长海医院
朱家源　广州中山大学附属第一医院烧伤科
刘旭盛　广州中山大学附属第一医院烧伤科
刘　琰　上海交通大学医学院附属瑞金医院灼伤整形科
刘　毅　兰州军区总医院烧伤整形科
孙炳伟　江苏大学附属医院
杨红明　中国人民解放军总医院第一附属医院（原304医院）烧伤科
杨建民　解放军白求恩国际和平医院烧伤整形科
肖　农　重庆医科大学附属儿童医院康复科
吴　军　广州中山大学附属第一医院烧伤科
张庆富　河北医科大学第一医院
张　兵　四川省人民医院
易　南　空军军医大学第一附属医院全军烧伤中心（空军军医大学
　　　　附属西京医院）
罗高兴　陆军军医大学第一附属医院烧伤研究所
贾赤宇　解放军第309医院烧伤整形科
徐庆连　安徽医科大学第一附属医院烧伤科
唐　丹　广东省工伤康复中心
谢卫国　武汉市第三医院烧伤科
谢肖霞　广州中山大学附属第一医院烧伤科
虞乐华　重庆医科大学附属第二医院康复医学科
詹剑华　南昌市南昌大学第一附属医院烧伤科
谭　谦　南京大学医学院附属鼓楼医院
薛文君　山东省立医院烧伤整形科

校稿人员　（按姓氏笔画排序）

马　宁　中国人民解放军 92435 部队医院

马思远　陆军军医大学第一附属医院烧伤研究所

韦　辉　陆军军医大学第一附属医院烧伤研究所

孔　易　陆军军医大学第一附属医院烧伤研究所

向　飞　陆军军医大学第一附属医院烧伤研究所

刘旭盛　广州中山大学附属第一医院烧伤科

刘梦龙　陆军军医大学第一附属医院烧伤研究所

刘　琰　上海交通大学医学院附属瑞金医院烧伤整形科

李海胜　中国人民解放军第 324 医院

宋华培　陆军军医大学第一附属医院烧伤研究所

陈志强　陆军军医大学第一附属医院儿科

陈　建　陆军军医大学第一附属医院烧伤研究所

陈昭宏　福建医科大学附属协和医院烧伤科

武艳军　陆军军医大学第一附属医院烧伤研究所

周　灵　陆军军医大学第一附属医院烧伤研究所

周俊峰　陆军军医大学第一附属医院烧伤研究所

姚志慧　中国人民解放军第 59 医院

钱　卫　陆军军医大学第一附属医院烧伤研究所

徐正东　中国人民解放军 69233 部队医院

虞乐华　重庆医科大学附属第二医院康复医学科

詹日兴　陆军军医大学第一附属医院烧伤研究所

谭江琳　陆军军医大学第一附属医院烧伤研究所

薛冬冬　陆军军医大学第一附属医院烧伤研究所

学术秘书　谭江琳

目　　录

目　　的

要　　求

疗效必须对得起患者活下来所承受的痛苦！

医疗技术在持续发展。烧伤患者的死亡率显著下降，经过现代烧伤医学的救治，超过95%的烧伤患者可以存活下来。这些患者无论在心理上还是躯体上都需要进行康复治疗，从而解决烧伤带来的长期后遗症。另外，烧伤还会导致疼痛、容貌毁损、日常生活能力的下降。

愿　　景

本项目致力于为联合健康保健人员在为烧伤后康复进行护理和治疗的过程中，提供一个选择最佳治疗措施和标准的、模块化的、循证的、便于使用的指南。更重要的是，我们希望在烧伤康复治疗的病情评估、治疗及疗效评价等所有环节均能建立循证医学的框架。

目　　标

本书旨在为烧、创伤病房和非烧伤为主的联合健康保健人员提供参考资料，以便他们更好地为烧伤患者实施旨在提高患者生存质量、帮助他们重返社会的康复治疗，而不仅仅是单纯地让患者存活下来。本书中的实践推荐也指出在烧伤治疗团队中多学科的分工与合作是实现最佳治疗效果所不可或缺的。

目 标 读 者

损伤同时即开始康复！

本书主要适用于与需要支持帮助的烧伤幸存者（及非幸存者）接触的联合健康保健人员。本书所涉及的原则和技能操作适用于不同程度的烧伤，同样也适用于住院或急诊情况。更重要的是，无论是谁实施治疗，本书可用于协助整个烧伤治疗团队的工作培训，促进理解烧伤治疗团队的重要作用。我们希望在没有多学科治疗团队的情况下，其他相关学科也能使用本书作为参考。所有团队成员关注的焦点均应是预防烧伤幸存者产生慢性功能障碍。

Dale Edgar 博士
澳大利亚和新西兰烧伤协会康复健康论坛主席

第一部分　多学科团队

第1章
背景与开展方法

本章摘要

随着烧伤治疗的进步，严重烧伤患者的生存率明显提高。这使大面积烧伤患者的烧伤后康复，主要涉及患者的功能、外观及日常生活的主动参与方面，受到越来越多的关注。本书的宗旨就是为救治严重烧伤患者的联合健康保健人员提供循证指导。本章除了介绍本书的历史及发展过程外，也包括本书的引言。

引　言

康复始于损伤之时

本书的宗旨就是每一个接触烧伤幸存者的人都能对其治疗结果产生积极影响。

在医院里，84%的严重烧伤患者伴有"严重甚至剧烈的疼痛"，100%伴有每日的疼痛，92%因疼痛而夜间惊醒（Montgomery，2004）。正是因为这个原因，烧伤医护团队需要时刻关注以下内容：

疗效必须对得起患者活下来所承受的痛苦。

Prof FM Wood，James Laing Memorial Essay，（1995）。

烧伤救护在过去70年里得到长足发展，尤其在战争和冲突时期发展最快。第二次世界大战中烧伤救护质量显著提高（Jackson，1979）。尤其是恰当急救的价值受到关注。那时，即使是在年轻人中，超过1/3体表面积的烧伤也被认为是致命的。直到20世纪50年代和60年代，烧伤的液体复苏和医疗手段（尤其是感染控制）才取得重大进展。也是在这一时期，烧伤团队的概念被提出来了（Colebrook，1950；Warden，2002）。多学科手段提高了患者的生存率、缩短了住院时间（Collings，2004）。创伤情况下烧伤的特性及后遗症也在这一时期被记录在案（Jackson，1970；Zawacki，1974；Zawacki，1974）。此外，皮肤移植技术的改进也降低了病死率（Jackson，et al.，1960；MacMillan，1959）。

20世纪70～80年代，大面积烧伤治疗取得诸多进展。这与烧伤早期切痂（联合失血控制技术）及患者隔离、控制交叉感染的设施改进有关（Herndon et al.，1985；Munster & Smith-Meek，1994）。伴随着重症监护技术、吸入性损伤管理及高代谢反应控制的发展，（大面积烧伤患者）死亡率不断降低（Cox，et al.，1991；Herndon & Blakeney，2002；Murakami & Traber，2003）。这促进了烧伤重症监护病房的发展和烧伤患者临床效果和生活质量的改善。过去的 20 年间，对瘢痕质量及功能改善问题的关注已经推动了皮肤再生技术和人工真皮模板领域的创面生物技术的发展（Thomas，et al.，2002）。

相关医学文献明确指出，为实现烧伤患者的最佳预后，专用的、装备精良的设施及不仅仅关注于烧伤患者生存率的多学科团队（multidisciplinary team，MDT）是必不可少的（DeSanti，et al.，1998；Esselman，et al.，2006；Gorga，et al.，1999）。由于巨大的收治患者数量，烧伤单位可保持他们的标准和人员专业水平（Ashworth，et al.，2001；Curreri，et al.，1980；Hagstrom，et al.，2003；Sheridan，et al.，1999）。为了取得最佳的功能与外观预后，烧伤患者需要多学科联合治疗。烧伤可能与长期严重的生理、心理受损相关。从院前至入院，直至瘢痕成熟和之后的整个康复期烧伤治疗团队的所有成员都要共同作用，以使创伤的长期影响最小化。联合健康保健人员通过与烧伤外科医师及团队其他成员通力合作，为烧伤患者提供早期评估及烧伤治疗所有阶段的临床干预。对烧伤患者、家庭及工作人员的持续教育支持也是其中的重要环节。

烧伤治疗的不断进步也有赖于依据现有标准及循证实践对患者进行管理。Ehrilch（2002）等指出，查阅现有标准及循证实践依据可减少重症监护病房住院时间、改善患者照护与提升机构的治疗信心。

因此，这些指导方针已经在 The Joanna Briggs 研究所（JBI）的循证医学专家帮助支持下，由澳新联合烧伤协会的综合医疗保健人员编纂完成。这些内容反映出联合健康保健团队在减小和预防交流、日常生活能力、社会化和运动能力等机体功能受损方面的重要作用。功能是一个复杂的整体，包含了体能及其表现和心理社会认知能力及其表现。

本书已通过澳新联合烧伤协会的批准作为促进烧伤患者管理过程中合理治疗和联合健康保健干预的信息源。澳大利亚及新西兰烧伤协会（ANZBA）是澳大利亚和新西兰烧伤康复专业医疗人员中的最主要机构。

烧伤中心为烧伤患者提供专业的、多学科的治疗措施。然而，烧伤的初级护理及后续随访治疗被普遍认为应在专业烧伤病房以外进行。这些指导方针是作为对烧伤患者进行有效治疗所需要的相关临床知识和治疗干预的操作指南而制订的。

应鼓励在专业烧伤中心以外工作的治疗师与烧伤中心内的同事们保持密切联络，以获得烧伤患者治疗方面的建议与帮助。

本 书 历 史

实际上，这是本书的第三版。第一版出版于 1997 年，由澳大利亚及新西兰烧伤协会中主要的联合健康保健人员完成，仅针对物理和作业治疗师。在认识到烧伤治疗的多学科特征时，其第二版于 2006 年在互联网上发布。第二版体现了现代烧伤治疗的实质并提出了一个观点，即需要支持建立多学科烧伤救治团队。因此，我们非常感谢联合健康保健的前辈们对此书的设想、贡献和指导。早在 20 世纪 70 年代之前，ANZBA 的前辈们，特别是 Murray Clarke 博士和 Julian Keogh 博士就已经向澳大利亚、新西兰乃至全世界强调了多学科烧伤救治的重要性。加尔维斯顿的 David Herndon 教授和西雅图的 David Heimbach 博士及其团队通过培训和教学，为全世界带来了现代多学科烧伤救治模式。科学研究推动了现代烧伤治疗的发展，关注烧伤的科学出版物的贡献同样需要重视。我们感谢"Burn"杂志的 Steve Wolf 教授、"Journal of Burn Care and Research"杂志的 Richard Gamelli 教授的多方呼吁和促进烧伤救治知识的广泛传播。此外，全球烧伤救治组织对于联合健康保健人员帮助支持的重要性也值得一提。以下跨越国家界限、互相合作、共享知识以寻求烧伤救治的最佳方法的机构需着重提出：国际烧伤协会（International Society of Burn Injuries，ISBI）、美国烧伤协会（American Burn Association，ABA）、英国烧伤协会（British Burn Association，BBA）、欧洲烧伤协会（European Burn Association，EBA）及 ANZBA 组织。

在 2014 年，基于烧伤治疗的发展并为了与烧伤领域新近发表的文献保持一致，最初于 1997 年制订联合健康保健指南的作者决定修改和更新先前的工作成果。随着对循证医学的关注不断增加，我们邀请了 Joanna Briggs 研究所人员参与本书的编写，他们在医疗保健循证医学方面更专业。

发展和方法

循证医学实践和烧伤治疗

本书的目的是为烧伤康复治疗的实践和原则提供循证依据。虽然近年来烧伤治疗越来越强调循证依据，但一直以来烧伤治疗主要还是依赖专家共识（Childs，1998；Saffle，2007）。循证医学的定义为通过慎重、准确和明智地应用当前所能获得的最好的研究依据制订出患者的治疗方案（Sackett，et al.，1996）。这一概念已得到全球的认可（Pearson，et al.，2007）。循证医学实践证据的可靠性依赖于研究结果最小化偏倚风险的能力（内部有效性）和其普遍性（外部有效性）。传统上讲，循证医学中所使用的研究设计都通过等级划分或有基于其实验设计的"证据等级"以评判其质量（内部和外部有效性），这也给循证医疗保健提供了哪些研究可以信赖，哪些可以摒弃的指南（Aromataris，et al.，2011）。随机对照试验的系统评价和随机对照试验（研究级别低于系统评价 /Meta 分析，但高于观察性研究设计）在很大程度上依赖于以证据为基础的医疗保健这种传统的方法。Cochrane Collaboration（系统分析的专业机构）发表了一系列高质量的综述，为临床医生总结了主要研究结果（Wasiak & Cleland，2006）。一项研究 Cochrane 图书馆中发表的综述与烧伤治疗的相关性研究发现，与烧伤治疗和管理相关的文献不到 1%（此研究包括 37 篇综述）（Wasiak & Cleland，2006）。由于缺乏系统分析，根据循证医学的分级原则（表 1），随机对照试验是循证医学第二佳的设计方案。然而，另一项研究发现，虽然在烧伤治疗领域有部分随机对照试验发表，但由于数量少，因此总体上也缺乏这类实验研究（Al-Benna，et al.，2010）。作者认为烧伤治疗相关文献缺乏高质量的研究证据（Al-Benna，et al.，2010）。为了改善因证据缺乏而实行循证烧伤救治能力低的情况，美国烧伤协会开展了多中心临床试验研究（Saffle，2007）。但是还需要做更多的工作来确保临床医生获得更多的资源和信息对烧伤进行循证治疗（Munn，et al.，2013）。本书即为临床医生提供了这样一项资源，帮助他们进行循证治疗。

表 1　JBI 证据等级

证据效力分级	
1 级：实验性研究	a 级：多项随机对照实验的系统评价
	b 级：多项 RCT 和其他研究的系统评价
	c 级：单项随机对照实验
	d 级：伪随机对照实验
2 级：类实验性研究	a 级：多项类实验性研究的系统评价
	b 级：多项类实验性研究及其他低质量研究的系统评价
	c 级：单项前瞻性有对照的类实验性研究
	d 级：前后对照 / 回顾性类实验性研究
3 级：观察性分析研究	a 级：多项队列研究的系统评价
	b 级：多项队列研究及其他低质量观察性研究的系统评价
	c 级：单项有对照的队列研究
	d 级：单项病例对照研究
	e 级：单项无对照观察性研究
4 级：观察性描述研究	a 级：多项描述性研究的系统评价
	b 级：单项横断面研究
	c 级：病例系列研究
	d 级：个案研究
5 级：专家意见 / 实验室研究	a 级：专家意见的系统评价
	b 级：专家共识
	c 级：实验室研究 / 单一专家意见

The Joanna Briggs 研究所（The Joanna Briggs Institute，JBI）

　　JBI 是南澳大利阿德莱德大学医学保健学院内设立的一个转化科学学院的非营利性国际研究发展分支。该中心与世界范围内的 70 多个机构建立了合作关系。该中心与其合作机构一起通过鉴别恰当、可行的、具有临床意义的医疗保健实践，以支持和提升医学证据的获得、转让与利用，从而促进全球医疗保健水平与疗效的提升。该中心同时还在互联网上通过 OvidSP 数据库向健康领域的专业人士提供循证资源，以促进相关证据的临床应用。这一系统还提供了定期更新的、临床相关的评价前证据总结（DiCenso，et al.，2009；Lang，et al.，2007；Scott，et al.，2007）。互联网证据检索系统已被证实可以提升临床医生获取医学证据的能力（Westbrook，et al.，2005）。在与澳大利亚的烧伤领域专家和医疗机构的合作中，JBI 专为烧伤治疗机构建立了一套医学证据和在线资源。这些资源专门针对烧伤治疗的专业人员及患者，提供包含政策指引、临床指南、临床实践在内的最优研究证据集合的一站式数据库服务，以提高烧伤护理工作人员的临床能力，从而为患者提供稳定的高水准的护理服务，并减少相关临床并发症的风险。本书作者在编写本书的时候也同样利用了这些数据资源。

编写方法

本书编撰工作的第一步是对既往的相关指南进行详细的回顾性分析。特别是针对这些指南目前被相关循证医学实践所印证的情况、其对临床实践的指导作用、以及是否存在重大遗漏进行评价。在回顾分析的基础上决定对其进行深度修订，并需另行增加章节。本书的每一章节都根据其内容指定一位具有该领域深厚的专业背景的主编和其他作者。

我们鼓励编者尽可能使用 Joanna Briggs 研究院所提供的数据资源。其内容都源于相关文献及特定医疗保健数据库的系统性检索。检索至少包含了以下数据库：

◇ The Joanna Briggs 研究院的循证数据资源及系统综述数据库；
◇ Cochrane 图书馆（包括其系统综述和注册的临床研究）；
◇ 医学文献数据库（Medline）；
◇ 护理和联合医疗保健文献累积索引（CINAHL）数据库。

进行检索时，编撰者需尝试识别能获取的最佳证据。在这一过程中，The Joanna Briggs 研究院提出的证据分级系统可作为一种重要评价手段。从相关数据资源中获取的最佳的证据会被送至专家小组进行同行评议。

每一章节的作者在编撰时，除了运用他们的临床专业知识与相关文献外，都会使用 The Joanna Briggs 研究院的数据资源。当作者完成其负责的章节编写后，会由该领域的其他专家进行外部同行评议，并根据反馈意见进行章节内容的调整。

本书结构

虽然每一章的结构根据读者的信息需求而有所不同，但所有章节中仍有一些共性要素。每章开始的介绍部分概述该章节主要内容，而在章节的结论中均有详细的实践标准的总结。各章节中，实践标准用以表明实践的推荐度。这些标准通过 The Joanna Briggs 研究所指定的一个推荐等级（表2）进行划分。推荐等级被用于帮助医护人员将证据转化为实践。每一章中，一些报告也将通过一个证据等级进行划分。这些报告源于临床研究结果，因此通过证据的相关等级明确标记出来。

表2　JBI 推荐等级

A 级	"强烈"推荐用于特定健康管理策略： 1. 该策略预期获益压倒其潜在的风险。 2. 有充分的证据证明其效果。 3. 使用有好处或没有冲突且。 4. 价值、偏好和患者的经验已被考虑在内。
B 级	"一般"推荐用于特定健康管理策略： 1. 策略预期效果似乎超过了潜在风险，虽然不一定很明确。 2. 有证据证明其使用，虽然不一定充分。 3. 使用有好处，没有冲突或影响极小。 4. 价值、偏好和患者的经验可能会或不会被考虑在内。

遵循本书的指导

本书作者已尽全力确保本书为烧伤救治领域的综合医疗保健人员提供实践可用性最佳的证据。而当没有可指导实践的证据时，专家共识则被用于填补"空白"，以确保临床需要指南时这一资源仍然是有用的。本书的作者对遵循本指南可能发生的不良事件不负任何责任。当使用任何类型的循证资源时，临床医生需要考虑患者个体的表现和偏好、自己的临床经验及所处环境能提供的资源。

参 考 文 献

Al-Benna S, Alzoubaidi D, Al-Ajam Y, 2010. Evidence based burn care——an assessment of the methodological quality of research published in the burn care journals from 1982 to 2008. Burns, 36: 190-1195.

Aromataris E, Hopp L, Munn Z, 2011. Synthesizing evidence of risk. Philadelphia: Lippincott Williams & Wilkins.

Ashworth H L, Cubison T C, Gilbert P M, Sim K M, 2001. Treatment before transfer: the patientwith burns. Emergency Medicine Journal, 18(5): 349-351.

Childs C, 1998. Is there an evidence-based practice for burns? Burns, 24: 29-33.

Colebrook L, 1950. A New Approach to the Treatment of Burns and Scalds. London: Fine TechnicalPublications.

Collings M, 2004. Reflections on rehabilitation: the AB Wallace lecture to the British Burn Association2003. Burns, 30(1): 49-56.

Cox C S, et al., 1991. Use of an intravascular oxygenator/carbon dioxide removal device in an ovine smoke inhalation injury model. ASAIO Trans, 37(3): M411-413.

Curreri P W, et al., 1980. Analysis of survival and hospitalizationtime for 937 patients. Annals of Surgery, 192(4): 472-478.

DeSanti L, Lincoln L, Egan F, Demling R, 1998. Development of a burn rehabilitation unit: impacton burn center length of stay and functional outcome. J Burn Care Rehabil, 19(5): 414-419.

DiCenso A, Bayley L, Haynes R, 2009. Accessing pre-appraised evidence: fine tuning the 5S model into a 6S model. Evidence Based Nursing, 12(4): 99-101.

Ehrlich P F, Rockwell S, Kincaid S, Mucha P, Jr, 2002. American College of Surgeons, Committeeon Trauma Verification Review: does it really make a difference? J Trauma, 53(5): 811-816. doi: 10.1097/01.TA.0000029367.98994.A6.

Esselman P C, et al., 2006. Burn rehabilitation: Stateof the science. American Journal of Physical Medicine and Rehabilitation, 85(4): 383-413.

Gorga D, et al., 1999. The physical, functional, and developmental outcome of pediatric burn survivors from 1 to 12 months postinjury. J Burn Care Rehabil, 20(2): 171-178；discussion 170.

Hagstrom M, Wirth G A, Evans G R, Ikeda C J, 2003. A review of emergency department fluid resuscitation of burn patients transferred to a regional, verified burn center. Ann Plast Surg, 51(2): 173-176. doi: 10.1097/01.SAP.0000058494.24203.99.

Herndon D N, Thompson P B, Traber D L, 1985. Pulmonary injury in burned patients. Crit CareClin, 1(1): 79-96.

Herndon D, Blakeney P E. 2002. Chapter 1 - Teamwork for total burn care: achievements, directionsand hopes. In D. Herndon(Ed.), Total Burn Care(2nd ed). London: Saunders: 11-15.

Jackson D M, 1970. Burns as a special problem in trauma. Journal of Trauma, 10(11): 991-996.

Jackson D, et al., 1960. Primary excision and grafting of large burns. Annals of Surgery, 152, 167-169.

Jackson D. 1979. McIndoe lecture(1978). Burns: McIndoe's contribution and subsequent advances. Annals of Royal College of Surgeons of England, 61(5): 335-340.

Lang E, Wyer P, Haynes R, 2007. Knowledge translation: closing the evidence-to-practice gap.Annals of Emergency Medicine, 49(3): 355-363.

MacMillan B, 1959. Early excision of more than 25 pr cent of body surface in the extensively burned patient. Archives of Surgery, 77: 369-376.

Montgomery R K, 2004. Pain management in burn injury. Critical Care Nursing Clinics of North America, 16: 39-49.

Munn Z, et al., 2013. The development of an evidencebased resource for burns care. Burns, 39(4): 577-582. doi: 10.1016/j.burns.2012.11.005.

Munster A M, Smith-Meek M, 1994. The effect of early surgical intervention on mortality and costeffectiveness in burn care 1978 -1991. Burns, 20: 61-64.

Murakami K, Traber D L, 2003. Pathophysiological basis of smoke inhalation injury. News PhysiolSci, 18: 125-129.

Pearson A, Wiechula R, Court A, Lockwood C, 2007. A re-consideration of what constitutes 'evidence' in the healthcare professions. Nursing Science Quarterly, 20: 85-88.

Sackett D, et al., 1996. Evidence based medicine: what it is and what it isn't. BMJ, 312(71).

Saffle J, 2007. Clinical research in burns: state of the science, (2006). Journal of Burn Care & Research, 28(4), 546-548.

Scott N, et al., 2007. Creatingclinically relevant knowledge from systematic reviews: the challenges of knowledge translation. Journal of Evaluation in Clinical Practice, 13: 681-688.

Sheridan R L, et al., 1999. Early burn centertransfer shortens the length of hospitalisation and reduces complications in children with serious burninjuries. Journal of Burn Care Rehabilitation, 20: 347-350.

Thomas S, Barrow R E, Herndon D N, 2002. Introduction: History of the treatment of burns. InD. Herndon(Ed.), Total Burn Care(2 ed). London: Saunders: 1-11.

Warden G, 2002. Chapter 8-Fluid resuscitation and early management. In D. Herndon(Ed.), Total Burn Care(2 ed). London: Saunders: 107-118.

Wasiak J, Cleland H, 2006. How relevant and useful is the Cochrane library as a resource for evidence in burn care practice and management? Journal of Burn Care & Research, 27(3): 386-393.

Westbrook J, Coiera E, Gosling S, 2005. Do online information retrieval systems help experiencedclinicians answer clinical questions? Journal of the American Medical Informatics Association, 12(3): 315-321.

Wood F M, 1995. Quality assurance in burn patient care: the James Laing Memorial Essay, 1994. Burns, 21(8): 563-568. doi: 030541799500074L [pii].

Zawacki B E, 1974. The natural history of reversible burn injury. Surgery, Gynecology and Obstetrics, 139: 867-872.

Zawacki B, 1974. Reversal of capillary stasis and prevention of necrosis in burns. Annals of Surgery, 180(1): 98-102.

第2章
临床总则

本章摘要

对 AHP 来说，共同实践的领域贯穿于烧伤患者管理的各个方面。这些实践是患者护理的重要组成部分。

基本知识和实践的范围：流行病学，烧伤预防和急救，烧伤评估和转诊，团队协作，对患者或护理者教育和专业上的继续教育。还要考虑到对健康工作的顺应性，安全规程及感染控制策略和措施等重要因素。尽管对员工的支持和员工自我护理对维持整个团队协作非常必要，但这个特殊的临床领域常常被忽略。

流行病学

成人烧伤

烧伤在全世界被认为是创伤的首要原因，因为其造成了巨额医疗保健支出并加重了创伤收治负荷。烧伤在需要医学干预的创伤事故中排名第四，仅次于机动车辆事故，坠落伤和人为暴力损伤。

在中低收入水平的国家，烧伤相关的死亡率达到了 95%（Mock, et al., 2008）。女性的烧伤致死率比男性的高，而这样的损伤是不多的（Mock, et al., 2008）。

WHO 制订的烧伤预防和护理策略明确指出"烧伤危险因素虽因地域而有差异，但主要的危险因素包括饮酒及吸烟，使用明火供暖，使用地炉烹饪，以及烹饪时穿着宽松肥大过长的衣服，热水器温度设定过高，使用不合格的电线等"（Mock, et al., 2008）。

澳大利亚于 1999～2004 年间约有 46611 人因烧伤而住院（Harrison & Steel, 2006）。其中 43%（Harrison & Steel, 2006）至 56%（Gabbe, et al., 2012）的患者是在家中受伤。烧伤住院患者占所有住院患者的 1.6%（Harrison & Steel, 2006），但住院费用却远高于这个比例。

2007～2008 年间，烧伤治疗和烧伤隔离费用共计约 6500 万美元，占收入损耗和出院后烧伤护理总支出的 1/3。也有文献指出医院收容患者数远远低于实际烧伤患者总人数（SCoHA, 2010），因为还有很大一部分门诊患者和初级卫生保健部门收治的患者未进行统计。

在澳大利亚成人群体中最容易罹患烧伤的是土著人和托雷斯岛居民，以中青年男性为主（Harrison & Steel, 2006；Gabbe, et al., 2012；Wasiak, et al., 2009）。故意自残的占所有病例的 3%（Gabbe, et al., 2012），这类损伤往往更严重，常常导致人员死亡（Harrison & Steel, 2006）。各类烧伤住院率从童年期开始男性都要高于女性（Harrison & Steel, 2006；Peck, 2011）。

国内外统计发现吸烟、饮酒、药物滥用等将增加罹患烧伤和死于家庭用火的风险（Pruitt, et al, 2012）。据报道，澳大利亚和新西兰有16%的烧伤病例都与药物和酒精滥用有关（Gabbe, et al., 2012）。同时也发现许多社会经济因素会增加烧伤风险，比如种族、收入、家庭情况、教育、就业和居住环境（Edelman, 2007；Peck, 2011）。创伤前合并精神疾病，如抑郁和焦虑等，都会明显增加烧伤罹患风险（Powers, Cruse & Boyd, 2000）

（Rockwel, et al., 1988；Fauerbach, et al., 2005；McKibben, et al., 2009；Patterson 等，1993；Tarrier, 1995）。跟普通人群相比烧伤患者更容易出现精神病理前兆（Kessler, et al., 2005；Kessler, et al., 1994；Patterson & Ford, 2000；Gilboa, 2001；Kringlen, et al., 2001, 2006；Herndon, 2007；Dyster-Aas, et al., 2008）。

合并症如癫痫、周围神经病变（由糖尿病引起）及其他身体疾病和认知障碍同样增加了罹患烧伤的风险（Peck, 2011）。这些合并症可能解释了老年群体罹患烧伤风险高的原因。

同时，尽管澳大利亚的烧伤死亡率明显低于中低收入国家（Peck, 2011），躯体性、情感性、心理性及功能性并发症仍不容忽视。

儿童和青少年烧伤

全球范围来看，流行病学特征说明男性儿童及年龄介于 1～2 岁之间的群体罹患烧伤的风险最高（Mock, et al., 2008）。此外，流行病学数据揭示中低收入国家的个体相对高收入国家更易罹患烧伤，可能是因为贫穷、住宿条件差、在地面明火烹饪、人口过于拥挤及缺乏安全措施和教育等。然而，在各个国家烧伤的发生都与不良社会经济条件有关（Mock, et al., 2008；Rayner & Prentice, 2011）。高收入国家中社会经济条件差的地区的个人和家庭发生儿童烧伤的风险与来自中低收入国家的群体相比，都一样很高，原因同样是人口过于拥挤、住宿条件差、安全措施和教育缺乏等。土著儿童烧伤患病率在澳大利亚高达 10%，新西兰高达 34%（ANZBA, 2011）。这显然是土著人群社会经济地位相对更低的缘故，特别是在健康、教育及收入方面。除了人口统计和社会经济危险因素，当需要考虑烧伤对儿童和青少年的长期的心理社会影响，一些社会心理的危险因素就显得尤为重要。这些危险因素可分为父母和儿童两方面。

双亲因素

◇ 双亲教育程度低与烧伤风险和童年创伤（安全实践）明显相关。
◇ 庞大的家庭。
◇ 单亲家庭。
◇ 双亲有药物滥用，和 / 或有心理健康问题如创伤后应激障碍综合征（PTSD），抑郁和焦虑等（Rayner & Prentice, 2011；De Young, et al., 2012；Peden, et al., 2008）

上述因素影响着父母监护孩子的能力，因此，缺乏父母监护也就成了儿童烧伤的另一大危险因素（Scott, et al., 2012）。

儿童因素

◇ 发育问题，包括残疾等（Chen, et al., 2007）。
◇ 出生顺序靠后。
◇ 行为问题，包括焦虑，暴力及品行问题（Peck, 2011；Piazza-Waggoner, et al., 2005；Rayner & Prentice, 2011；Shah, et al., 2013）。

家庭因素

了解了这些心理社会因素就能更深刻理解烧伤为什么容易发生。比如单亲家长，既要完成繁复的家务，同时又有身孕，还要带着一个行为或者发育有问题的青少年时，常常呈现出成人监护缺乏或不力的情况。当监护人没有能力或者资源给烧伤儿童提供合适的及多重的支持时，这些心理社会问题就会给孩子治疗和康复过程中带来一些困难（Weedon & Potterton，2011）。尤其是对长期受到心理社会问题影响的烧伤儿童，家庭环境在很大程度上影响着他们的最终康复（Sheridan, et al., 2012）。在治疗、康复及重新融入社会过程中，护理人员需要对烧伤患儿悉心照料，使他们安心治疗，尽量使他们舒适并对他们进行一些指导（Phillips & Rumsey，2008）。值得一提的是，家庭和社会所营造的心理健康因素比烧伤后身体状况在患者长时间的调节适应中影响更大（P. Blakeney, et al., 1993）。正如Blakeney 等人（2008）所述，烧伤发生前身体和心理健康、应变能力及家庭 / 社会的支持、患者的行为、压力和康复关系紧密。

社区教育和预防

预防

烧伤 AHP 经常要识别烧伤的动态变化并制订预防措施解决这些问题。

AHP 也可以与烧伤预防工作组协作，不论是政府部门的组织还是非政府部门组织，如消防机构、卫生部门和流行病学部门。

急救

研究证明烧伤后 3 小时内用冷水持续冲洗 20 分钟以上，这一合理的急救措施有助于改善预后（Bartlett, et al., 2008；Cuttle, et al., 2008；Rajan, et al., 2009；Yuan, et al., 2007）。应鼓励公众"给烧伤降温，给伤者保暖"，因低体温可耽误早期外科干预，如焦痂切开术（见第 4 章烧伤的外科处理）。此外急救人员应该抬高患者肢体至心脏平面以上，因为烧伤患者通常存在循环问题。

AHP 应该在患者与家属沟通时抓紧机会提高急救质量并优化预防策略。

烧伤程度评估

AHP 必须意识到与烧伤严重程度相关的危险因素，同时能评估急性烧伤患者相关各个方面的情况。烧伤严重程度和患者预后结局受多因素影响，包括烧伤病史、合并吸入性损伤、总烧伤面积、烧伤深度和部位（Monstrey S，2008）。

烧伤病史

评估烧伤时需要考虑烧伤发生时的环境。AHP 在整个护理过程中都需要了解烧伤史以便评估恢复的潜力及有无合并损伤。

尽管下面所列事项并不完整，但下列事项烧伤史要充分引起 AHP 的注意。

◇ 吸入性损伤：患者在封闭环境中受伤或有意识障碍时应高度怀疑合并此症，并立即进行有创呼吸支持。

◇ 急救：评估急救是否恰当——如果不恰当，应怀疑烧伤程度更深。

◇ 坠落伤：有没有患者坠落的证据？坠落高度？——怀疑可能存在的头部损伤，扭伤或者骨折。

◇ 机动车事故：行车速度？碰撞方向？——怀疑有无脊柱损伤。

◇ 电击伤：是否有电压存在？有否身体部分接地？——考虑高电压造成的神经和深部肌肉损伤。

◇ 爆炸伤：跌落、高速损伤、鼓膜破裂可能——可致听力障碍以及交流困难。

吸入性损伤

AHP 应该了解吸入性损伤的症状和体征并能辨别患者潜在并发症。迅速而合理的治疗能增加伤者的生存率。尽管气道护理已经取得了进步，当喉以下气道出现吸入性损伤时常会使死亡率增至 30%～80%（Beaton & Murphy，1995）。通过准确采集病史（如上文所述）可能会早期发现吸入性损伤，或许可以通过以下物理体征（ANZBA，2013）进行确定：

◇ 声音嘶哑。

◇ 面部或鼻部毛发烧焦。

◇ 口咽部和 / 或喉部水肿或红斑。

◇ 痰液呈炭黑色。

◇ 喘鸣音。

◇ 听诊时发现吸气和呼气末有湿啰音。

◇ 胸片上提示肺部急性病变。

烧伤总面积

AHP 必须要学会计算烧伤总面积（TBSA）。近来烧伤严重程度评估需要估算整个人体烧伤总面积。可以通过"九分法"和"手掌法"进行估算（ANZBA，2013），见图 1。

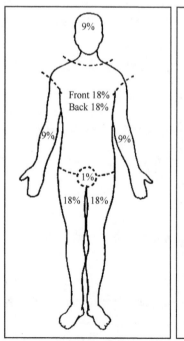
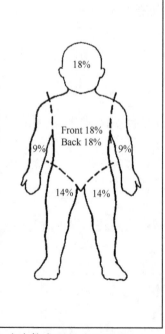

图 1　成人和小儿（＜10 岁）全身体表面积（TBSA）

烧伤的面积（和深度）基本上决定了炎症和高代谢反应的严重程度（Sherwood E，2012）。超过 20% ~ 25% 体表面积的烧伤会导致影响全身器官的系统性炎症反应发生，也预示着呼吸系统损伤的风险。

烧伤创面评估：

◇ 烧伤后 48 小时内移走敷料观察伤口，然后在伤后第 5 天或在外科手术前再次评估。

◇ 利用九分法或者 Lund and Browder 表格计算烧伤面积。

◇ 烧伤面积较小可利用手掌法，1%TBSA= 患者从腕到指尖的整个手掌面积（拇指及其他手指面积也计算在内）（图 2）。

◇ 九分法在成人相对准确，对于婴儿和 10 岁以内的孩子应使用儿科的九分法。（儿童）年龄每增长 1 岁，将头部面积的 1% 加到腿部。

◇ 跟医生或者经验丰富的护士讨论。

◇ 相关躯体损伤部位要完整记录在体检表中。

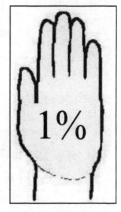

图 2　患者手掌 + 手指面积 =1% TBSA

烧伤深度

AHP 应当详细评估烧伤创面深度（表 3）（图 3 ~ 图 8），并制订合适的治疗计划。（Monstrey S，2008）（Level 4 级）。

AHP 必须熟悉医疗小组的外科手术治疗计划。如果深度烧伤很可能需要手术的治疗，那么 AHP 必须按下述进行术前准备。

◇ 术前准备好合适的固定装置，术后立即进行固定制动。

◇ 交代患者关于术前和术后的注意事项，特别是术后制动期间的体位摆放和夹板治疗的要求。

表 3　不同烧伤类型的表现

深度	表现	破坏范围	毛细血管充盈
表皮烧伤（红斑）（图 4）	红；无水疱	表皮	存在，且明显
浅层真皮烧伤	红或亮粉红色 薄壁水疱 质地柔软潮湿	表皮和部分真皮乳头层	存在，且明显
中层真皮烧伤	斑驳的粉色 可能出现厚壁水疱	表皮、真皮乳头层和不同深度的真皮网状层	存在，且迟钝 ——多变的表现
深层真皮烧伤	斑驳的 / 有斑块的红色或蜡白； 可能出现水疱； 干燥的外观； 创面柔软和有弹性	表皮、真皮乳头层和明显的部分网状层（毛囊、汗腺、皮肤附属器可能完整）	缺失
全层烧伤	蜡状，或浓厚的白色，或烧焦栓塞的血管	表皮和真皮，包括毛囊、神经末梢和汗腺	缺失
传导性电烧伤	多变的 ——取决于电压和接触时间； 入口创面烧焦和压低的边缘； 出口创面干燥，伴随压低的边缘 "爆炸"状外观	损伤范围不定，可小可大； 深达脂肪、肌肉、骨的深部软组织损伤，通常不会立即表现； 血管内血栓形成 可能存在着沿着电流的神经损伤	缺失

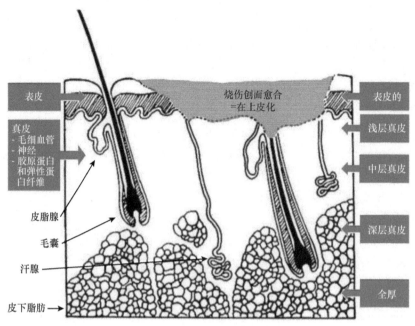

图 3　不同烧伤深度的解剖

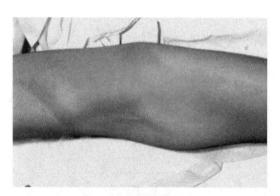

图 4　红斑和表皮烧伤

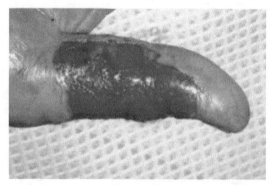

图 5　浅层真皮

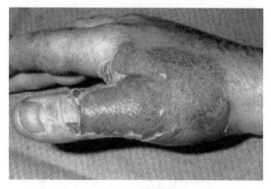

图 6　中层真皮

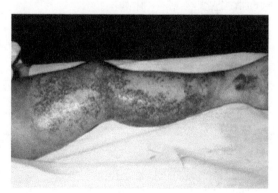

图 7　深层真皮

更深层的烧伤损伤意味着软组织损伤增加，也意味着手术和 / 或瘢痕组织形成的可能性提高（van der Wal, et al., 2012）（4 级）。烧伤后 48 小时内组织损伤的范围可能进展，此时的观察尤为重要（Jaskille, et al., 4 级；Kim, et al., 3 级）。烧伤损伤仅涉及单一层次的深度很少见。中层真皮烧伤是最难进行评估的，并且是最容易发生改变的，取决于早期处理，比如合适的急救，以及患者其他的状况，比如循环功能。

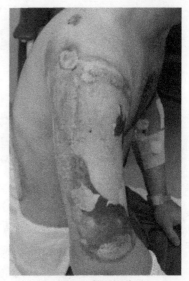

图 8 全层烧伤

损伤和创面的范围变化

AHP 必须对 Jackson 烧伤创面模型（图 9）有很好的认识了解（Jackson，1953）（5 级）。

◇ 影响烧伤创面变化和凝固区范围的因素。
◇ 对挽救淤血区组织有积极影响的因素。

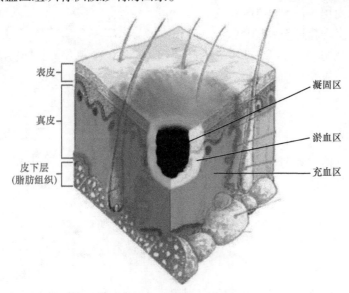

图 9 Jackson 烧伤创面模型

烧伤部位

身体的某些部位更容易发生挛缩和功能缺陷。当下列部位发生烧伤时，AHP 应当更早进行介入并预判潜在的并发症。

◇ 手。
◇ 足。
◇ 面部。
◇ 会阴。
◇ 主要关节。

对这些特殊部位的早期诊断和处理能降低烧伤后重建的复杂度及功能限制。

> **实施标准**
>
> 对于烧伤患者的最理想的紧急处理和长期的康复来说，综合的烧伤评估是至关重要的。（A级）

严重烧伤转诊标准

最佳的烧伤患者管理应当做到在最合适设备和设施下进行准确及时的评估和治疗。转运或转诊烧伤患者至烧伤专科的指南由烧伤协会、社会和卫生部门制订完善。美国烧伤协会（American Burn Association，ABA，2006），欧洲烧伤协会（European Burn Association，EBA），以及世界其他烧伤组织都在修订各自的转诊标准。这些标准的主要区别是转诊的烧伤深度，ABA建议的是所有全厚皮肤烧伤或Ⅲ°烧伤，而EBA推荐的是部分或者全厚皮肤烧伤。

下列转诊烧伤专科的标准由澳大利亚和新西兰烧伤协会制订。

◇ 烧伤面积超过10% TBSA。

◇ 儿童烧伤面积超过5% TBSA。

◇ 全厚皮层烧伤超过5% TBSA。

◇ 特殊部位烧伤——面部、手、足、生殖器、会阴、主要关节、四肢或胸部烧伤。

◇ 烧伤合并吸入性损伤。

◇ 电烧伤。

◇ 化学烧伤。

◇ 烧伤前已合并有其他疾病。

◇ 烧伤合并其他重大创伤。

◇ 儿童和老年人烧伤。

◇ 孕妇烧伤。

◇ 非意外烧伤。

团队协作

严重烧伤对烧伤幸存者的护理和康复提出了大的挑战。为应对这些挑战，一个多学科康复综合小组（multidisciplinary team，MDT）应设有众多的专业技术人员。关键是要专科医生们聚集在烧伤专科病房共同应对复杂严重的烧伤。这个烧伤中心小组成员一般包括烧伤外科医生、麻醉师、护士、作业治疗师、物理治疗师、语言治疗师、营养学家和社会心理专家（社会工作者，心理学家，精神科医师）。这些专家组最好在一家健康机构中有一个受广泛支持的设施内以提供最佳治疗，该中心可以提供广泛的辅助设备及其他专业支持，这一系列支持来源包括但不限于：药理学家、病理学家、疼痛管理专家、儿童生活专家、口腔健康专家、重症护理人员、土著健康工作人员、文化支持工作者、翻译家、音乐治疗学家、假肢矫形器专家、教会事务部门、环境服务部门、患者护理助手、康复专业人员、给予支持的烧伤幸存者、研究人员、数据管理人员、裁缝、弹力衣制造厂家、病房管理员以及招待员。另外，必须牢记患者及其家属和护理者是团队的中心，都在积极促进患者康复（Ahmed，2012；Shakespeare，2001）。

在患者康复过程中团队的治疗护理应常常具有前瞻性，从受伤开始持续到瘢痕形成甚至更久。

> **实施标准**
>
> 作为多学科康复综合小组成员，为提高烧伤康复效果必须要加强交流合作。（B级）

目标设定

应设定专业的、可测定的、能实现的、符合现实的、有时效性的目标。

在治疗焦痂成熟患者使之重新回到的社会过程中，治疗计划必须和其他治疗要求相适应。应确立短期和长期目标，主要是及时的功能恢复和获得较为满意的外观效果（Serghiou，2012）。尽管关于烧伤患者群体目标设定的研究报道较少，但其他关于慢性病管理的研究认为设定目标是有益的（Levack，et al.，2006）。

在与患者、护理人员和其他组员交流协作过程中，AHP执行计划需考虑。

◇ 患者和家属的社会心理状态。
◇ 社会地位如经济和交通情况。
◇ 呼吸状况和肺功能状态。
◇ 伤情和伤口位置。
◇ 急性烧伤相关的症状和体征。
◇ X线和血液等检查。
◇ 皮肤重建过程——保守治疗/外科干预。
◇ 肌肉、韧带、关节囊、神经和骨连续性——急性发生的和之前存在的改变。
◇ 患者的年龄和性别。
◇ 患者的意识状态。
◇ 患者个人因素如适应性和个体特点。
◇ 病前身体机能状况、健康情况、运动量和生活方式。
◇ 病前并存疾患，如行为问题、心理或者精神病史、学习障碍、发育迟缓、医疗条件。
◇ 既往住院史。
◇ 患者对回到工作、运动、学校、娱乐、闲暇活动、爱好等的目标。
◇ 环境问题。
◇ 团队管理的时间设定。
◇ 受伤情况。如非意外烧伤。

> **实施标准**
>
> 设定目标是烧伤康复的必要部分。

教　育

患者和护理人员

根据临床经验，教育对烧伤幸存者康复十分重要。对烧伤患者及其护理人员，烧伤引起的压力可能会造成信息交流和记忆障碍，此外，患者经常被剥夺睡眠因而他们有可能服用麻醉药品，但这也会损伤患者近期的记忆力。

在康复过程中，AHP 应该对患者、员工、护理人员进行持续的教育（Casimir，et al.，2014）。

患者及其监护者应该充分认识到他们的选择及其结果。

◇ 参加康复的好处和（或）风险。

◇ 不进行康复的后果。

AHP 应该结合患者、家庭及监护人员的年龄、发育、认知和心理状态进行合理的教育。当存在语言交流障碍时应该请口译人员到场。

合理的信息

AHP 应该鼓励患者及其支持者，还有多学科康复综合小组努力实现对患者有利的、可以实现的目标，如好的活动习惯、正常功能状态的恢复和烧伤后好的生活质量。他们特别应该强调下列两点。

◇ 旨在帮助运动并减少损伤的治疗措施，如功能锻炼和夹板的使用使得患者能独立地娱乐、工作和照顾自己。

◇ 了解创伤前患者及其支持者的功能情况有助于服务机构改善患者的功能恢复并尽快帮助他们回到社会。

患者状态管理

通过教育提高患者的认识水平，进行处境管理可能会帮助患者减少焦虑和减轻疼痛。因而可鼓励患者参加功能锻炼并改善预后。帮助患者提高认识和进行处境管理的方法如下。

◇ 在日常工作中跟患者及其家属或监护人进行公开讨论，比如可在治疗期间或者家属会谈等正式场合进行。

◇ 利用文字和图片交流加深理解。

◇ 在治疗过程中让患者主动参与，如选择最先被清洗的部位或者移去创面敷料。

◇ 设定目标。

◇ 有计划地陪儿童玩耍。

◇ 讲故事（Butler，2013）。

对全体人员的多重教育策略

对烧伤患者及其陪护人员的教育可以在住院部、门诊部、远程会诊和视频会议中进行（Finlay，et al.，2013）。

教育应包括在治疗过程中，持续监测烧伤患者康复进展状况和相关不良问题并在治疗计划中方便工作人员的救治。对患者和多学科康复综合小组的教育可以通过以下方式进行。

◇ 图表、图像、DVD、书面说明和小册子等视觉媒体。

◇ 确定保留资料的数目。

◇ 各种形式教育会议，如全体员工会议、患者及监护人员会议、家庭会议。

◇ 摄影、摄像记录评估并监测病情进展。

◇ 忠实地记录患者医疗过程。

◇ 同为烧伤患者的社会支持计划。

◇ 开展质量改善计划和开拓研究项目招收新员工。

◇ 对患者及全体人员进行调查以了解对相关知识理解掌握的差距。

◇ 对患者采取逐步深入并留有余地的方式进行交流。

> **实施标准**
>
> 教育应当包含在烧伤治疗的各个方面。（A 级）

持续业务学习

AHP 必须持续利用已经发表的专业领域内外的资料更新他们的知识，包括关于烧伤创面的病理生理学，以及烧伤患者管理的最优方法。反思性实践是值得推荐的，其能够提高临床能力、安全性和可靠性，以及专业自信。（Ghaye，2010；Jasper，2013）（5 级）。

治疗和护理应当根据科学证据改进。综合医疗保健医师（Allied HealthClinicians）由他们的专业注册机构要求完成持续的业务学习以维持他们的注册资格。在澳大利亚，这是澳大利亚健康业者管理局规定的。（Australian Health Practitioner Regulation Agency，AHPRA，2014）（5 级）。

持续业务学习组成部分

持续业务学组成可包括下列项目。

◇ 规律回顾相关期刊，如 Journal of Burn Care and Research，Burns，Journal of Wound Care，Journal of Trauma。

◇ 参加当地烧伤患者管理相关的教育研讨会。

◇ 参加三级烧伤专业课程或者相关学科的课程，如创面愈合和组织修复。

◇ 通过烧伤中心、烧伤协会和 / 或高等院校参加在线的讨论小组。

◇ 与在专业的烧伤病房工作的同事沟通交流。

◇ 从联合的卫生角度，为已经建立的烧伤中心以外的机构准备烧伤保健教育，如整个地域和农村地区和发展中国家。

◇ 参加烧伤和相关专业的会议，如 ANZBA 科学年会。

◇ 加入基于促进烧伤研究、保健和预防建立的烧伤协会，例如 ANZBA，International-Society for Burn Injuries（ISBI）。

> **实施标准**
>
> 对患者的保健责任是由不间断的业务学习维持的。（B 级）

工作健康和安全

AHP 必须意识到员工的健康和安全，以及健康保健场所内相关的工作场所指引。健康和安全指引通常包括情况介绍和 / 或政策与职工操作程序指南，并且这些指引可从医院和部门经理获取。

AHPs 应该关注的特殊工作健康和安全问题

致力于烧伤患者的 AHPs 应当意识到与烧伤保健临床工作场所相关的风险，以及下列的工作健康与安全政策。

◇ 感染控制。

◇ 特殊设施的安全技术规章程序，例如，热水的使用和夹板疗法用的锋利工具。

◇ 对患者和设备的转送。

◇ 体液的处理。

◇ 湿滑场所的滑倒与摔伤，如浴室和厨房。

◇ 居所或外出时的安全环境。

◇ 当地烧伤的应急计划。

◇ 情感上的幸福和利用本地服务的员工需求。

> **实施标准**
>
> 　　根据当地行政辖区规定，工作健康和安全措施是法律要求和个体义务。对这些的充分认识可以保证患者、照顾者、探访者和员工的最佳的健康。（B 级）

感 染 控 制

照顾烧伤患者时的感染控制应当是工作场所健康与安全的内容之一，但是，感染控制值得在单独的一部分进行强调（Weber, et al., 2004）（4 级）。

20 世纪 60 年代，烧伤创面感染和全身败血症的控制的出现降低了烧伤幸存者的死亡率。当代 AHP 面临的挑战则是处理许多的耐药菌、抗生素对它们的干预无效，并给患者带来的严重危险。

细菌可在任何表面定植，并且 AHP 可能成为它们的携带者。AHP 必须了解并实施与患者环境相对应的正确的感染控制程序（Bache, et al., 2013）（3 级）。

感染控制的基本意识

下列内容是 AHP 必须知道并遵守的感染控制策略。

◇ 综合预防知识。

◇ 意识到对生物体传播的环境促成因素。

◇ 感染传播原因的基本要素知识。

◇ 在合适的时间进行正确的洗手。

◇ 个人防护设备的应用，如隔离服、手套和护目镜。

◇ 治疗设备和产品的清洗，如剪刀、夹板疗法设备、治疗床、负重块、玩具和弹力衣。

◇ 使用单用途的设备相比于购买难以清洗的新设备也许成本更低，且对患者和 / 或员工来说更安全。

◇ 被诊断为多重耐药菌的任何患者的应对知识。

◇ 对多重耐药菌个体的特殊局部防护和清洁程序的知识。

◇ 患者治疗方案的调整，以及避免接触感染患者和最小化感染扩散的时刻表。

> **实施标准**
>
> 对于感染控制的策略与程序的相关知识与实践能力可以优化所有患者、照护者、员工和访客的健康和安全。（A 级）

员工支持与自我保健

烧伤治疗是高压力的、挑战情绪的并且通常是亲自面对状况的职业（Kornhaber & Wilson，2011a）。从事于烧伤保健工作对护士的影响在之前已经充分回顾并探讨过（Kornhaber & Wilson，2011a，2011b，2011c），然而，现在依然缺乏证据，证明对在相似工作环境内的这个多学科康复综合小组内的其他成员的影响。在烧伤保健设施工作可能特别挑战员工（包括 AHP）的方面为：

◇ 烧伤的本质，尤其是那些持续自伤、自残和创伤性事故。

◇ 烧伤患者的悲痛和疼痛程度，作为"创伤见证者"（"traumatic witness"）现象。

◇ 损伤更为严重的患者常导致治疗进展缓慢。

◇ 与患者离开烧伤中心的"安全"照顾有关的担心。

◇ 某些烧伤患者表现的行动困难。

◇ 由同事带来的无助感。

◇ 患者的死亡。

根据报告，常常与复杂烧伤患者群体接触的护理工作人员，倦怠（burnout）和 / 或替代性创伤（vicarious trauma）是两种可能出现的潜在的状况。然而，在相同环境下工作的 AHP 并不会免疫这些状况。员工的倦怠是一个积累的过程，包括：情绪衰竭，人格解体和个人成就感下降（Maslach，1993）。替代性创伤是健康保健工作者对创伤患者过分的感同身受导致的。过分的感同身受可以导致生理上的症状，如类似于创伤后反应的侵入的想法，梦魇和分裂（Beaton & Murphy，1995）。

其他与倦怠和替代性创伤症状和体征有关的对工作和个人生活的负面影响包括：

◇ 情绪的疲劳。

◇ 人格解体。

◇ 自尊心下降。

◇ 专业能力不足感。

◇ 易怒。

◇ 偏见。

◇ 急躁。

◇ 焦虑。

不处理这些潜在的危险，其结果可能是递增的无故旷工，患者不满意（Vahey，et al.，2004），死亡率增加，更长时间的住院。因此，创伤服务有实际的伦理的责任来处理这些危险。

已知的改善烧伤治疗工作中压力的因素包括：

◇ 一个健康的工作场所文化，包括承认工作环境压力对员工的影响，鼓励灵活的工作量，以及持续的业务学习机会（Bell，et al.，2003）。

◇ 团队合作。

◇ 组织内的社会支持（Catherall，1995）。

◇ 同事的非正式支持。

◇ 幽默。

◇ 专业支持，如员工援助计划和临床监督（Carroll，2007），

◇ 围绕处理执拗患者的行为和情绪，以及对影响其心理的工作场所进行环境改造。

◇ 自我照顾力，即良好的工作／生活平衡，和一种健康的生活方式，包括锻炼、营养和总体幸福感。

◇ 恢复力，着重强调充满希望、自信心和有效的处理技巧（Kornhaber & Wilson，2011a，2011b，2011c）。

尽管正式的报告作为有效处理烧伤康复工作场所压力的工具在前面已经提及，但是它的有效性证据是模棱两可的（WHO，2012）。相反，有建议组织应当提供一对一的支持，并允许个人表达烧伤保健工作对情绪和生理造成的影响。

> 实施标准
>
> 所有烧伤员工应当证明在不间断地参加持续业务学习以保证满足多学科康复综合小组的需要。（B级）
>
> 常规临床监督应当对所有工作人员有效。该监督工作应当由某位非直接管理或评估员工的人进行，以保证培养尽可能坦率地表达恐惧、困难、忧虑和潜在不足的信心。（B级）
>
> 所有烧伤工作人员应当参加心理支持。（B级）
>
> 工作场所培训应当包括提高对工作相关的压力的认识，并了解关于保密的支持和／或咨询服务方面的信息。（B级）

实施标准总结

1. 在烧伤患者的即刻处理和长期康复期间，AHP必须探寻对烧伤创面评估的全面理解。（A级）

2. 临床医生和研究人员必须作为多学科康复综合小组沟通和共同合作，以优化烧伤康复结果。（B级）

3. 目标设定是烧伤康复的主要部分。（A级）

4. 教育应当包含在烧伤保健的各个方面。（A级）

5. 对患者的保健责任是由不间断的业务学习维持的。（B级）

6. 根据当地行政管理规定，工作健康和安全措施是法律要求和个体义务。对这些的充分认识可以保证患者、照顾者、探访者和员工的最佳的健康。（B级）

7. 对关于感染控制的策略与程序的知识与实践能力可以优化所有患者、照护者、员工和访客的健康和安全。（A级）

8. 所有烧伤员工应当证明在不间断地参加持续业务学习以保证满足多学科康复综合小组的需要。（B级）

9. 常规临床监督应当对所有工作人员有效。该监督工作应当由某位非直接管理或评估员工的人进行，以保证培养尽可能坦率地表达恐惧、困难、忧虑和潜在不足的信心。（B 级）

10. 所有烧伤工作人员应当参加心理支持。（B 级）

11. 工作场所培训应当包括提高对工作相关的压力的认识，和了解关于保密的支持和 /或咨询服务方面的信息。（B 级）

延 伸 阅 读

1. Bernyard J，Goodyear R. 1992. Fundamentals of Clinical Supervision. Boston：Allyn & Bacon.

2. McMahon M，Patton W. 2002. Supervision in the Helping Professions：A Practical Approach. Frenchs Forest：Pearson Education.

3. Herndon D 2012. Total Burn Care. London：Saunders Elsevier .

4. Cagle K et al., 2006 Developing a Focused Scald-Prevention Program. Journal of Burn Care & Research. Vol 27，Number 3.

5. Sinha I et al., 2011 Comic books Can Educate Children About Burn Safety in Developing Countries. Journal of Burn Care & Research Vol 32，Number 4.

参 考 文 献

Ahmed M A-M, Oscar E, Suman, Herndon D N, 2012. Teamwork for Total Burn Care: Burn Centers and Multidisciplinary Burn Teams Total Burn Care. London: Saunders Elsevier: 9.

Alsbjom, 2002. European Practice Guidelines for Burn Care. Copenhagen: European Burn Association.

American Burn Association. 2006. Guidelines for the Operation of Burn Centers Burn Center Referral Criteria: American Burn Association & American College of Surgeons.

ANZBA, 2011. Bi-National Burns Registry Annual Report 2010 - 2011: Melbourne: Monash University.

ANZBA, 2013. Emergency Management of Severe Burns Australian & New Zealand Course Manual. 17th Edition. Australian & New Zealand Burn Association. QLD.

ANZBA. Australian & New Zealand Burn Association. from www.anzba.org.au.

Australian Health Professional Registration Agency, 2014. Continuing Professional Development. From www.ahpra.gov.au/Education/Continuing-Professional-Development.aspx.

Australian Institute of Health and Welfare, 2011. The health and welfare of Australia's Aboriginal and Torres Strait Islander people, an overview 2011. Cat. no. IHW 42. Canberra. AIHW.

Bache S E, et al., 2013. Quantifying bacterial transfer from patients to staff during burns dressing and bed changes: implications for infection control. Burns, 39(2), 220-228.

Bartlett N, et al., 2008. Optimal duration of cooling for an acute scald contact burn injury in a porcine model. Journal of Burn Care & Research, 29(5): 828-834.

Beaton R, Murphy S, 1995. Secondary Traumatic Stress of Crisis Workers: Research implications. In C. Figley(Ed.), Compassion fatigue: Coping with secondary traumatic stress disorder in those who treat the traumatized.(pp. 51-81). New York: Brunner/Mazel.

Bell H, Kulkarni S, Dalton L, 2003. Organizational prevention of vicarious trauma. Families in Society: The Journal of Contemporary Human Services, 84(4): 463-470.

Blakeney P E, et al., 2008. Psychosocial care of persons with severe burns. Burns, 34(4): 433-440. doi: 10.1016/j.burns.2007.08.008.

Blakeney P, et al., 1993. Psychosocial sequelae of pediatric burns involving 80% or greater total body surface area. J Burn Care Rehabil, 14(6): 684-689.

Butler D M, 2013. Explain Pain(2nd ed.): Noigroup Publications.

Carroll M, 2007. One more time: what is supervision? Psychotherapy in Australia, 13(3): 34-40.

Casimir Y E, et al., 2014. The effectiveness of patient-centered self-care education for adults with heart failure on knowledge, self-care behaviors, quality of life, and readmissions: a systematic review(Vol. 12).

Catherall D R, 1995. Preventing institutional secondary traumatic stress disorder. In C. Figley(Ed.), Compassion fatigue: Coping with secondary traumatic stress disorder in those who treat the traumatized.(pp. 131-149). New York: Brunner/Mazel.

Cuttle L, et al., 2008. The optimal temperature of first aid treatment for partial thickness burn injuries. Wound Repair & Regeneration, 16(5): 626-634.

De Young A C, et al., 2012. Prevalence, comorbidity and course of trauma reactions in young burn-injured children. J Child Psychol Psychiatry, 53(1): 56-63. doi: 10.1111/j.1469-7610.2011.02431.x.

Department of Health W A, 2009. Burn Injury Model of Care. Perth: Health Networks Branch, Department of Health.

Dyster-Aas J, et al., 2008. Major depression and posttraumatic stress disorder symptoms following severe burn injury in relation to lifetime psychiatric morbidity. J Trauma, 64(5): 1349-1356. doi: 10.1097/TA.0b013e318047e005.

Edelman L S, 2007. Social and economic factors associated with the risk of burn injury. Burns, 33(8), 958-965. doi: 10.1016/j.burns.2007.05.002.

Ellison-Loschmann L, Pearce N, 2006. Improving access to health care among New Zealand's Maori population. Am J Public Health, 96(4): 612-617.doi: 10.2105/ajph.2005.070680.

Fauerbach J A, et al., 2005. Burden of Burn: A Norm-Based Inquiry into the Influence of Burn Size and Distress on Recovery of Physical and Psychosocial Function. Journal of Burn Care & Rehabilitation, 26(1): 21-32. doi: 10.1097/01.bcr.0000150216.87940.ac.

Finlay V, et al., 2013. Development and evaluation of a DVD for the education of burn patients who were not admitted to hospital. Journal of Burn Care & Research, 33(2): e70-78.

Gabbe B, Picton N, Loh I, Watterson D, 2012. Bi-National Burns Registry Annual Report: Australian and New Zealand Burn Association.

Ghaye T L S, 2010. Reflection Principles Practice for Healthcare Professionals(2nd ed.): Quay Books Mark Allen Publishing.

Gilboa D, 2001. Long-term psychosocial adjustment after burn injury. Burns, 27(4): 335-341. Work Health and Safety Act 2011(2011).

Harrison J, Steel D, 2006. Burns and scalds: Australian Institute of Health and Welfare: National Injury Surveillance Unit.

Herndon D N, 2007. Total Burn Care(3 ed.). Edinburgh: WB Saunders. ISBI. International Society for Burn Injuries. from www.worldburn.org.

Jackson D M, 1953. The diagnosis of the depth of burning. British Journal of Surgery, 40(164), 588-596.

Jaskille A D, Jeng J C, Sokolich J C, Lunsford P, Jordan M H. Repetitive ischemia-reperfusion injury: a plausible mechanism for documented clinical burn-depth progression after thermal injury. Journal of Burn Care & Research, 28(1): 13-20.

Jasper M R M, Mooney G, 2013. Professional Development, Reflection and Decision-Making in Nursing and Healthcare: Vital Notes(2nd ed.): Wiley-Blackwell.

Kendrick D, et al., 2013. Parenting interventions for the prevention of unintentional injuries in childhood. Cochrane Database Syst Rev, 3, CD006020. doi: 10.1002/14651858.CD006020.pub3.

Kessler R C, et al., 2005. Lifetime prevalence and age-of-onset distributions of DSM-IV disorders in the National Comorbidity Survey Replication. Arch Gen Psychiatry, 62(6): 593-602. doi: 10.1001/archpsyc.62.6.593.

Kessler R C, et al., 1994. Lifetime and 12-month prevalence of DSM-III-R psychiatric disorders in the United States. Results from the National Comorbidity Survey. Arch Gen Psychiatry, 51(1): 8-19.

Kidsafe, 2007. Burns and scalds: Hot water burns like fire. WA Childhood Injury Surveillance Bulletin. Princess Margaret Hospital for Children, Emergency department.(9): 1-4.

Kim D E, Phillips T M, Jeng J C, Rizzo A G, Roth R T, Stanford J L, Jordan M H. Microvascular assessment of burn depth conversion during varying resuscitation conditions. Journal of Burn Care & Rehabilitation, 22(6): 406-416.

Kornhaber R A, Wilson A, 2011a. Building resilience in burns nurses: a descriptive phenomenological inquiry. J Burn Care Res, 32(4): 481-488. doi: 10.1097/BCR.0b013e3182223c89.

Kornhaber R A, Wilson A, 2011c. Psychosocial needs of burns nurses: a descriptive phenomenological inquiry. J Burn Care Res, 32(2): 286-293. doi: 10.1097/BCR.0b013e31820aaf37.

Kornhaber R A, Wilson, A, 2011b. Enduring feelings of powerlessness as a burns nurse: a descriptive phenomenological inquiry. Contemp Nurse, 39(2): 172-179. doi: 10.5172/conu.2011.172.

Kringlen E, Torgersen S, Cramer V, 2001. A Norwegian psychiatric epidemiological study. Am J Psychiatry, 158(7): 1091-1098.

Kringlen E, Torgersen S, Cramer V, 2006. Mental illness in a rural area: a Norwegian psychiatric epidemiological study. Soc Psychiatry Psychiatr Epidemiol, 41(9): 713-719. doi: 10.1007/s00127-006-0080-0.

Levack W M, et al., 2006. Is goal planning in rehabilitation effective? A systematic review. Clinical Rehabilitation, 20(9): 739-755.

Maslach C, 1993. Burnout: A multidimensional perspective. In W. B. Schaufeli, C. Maslach & T. Marek(Eds.), Professional burnout: Recent developments in theory and research. Washington DC: Taylor & Francis.

McKibben J B, et al., 2009. Epidemiology of burn injuries II: psychiatric and behavioural perspectives. Int Rev Psychiatry, 21(6): 512-521. doi: 10.3109/09540260903343794.

Mock C, Peck M, Peden M, Krug E.(Eds.), 2008. A WHO plan for burn prevention and care. Geneva: World Health Organization.

Monstrey S H H, Verbelen J, Pirayesh A, Blondeel P, 2008. Assessment of burn depth and burn wound healing potential. Burns, 34(6): 761-769.

Patterson D R, et al., 1993. Psychological effects of severe burn injuries. Psychol Bull, 113(2): 362-378.

Patterson D R, Ford G R, 2000. Burn injuries. In R. G. Frank & T. R. Elliott(Eds.), Handbook of Rehabilitation Psychology(pp. 145-162). Washington D.C.: American Psychological Association.

Peck M D, 2011. Epidemiology of burns throughout the world. Part I: Distribution and risk factors. Burns, 37(7): 1087-1100. doi:

10.1016/j.burns.2011.06.005.

Peden M, et al., 2008. World Report on Child Injury Prevention. Switzerland: World Health Organisation.

Phillips C, Rumsey N, 2008. Considerations for the provision of psychosocial services for families following Pediatric burn injury——a quantitative study. Burns, 34(1): 56-62. doi: 10.1016/j. burns.2006.12.003.

Piazza-Waggoner C, et al., 2005. Preinjury behavioral and emotional problems among pediatric burn patients. J Burn Care Rehabil, 26(4): 371-378; discussion 369-370.

Powers P S, Cruse C W, Boyd F, 2000. Psychiatric status, prevention, and outcome in patients with burns: a prospective study. J Burn Care Rehabil, 21(1 Pt 1): 85-88; discussion 84.

Pruitt B A, Wolf S E, Mason A D, 2012. Epidemiological, demographic, and outcome characteristics of burn injury. In D. N. Herndon(Ed.), Total Burn Care(4 ed., pp. 15-45.e14). Edinburgh: Saunders Elsevier.

Rajan V, et al., 2009. Delayed cooling of an acute scald contact burn injury in a porcine model: is it worthwhile? Journal of Burn Care & Research, 30(4): 729-734.

Rayner R, Prentice J, 2011. Pediatric burns: A brief global review. Australian Wound Management Association Journal, 19(1): 36-46.

Richard R.(Ed.), 1994. Burn care and rehabilitation: principles and practice. Philadelphia: F.A. Davis.

Rockwell E, et al., 1988. Preexisting psychiatric disorders in burn patients. J Burn Care Rehabil, 9(1): 83-86.

Scott D, Higgins D, Franklin R, 2012. The Role of Supervisory Neglect in Childhood Injury(CFCA Paper No. 8 2012). Canberra: Australian Institute of Family Studies.

Serghiou M O S, et al., 2012. Comprehensive Rehabilitation of the Burn Patient Total Burn Care. London: Saunders Elsevier.

Shah M, et al., 2013. Risk factors for scald injury in children under 5 years of age: a case-control study using routinely collected data. Burns, 39(7): 1474-1478. doi: 10.1016/j.burns.2013.03.022.

Shakespeare P G, 2001. Standards and quality in burn treatment. Burns, 27(8): 791-792.

Sheridan R L, et al., 2012. The effect of family characteristics on the recovery of burn injuries in children. J Trauma Acute Care Surg, 73(3 Suppl 2): S205-212. doi: 10.1097/TA.0b013e318265c81f.

Sherwood E T D, 2012. The systemic inflammatory response syndrome. In D. N. Herndon(Ed.), Total Burn Care. London: Saunders Elsevier.

Standing Committee on Health and Ageing, 2010. Roundtable forum on burns prevention. Canberra: The Parliament of the Commonwealth of Australia, House of Representatives.

Tarrier, 1995. Psychological morbidity in adult burns patients: Prevalence and treatment. Journal of Mental Health, 4(1), 51-62. doi: doi: 10.1080/09638239550037848.

Vahey D C, et al.,2004. Nurse burnout and patient satisfaction. Med Care, 42(2 Suppl): Ii57-66. doi: 10.1097/01. mlr.0000109126.50398.5a.

van der Wal M B, et al., 2012. Outcome after burns: an observational study on burn scar maturation and predictors for severe scarring. Wound Repair Regen, 20(5): 676-687. doi: 10.1111/j.1524-475X.2012.00820.x.

Wasiak J, et al., 2009. The epidemiology of burn injuries in an Australian setting, 2000-2006. Burns, 35(8): 1124-1132. doi: 10.1016/ j.burns.2009.04.016.

Weber J, McManus A, Nursing Committee of the International Society for Burn Injuries, 2004.Infection control in burn patients. Burns, 30(8): A16-24.

Weedon M, Potterton J, 2011. Socio-economic and clinical factors predictive of Pediatric quality oflife post burn. Burns, 37(4): 572-579. doi: 10.1016/j.burns.2010.12.002.

WHO, 2012. Effective treatments for PTSD: Practice guidelines. Retrieved 10 April 2014, Yuan J., Wu C, Holland A J, Harvey J G, Martin H C, La Hei E R, Godfrey T C. 2007. Assessment of cooling on an acute scald burn injury in a porcine model. Journal of Burn Care & Research, 28(3): 514-520.

第3章
烧伤生物敷料

本章摘要

　　本章旨在提出烧伤单位常用敷料的使用共识。当治疗团队的全体成员秉持同一治疗理念时，有助于达到最理想的治疗效果。通过不同临床分组来对患者进行管理是相互关联的，一个临床医师的医疗行为对另一个临床医师发挥最高水平治疗的能力会产生显著影响。

　　从临床应用和经济效益的前景来看，团队成员之间的交流对确保高效的治疗来说是至关重要的。临床医生对常用敷料产品的认识将为层次分析法治疗规划的发展提供良好的依据。

　　接下来讨论的产品并未包括所有的敷料类型。本章内容主要为不熟悉或刚开始使用烧伤敷料的人提供指导。但是，所有临床医师都必须了解伤口恶化或感染的征象，这些征象是评价患者治疗的重要指标。

简　　介

　　2014 年市面上有超过 3000 种伤口敷料产品。尽管这可能意味着敷料种类充足，实际上绝大多数产品类型多归为少数几个类别。最常见的敷料产品种类包括：薄膜类、胶体类、合成材料类、泡沫材料类、藻酸盐类、水凝胶类和纱布类。

　　每种敷料中都可分为含抗菌剂型和不含抗菌剂型。明确产品治疗原理和正确使用方法比仅仅知道产品的商品名或专有名称更为重要。本章结尾部分附有参考文献可供进一步阅读。

烧伤敷料的选择

　　如第二章中所述，烧伤依据组织破坏的深度而分类。这种分类方法有助于估计创面的渗出量及使用创面敷料来控制分泌物渗出的必要性。了解烧伤创面应用抗菌敷料的可能性也很重要，选择的指标包括但不限于如下几个方面：

◇ 急救受污染的创面：如河水或污泥的污染。

◇ 有机燃烧物：如汽油、火焰、烹饪液体。

◇ 烧伤部位：如腋窝、脐部。

◇ 延误描述病情，等等。

　　创面敷料需在烧伤治疗全程中使用，并且尽可能不妨碍物理治疗和搬运。创面敷料应该为愈合提供理想环境，需通过以下方面实现：减轻疼痛、坏死组织清创术、保持创面理想温度、促进细胞增生迁移覆盖创面、提供抗感染屏障、控制分泌物渗出、必要时能够保证关节移动的范围、减少频繁更换敷料的需要。

烧伤创面愈合的时间影响着瘢痕的形成，因此也影响愈后功能和美容整形手术。愈合时间是衡量有效性的一个结果。治疗的目标是促进创面愈合并且保证关节正常活动（Rowe，et al.，2014）。目前创面治疗遵循湿性治疗的原则。创面湿性疗法促使细胞修复并去除坏死组织。敷料的作用和治疗的目标是正确选择敷料的基础。

> **实施标准**
> 适当的敷料选择对烧伤患者获得最合适的直接治疗和长期的康复过程至关重要。
> （A 级）

很多敷料制品在治疗过程中会不同程度的妨碍"层次分析法"的实施，如关节活动度。创面敷料更换时是最佳治疗实施的时机。因此，从本质上说，治疗团队要有交流合作的良好氛围，使所有临床医师发挥作用。同时，更换敷料时要考虑到减轻疼痛以适应治疗的实施。

> **实施标准**
> 治疗团队间良好的沟通交流机制应该与其给予的治疗及时匹配。（A 级）

烧伤创面的覆盖

局部抗菌剂

这类敷料的主要作用是控制或阻止患处条件致病菌和外来致病菌的定植。

含银敷料

银在创面治疗中的使用历史较为悠久，并从 19 世纪开始有文献记载。它是广谱抗菌剂，随着抗生素的发展，银的使用量下降，20 世纪 60 年代后随着磺胺嘧啶银（SSD™）（图 10）的出现又重新盛行。正如所有抗菌剂一样，微生物对银离子也可能发生耐药性，但目前为止，还没有证据表明银离子发生了耐药性（Vlachou, et al.，2007；Vermeulen，et al.，2009 & Murphy and Evans，2011）。

含银敷料充斥着敷料市场。泡沫、胶体和藻酸盐类敷料均有含银类型。它们的不同之处在于敷料中银离子释放或保存方式，以及含银量和类型。爱银康（商品名）是一

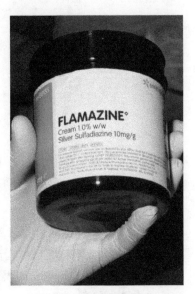

图 10　磺胺嘧啶银乳膏

种高密度纳米晶体银产品，它已成为烧伤创面护理的金标准。相比磺胺嘧啶银乳膏或优拓 SSD 敷料（Department of Health，Western Australia，2011），它不需要频繁更换敷料。纳米晶体银于 20 世纪 90 年代末期开始应用，并声称能弥补之前银制剂的不足。纳米晶体银有杀菌作用并且能够有效对抗厌氧菌和非厌氧菌（Fraser et al.，2004）（图 11）。它能在开始时释放大量的银离子于创面，之后再进行缓慢释放。皮肤上会遗留暂时性黑色痕迹（Aziz, et al.，2012；Wasiak, et al.，2008，Vermeulen, et al.，2009）。磺胺嘧啶银（磺胺嘧啶银乳膏或优拓 SSD 敷料）是银离子和磺胺药物乳膏混合剂，于 20 世纪 90 年代起应

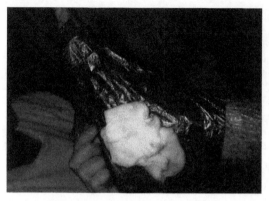

图 11　银离子敷料应用于足部创面

用于烧伤领域。它不能持久释放银离子，所以需要频繁地更换敷料，因此增加了患者的不适感和医务人员的工作时间。磺胺嘧啶银乳膏不含氯己定成分，因此从优拓 SSD 敷料更名。对磺胺类过敏的人群禁止使用，也有证据表明优拓 SSD 敷料会延迟愈合（Wasiak，et al.，2008，Vermeulen，et al.，2009 & Fuller，et al.，2009）。

碘化物

碘化物（Inadine™，Iodosorb™）用于伤口护理已有一个多世纪的历史（图 12）。碘适用于浸透纱布，如卡地姆碘（一种颗粒状或膏状的淀粉晶体），其能持久释放碘并吸收创面产生的渗液、坏死组织和细菌。碘如渗液一样被释放和吸收，不适用于碘过敏和甲状腺功能失调的患者，也极少用于儿童。它既无毒副作用也不会延迟创面愈合，这两个显而易见的证据使之被认为是性价比较高的产品。两种剂型都需要泡沫式二层敷料（Vermeulen，et al.，2010）。

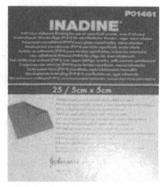
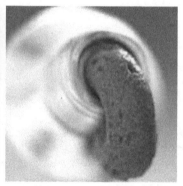

图 12　含碘产品举例

水胶体

水胶体是一种封闭性含水敷料，如多爱肤人工皮（商品名）。其表面分散着凝胶、果胶和羧甲基纤维素（图 13）。渗液与水相互作用后形成胶体，湿润的环境使创面能够发生自融清创。恶臭的胶质常被误认为是创面感染（Wasiak，et al.，2008；Connolly，2011；Morgan，2013）。

使用水胶体的时机：少量到中量的创面渗出、焦痂创面、结痂创面、需要清创的创面、瘢痕治疗（薄型水胶体）。

优点：防水、隔离创伤、便于关节活动、细菌不能渗透、减轻疼痛、独立黏附、减少日常敷料的使用、不损伤肉芽组织。

缺点：浸渍伤口周围的皮肤、恶臭味的流出物、不适合大量渗出的创面、可能会导致肉芽过度增生。

海藻酸盐

海藻酸盐生产自棕色海藻（Phaeohpyceae）系，用作止血剂或控制轻度至中度渗出（图

14）。藻酸盐一旦接触分泌物就会部分溶解并成为凝胶。这是由于渗出物中钠离子与敷料中的钙离子的交换导致的。一些藻酸盐可以吸收自身重量 15 ～ 20 倍的渗出物。藻酸盐可以被轻轻洗涤。藻酸盐可以做成平片状或绳索状。它们可以单独使用或与另一保留敷料产品联合应用。

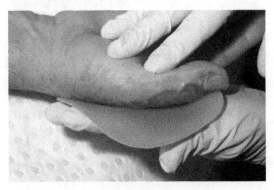

图 13　水胶体应用于拇指创面

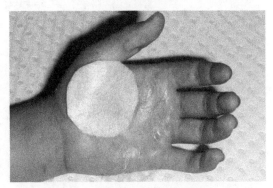

图 14　藻酸钙应用于手掌的伤口

优点：用于中度到重度渗出创面、没有创面周围浸渍、可以适应创面形状并且厚度薄（薄片状）、促进创面湿性愈合。

缺点：使伤口床脱水（关节活动困难）、如果伤口床干燥则敷料难以去除。

泡沫敷料

泡沫敷料是聚氨酯或有机硅泡沫，如 Allevyn™、Biatain™、Mepilex™。泡沫敷料的形状和大小各异（图 15）。敷料可能会含有银、布洛芬、炭等。泡沫吸收性好，能够吸收创面渗液并控制肉芽过度增生。泡沫柔软舒适，并且没有纤维或颗粒脱落。装有松散泡沫的填充袋可以作为腔内敷料。泡沫敷料还有一层半透膜，使水蒸气排出从而减少对创面的浸渍。

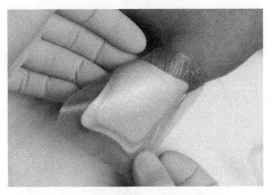

图 15　泡沫敷料应用于拇指伤口

优点：可用于轻度、中度和重度渗出创面、不限制活动、去除敷料时不损伤创面（如果内部黏附面水分开始释放）、保持创面湿性愈合、形状和大小种类多样、缓冲和保护作用、创面有渗出的情况下敷料最多可覆盖 7 天。

缺点：除活性炭外可能无法阻止创面恶臭、厚泡沫可能会限制活动、如果渗出较多但未频繁更换敷料，可能导致浸渍。

水凝胶

水凝胶含水量高达 96%，如 Intrasite™、Solosite™、Flaminal™。富含水分使这类型的敷料能够保湿并使干燥的烧伤创面更加湿润（图 16、图 17），因此它们适用于干燥创面、腐烂创面或焦痂。应用水凝胶时需使用二层敷料。

优点：湿化焦痂，以方便去除、保持创面愈合的湿润环境、冰爽的胶质感使患者倍感舒适、容易清洗、减少银离子敷料的"刺激"、不妨碍关节活动。

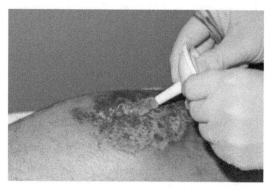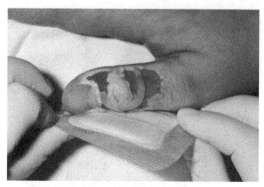

图 16、图 17　水凝胶在二层泡沫敷料的创面上

缺点：不适合中度到重度渗出创面、会引起刺痛、可能导致创面周边浸渍、需使用二层敷料。

局部负压创面治疗（Topical Negative Pressure Wound Therapy，NPWT）

NPWT 是指一种应用真空系统在创口表面形成替代性的大气（负）压的敷料，如 PICO™、VAC™、Renaysis™（图 18、图 19）。这类产品是泡沫或纱布与真空泵或负压源连接的一种密封敷料，泡沫可能含银。真空泵引流出创面渗液并将引流液存储在一个罐子里。有观点认为这种方法会增加创面出血量，有些负压装置能联合应用抗生素或其他溶液冲洗。自 20 世纪 90 年代研发问世以来，它已经成为促进伤口愈合的一个常用工具。负压技术的发展使体积更小的设备问世，如今患者可选用便携式负压装置在家中治疗。NPWT 用于 II° 烧伤的治疗效果目前尚无定论（Ubbink，2008；Murphy & Evans，2011；Dumville & Munson，2012）。

生物工程组织替代物

Biobrane™是一个临时性皮肤替代品，它是一种由猪胶原蛋白包裹的硅胶尼龙网。主要适用于 II° 烧伤磨痂术后和自体上皮培养，或者用于 III° 烧伤切痂后，起到暂时替代皮肤功能的作用。II° 烧伤时，这种临时性皮肤替代品会在创面愈合时与创面分离（Greenwood，et al.，2010）。

优点：十分舒适、渗出极少、顺应性好、仅需更换外层敷料，可避免敷料更换引起的疼痛。

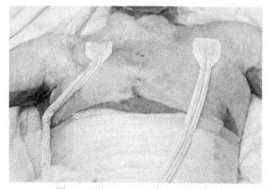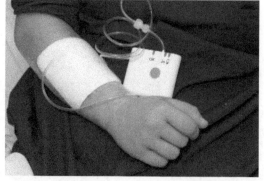

图 18、图 19　两类负压创面治疗。左边是 Renaysis，右边是 PICO，便携式独立装置

缺点：不适用于感染创面、完全清洁创面后 48 小时内使用、无抗菌性，故要求严密监测各项感染指标。

> 实施标准
>
> 重要的是 AHP 必须摸索论证并掌握烧伤治疗的特定方案及每种特殊创面敷料选择的原则。（A 级）

实施标准总结

1. 层次分析法需医护人员共同协作，从而为烧伤患者直接治疗和长期康复过程选择最佳敷料。

2. 学科间良好的交流氛围对协调临床医师治疗方案十分重要。

3. 层次分析法需探索烧伤特定治疗方案和每种特殊创面敷料选择的原则。

参 考 文 献

Aziz Z, Abu S F, Chong N J, 2012. A systematic review of silver-containing dressings and topical silver agents(used with dressings)for burn wounds. Burns, 38: 307-318.

Connolly S, 2011. Clinical Practice Guidelines: Summary of Evidence. ACI Statewide Burns Injury Service, NSW.

Department of Health, Western Australia. 2011. Guidelines for use of Nanocrystalline Silver Dressing-Acticoat™.Perth: Health Networks Branch, Department of Health, Western Australia.

Dumville J C, Munson C, 2012. Negative pressure wound therapy for partial-thickness burns. CochraneDatabase of Systemic Reviews 2012, Issue 12. Art. No.: CD006215. DOI: 10.1002/14651858. CD006215.pub3.

Fraser J F, J Bodman et al., 2004. "An in vitro study of the anti-microbial efficacy of a 1% silver sulphadiazine and 0.2% chlorhexidine digluconate cream, 1% silver sulphadiazine cream and a silver coated dressing." Burns 30(1): 35-41.

Fuller F, 2009. The side effects of SSD. Journal of Burn Care and Research, 30: 464-470.

Greenwood J E, Clausen J, Kavanagh S, 2010. Experience with Biobrane™；uses and caveats for success. Wound Practice and Research, 1 February, 50-56.

Jones V, Grey J E, Harding K G, 2006. Wound dressings. BMJ, 332(7544)April 1, 777-780.

Morgan N, 2013. What you need to know about hydrocolloid dressings. Wound, 2(3).

Retrieved February 15, 2014, from http://woundcareadvisor.com/apple-bites_vol2_no3/ Murphy P S, Evans R D. 2012. Advances in wound healing: A review of current wound healing products. Plastic Surgery International, 2012, 1-9.

Rowe S, et al., 2014. Medical surgical nursing: critical thinking for person-centerd care(2nd Australian ed), NSW, Australia. Pearson.

Template-P900033/S008. Retrieved March 9, 2014 from http://www.fda.gov/MedicalDevices/ ProductsandMedicalProcedures/ DeviceApprovalsandClearances/Recently-ApprovedDevices/ ucm083520.htm.

U.S. Department of Health & Human Services, 2013. Integra™ Dermal Regeneration.

Ubbink D T, Westerbos S J, Evans D, Land L, Vermeulen H. Topical negative pressure for treatingchronic wounds. Cochrane Database of Systematic Reviews 2008, Issue 3.DOI: 10.1002/14651858.CD001898.pub2.

Vermeulen H, et al., 2009. Topical silver for treatinginfected wounds. Cochrane database, Systemic Review 2007, CD005486.pub2.

Vermeulen H, Westerbos S J, Ubbink D T, 2010. Benefit and harm of iodine in wound care: a systematic review. Journal of Hospital Infection, 76, 191-199.

Vlachou E, et al., 2007. The safety of nanocrystalline silver dressings on burns: a study of systemic silver absorption. Burns, 33(8): 979-985.

Wasiak J, Cleland H, Campbell F, 2008. Dressings for superficial and partial thickness burns. CochraneDatabase of Systematic Reviews(4): CD002106.

Wood F, Fowler B, Tuckerman J, Rea S. Cultured epithelial autograft in the treatment of acute burn wounds. Cochrane Database of Systematic Reviews 2006, Issue 2. Art. No.: CD005988. DOI: 10.1002/14651858.CD005988.

第4章

烧伤的手术治疗

本章摘要

　　AHP干预治疗与手术治疗相结合的策略往往是讨论的焦点。本章通过概述烧伤患者手术治疗的适应证、手术方式及手术时机的选择，对这一焦点问题进行充分讨论，从而在生理、美学及心理改善患者预后。

简　　介

　　本章旨在提供烧伤患者手术治疗的知识框架，从而确保AHP团队可以在多学科结合的烧伤团队（MDT）中与患者进行有效的合作与交流（Ahmed，et al.，2012）。手术治疗是贯穿烧伤患者疾病全过程的一种干预方法，其主要通过加快愈合来减轻损伤的影响，并且可以挽救生命（Ong，et al.，2006）。可是，手术治疗需要被整合入整个治疗计划内，例如，制订围手术期的固定策略就很具有挑战性。改善患者预后的关键，在于建立良好的适合所有学科治疗目标的合作及交流计划（Ahmed，et al.，2012），其中就包括为满足患者需求而达成的恰当的经过深思熟虑的协议。

　　烧伤的治疗，以及本章特别提到的治疗，烧伤手术的操作均需要依靠联合"治疗铁三角"。

◇ 病患的个体化需要及自身条件。

◇ 治疗医师的教育及培训水平。

◇ 手术的条件。

实施标准

　　AHP必须寻找、讨论并且认识到每个患者的个体化治疗方案以及每种特殊手术干预后的术后管理措施，这一点很重要。（A级）

　　特别是AHP在如下方面起到的特殊作用：

◇ 术前准备（见第8章）。

◇ 简化术后体位及固定需要。

◇ 保证术后固定或受保护性活动的时程降到最低。

　　应根据手术时需修复或切除的组织结构及供皮区的选择，及时完善活动、功能或行走计划（见第9章和第10章）。

◇ 所有治疗过程都应有切实有效的止痛措施（见第6章）。

病患的个体化需要及自身条件

随着烧伤后病理生理学反应的进展，患者手术的必要性也随之增加（Sherwood，2012）。

在急性期，对于某些血液循环受阻的部位，行焦痂切开术可以起到恢复局部血供的作用。因为烧伤后体液发生应激性移位导致局部肿胀，且损伤累及真皮深层或皮肤全层，此时皮肤无法随着体液量的增加而进行相应的伸展。组织压力的增加进一步导致了血流的减少，继而引发缺血面积的扩大及组织的进一步损伤。四肢远端容易发生上述损伤，焦痂切开术能够恢复肢端血供，从而达到保肢的目的（图20）。当胸壁的顺应性降低影响肺的通气功能时，焦痂切开术也许可以挽救生命。筋膜切开术在一些并发大面积深部组织损伤的病例，如电击伤，可以释放筋膜室的压力（Piccolo，et al.，2007）。

急诊手术可能行切除术，如截肢术；也可能行保护性手术如 tarsoraphy，以达到保护角膜的目的。

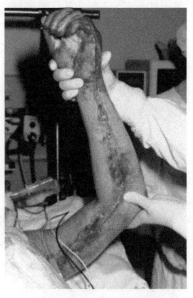

图 20　上肢焦痂切开术

关于烧伤创面，外科清创术和修复术已在全世界范围形成了手术标准，目的是改善患者的功能及后期瘢痕，以及减少住院时间（Edgar，et al.，2013）。感染相关并发症的高发病率（Park，et al.，2013）、导致活动受限的瘢痕挛缩程度（Harrison & MacNeil 2008），以及瘢痕的发生率均与采取保守治疗烧伤创面的方式有关（Gangemi，et al.，2008）。进一步来说，手术时机的延后可能导致急诊住院时间也相应延长（Lim，et al.，2013）。

对于类似的创面，与保守治疗相比，手术修复可以通过快速治愈创面来提高生存率，减轻瘢痕（Cubison，et al.，2006；Shirley，Vamadeva，et al.，2008）。在评估烧伤病情时，了解个体的自愈能力很重要。很显然，对于与损伤的总体表面积（%TBSA）及损伤的深度相关的烧伤程度的评估很重要，但是在回答下述问题时还需要考虑患者的年龄及基础疾病：

◇ 在没有外科干预的情况下，创面愈合是否能达得理想的效果？

◇ 手术过程中，与患者自身相关的风险有什么？

◇ 手术的最佳时间窗是什么时候？

◇ 能够使该损伤达到最佳治疗效果的技术是什么？

了解创面损伤的自然进程很重要，这样可在最佳的时间，给最适合的患者用最适合的手术方式治疗最适合的创面（Zawacki，1974）。

更为复杂的是要将"治疗铁三角"结合在一起，这需要考虑术者的经验水平与患者治疗需求的匹配关系，手术环境的清楚把握，从而在技术可行时达到最佳的治疗效果（Fisher & Burrow，2003；Read & Ashford，2004）。

术者的教育和培训

烧伤外科医生要接受通过清创术和创面修复的方法来准备创面的相关技术的培训。这些清创技术主要是通过去除无活性组织促进创面愈合，从而为手术封闭创面提供血管化的伤口床（Wang，Kempf，et al.，2008）。

过去，最主要的清创方法是使用手术刀行外科清创术，但最近新出现了其他的一些技术，如酶解法进行创面准备（Singer, et al., 2011）。除此之外，外科医生还可能使用磨痂术、Versajet®、透热疗法或者超声刀，在尽可能保留活性组织的同时减少失血（Granick, et al., 2006；Kimble，et al.，2008）。

手术修复及组织移植术的选择会随着创面的面积及深度的不同而变化。修复的梯度通常有以下几个方面：

◇ 断层皮片移植。

◇ 全厚皮片移植。

◇ 局部皮瓣移植。

◇ 游离皮瓣转移。

◇ 复合组织移植。

未受伤的区域作为供皮区提供断层皮片是重建过程中最常见的方法（Read, 2013）。如果供皮区面积不确定是否能覆盖手术区域时，可以进行分次覆盖。或者可以通过皮片拉网进行皮片扩张或使用 Meek 技术进一步扩张皮片，Meek 技术可以将植皮做成片状后置于敷料上后覆盖创面（图 21）。剪切力、活动以及动作复位时易造成植皮术及其他手术治疗创面的损伤，所以应认真制定治疗及活动计划（Paratz, et al., 2012；Edgar，2013）。

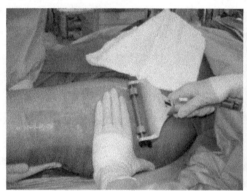 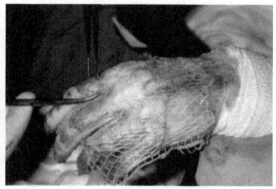

图 21　断层皮片移植供皮区；网状断层皮片手部受区（带有真皮基质）

细胞治疗技术最初是作为一项组织扩张技术被报道的，主要是可以治疗大面积皮肤表皮缺损。

细胞治疗技术可以在真皮完整的创面上单独使用，或者与其他技术联合使用缩短创面愈合时间（Gravante, et al., 2007）。组织工程技术的产生是基于促使创面以再生模式愈合，而非瘢痕模式愈合的目的而产生的（Klein, et al., 2007；Wood，2011）。应用组织促使再生的原则可以应用在深度损伤的真皮基质上，如 Integra®（见第 5 章）。图 22 描述了与损伤深度相关的手术方式的选择。

对于 AHP 来说，了解组织植入创面后血管化的进程很关键。例如，断层皮片最初黏附于创面时，如果血管无法在皮片内延伸生长，皮片将无法长期存活（Luczak, et al., 2012）。前 2 天，血管化过程很迅速，但是血管脆性大，需要严格制动至少一周（Smith, 2006）。真皮基质的使用在最初的阶段也要求血管化，2 ~ 3 周后，开始第 2 阶段来修复

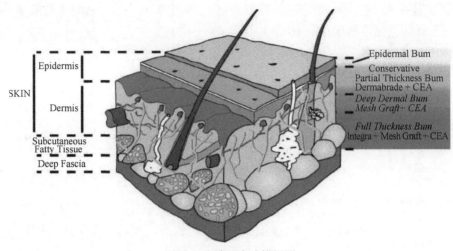

图 22　皮肤及术式模拟图

表皮（见第 5 章）。这两个阶段在固定方面均要求谨慎考虑，尤其是应用于手部时（Hola-vanahalli，Helm，et al.，2007）。这个问题促使大家开始寻求创新并探索出一种新的方法，这种方法通过与 Matriderm（人工脱细胞异体真皮）类型的产品或断层皮片结合，只需要一次手术就可以修复创面（Ryssel，et al.，2008）。

很多类似的手术过程通常可以用来重塑瘢痕、矫正外观畸形及功能障碍。瘢痕重塑或者松解的时机一般选在组织更趋于成熟的这一时间框架内（Rea，et al.，2006；Wood，et al.，2012）。

手术的条件

如果计划通过外科手术干预达到在最适合时间，给最适合的患者用最适合的手术方式治疗最适合的创面这一目的，那么很有必要在术前进行技术的可行性及手术环境的评估工作。

常规的取皮过程需要使用一系列的设备完成，从手动取皮刀到电动取皮刀，如图 21 展示。

皮片或者联合皮瓣后的固定可以使用很多技术，从缝合到胶水，再到单独使用敷料。

在进行大面积烧伤患者的手术时，手术室条件及手术相关支持团队的配合是关乎手术安全与否的决定性因素。尤其是手术室温度的控制、止血的效果以及血液替代物的选择均是关键因素（Wilmore，et al.，1975）。准备手术时，需要认真选择手术相关的支持团队。

为了给每个住院患者提供最好的治疗，提升工作条件的意义是非常重要的。多种干预措施组成的治疗团队旨在为患者提供最优的治疗效果，AHP 也是其中的一员。在治疗单元内，交流以及治疗策略清晰所起到的作用是无可替代的，例如，了解 AHP 在如下方面可以起到的作用：

◇ 术前准备（见第 2 章和第 8 章）。

◇ 简化术后体位及固定需要。

◇ 保证术后固定或受保护性活动的时程降到最低。

◇ 应根据手术时需修复或切除的机体结构以及供皮区的选择，及时完善活动、功能或行走计划（见第 9 章和第 10 章）。

◇ 所有治疗过程都应有行之有效的止痛措施（见第 6 章）。

参 考 文 献

Ahmed M A-M, Oscar E, Suman, Herndon D N, 2012. Teamwork for Total Burn Care: Burn Centers and Multidisciplinary Burn Teams. Total Burn Care. London, Saunders Elsevier: 9.

Cubison T C S, S A Pape, et al., 2006. "Evidence for the link between healing time and the development of hypertrophic scars(HTS)in Pediatric burns due to scald." Burns 32(8): 992-999.

Edgar D W, L Homer, et al., 2013. "The influence of advancing age on quality of life and rate of recovery after treatment for burn." Burns 39(6): 1067-1072.

Edgar D, 2013. "Evidence Summary: Lower Limb Split Thickness Skin Grafts: Mobilisation and Ambulation." Johanna Briggs Institute. 7875.

Fisher, D, J Burrow, 2003. "The Bali bombings of 12 October, 2002: lessons in disaster managementfor physicians." Intern Med J 33(3): 125-126.

Gangemi E N, D Gregori, et al., 2008. "Epidemiology and risk factors for pathologic scarring after burnwounds." Arch Facial Plast Surg 10(2): 93-102.

Granick M, J Boykin, et al., 2006. "Toward a common language: surgical wound bed preparation and debridement." Wound Repair Regen 14 Suppl 1: S1-10.

Gravante G, M C Di Fede, et al., 2007. "A randomized trial comparing ReCell® system of epidermalcells delivery versus classic skin grafts for the treatment of deep partial thickness burns" Burns 33(8): 966-972.

Harrison C A, MacNeil S, 2008. "The mechanism of skin graft contraction: An update on currentresearch and potential future therapies." Burns 34: 153-163.

Holavanahalli R K, P A Helm, et al., 2007. "Outcomes after deep full-thickness hand burns." ArchPhys Med Rehabil 88(12 Suppl 2): S30-35.

Kimble R M, J Mott, et al., 2008. "Versajet hydrosurgery system for the debridement of Pediatricburns." Burns 34(2): 297-298；author reply 299.

Klein M B, M B Donelan, et al., 2007. "Reconstructive surgery." Journal of Burn Care & Research28(4): 602-606.

Lim J, S Liew, et al., 2013. "Is the length of time in acute burn surgery associated with poorer outcomes?" Burns.

Luczak B, J Ha, et al., 2012. "Effect of early and late mobilisation on split skin graft outcome."Australasian Journal of Dermatology 53(1): 19-21.

Ong Y S, M Samuel, et al., 2006. "Meta-analysis of early excision of burns." Burns 32(2): 145-150.

Paratz J D, K Stockton, et al., 2012. "Intensive exercise after thermal injury improves physical, functional, and psychological outcomes." The Journal of Trauma and Acute Care Surgery 73(1): 186-194.

Park J H, K M Heggie, et al., 2013. "Does the type of skin replacement surgery influence the rate ofinfection in acute burn injured patients?" Burns.

Piccolo N S, Piccolo M S, Piccolo P D, Piccolo-Daher R, Piccolo N D, Piccolo M T. Escharotomies, fasciotomies and carpal tunnel release in burn patients–review of the literature and presentation of analgorithm for surgical decision-making. Handchir Mikrochir Plast Chir. 2007；39(3): 161-167.

Rea S M, A Goodwin-Walters, et al., 2006. "Surgeons and scars: differences between patients andsurgeons in the perceived requirement for reconstructive surgery following burn injury." Burns 32(3): 276-283.

Read D, 2004. "Surgical aspects of Operation Bali Assist: initial wound surgery on thetarmac and in flight." ANZ J Surg 74(11): 986-991.

Read S, 2013. "Evidence Summary: Skin Graft: Management." Johanna Briggs Institute. 8521.

Ryssel H, et al., 2008. "The use of MatriDerm in early excision and simultaneous autologous skin grafting in burns - A pilot study." Burns, 34(1): 93-97.

Sherwood E T D, 2012. The systemic inflammatory response syndrome. Total Burn Care. D. N. Herndon. London, Saunders Elsevier.

Shirley R, S Vamadeva, et al., 2008. Evidence for the link between healing times and patient age forhypertrophic scar formation in adult burns. 14th Congress of the ISBI, Montreal, Canada, InternationalSociety for Burn Injuries.

Singer A J, et al., 2011. Reepithelialization of mid-dermal porcine burns after rapid enzymatic debridement with Debrase. J Burn Care Res, 32(6): 647-653.

Smith T O, 2006. "When should patients begin ambulating following lower limb split skin graft surgery?A systematic review."

Physiotherapy 92: 135-145.

Wang X-Q, M Kempf, et al., 2008. "Conservative surgical debridement as a burn treatment: Supportingevidence from a porcine burn model." Wound Repair and Regeneration 16(6): 774-783.

Wilmore D W, T W Orcutt, et al., 1975. "Alterations in hypothalamic function following thermal injury."J Trauma 15(8): 697-703.

Wood A J, S C Clugston, et al., 2012. "Burn patients, parents and doctors；are we in agreement?"Burns 38(4): 487-492.

Wood F M. 2011. Tissue engineering of skin. Principles of regenerative medicine. A. Atala, R. Lanza, J. A. Thomson and R. Nerem. London, Academic Press Elsevier: 1063-1078.

Zawacki B E, 1974. "The natural history of reversible burn injury." Surgery, Gynecology and Obstetrics139: 867-872.

第5章
外科生物技术——急性创面重建

本章摘要

　　本章简要介绍在烧伤患者手术及创面治疗中最常见且有效的创面修复方法。其目的是加深AHP对于外科手术辅助措施及创面治疗方法的了解，以便于他们能够整合这些治疗干预措施，并且重视这些技术对于改善患者预后的意义。

简　介

　　一位需要手术治疗的烧伤患者对于其本身及医疗系统来说都有着深刻的意义。与保守治疗相比，手术治疗有着截然不同的情形。因此，作为多学科治疗团队的一部分，AHP必须平衡好手术成功率最大化与创面敷料选择这个大环境，同时要防止患者健康及功能的长期丧失。AHP必须承担起这份责任，因为是他们在督促并且指导患者的绝大多数运动治疗，并且规定治疗的制度，如果因为多学科团队内的其他部分缺少指导或者因为AHP指导的活动导致技术干预措施受累、缺失或者损坏，这都将对患者本身及整个卫生系统的消耗产生负面影响。

　　本章的目的是提供某些产品的背景信息，这些产品常常用于烧伤创面重建和（或）介导信号转导以减缓创面变性坏死（见第2章）。也许在治疗烧伤时，下文提到的所有方法并不能都适用，这主要取决于经费限制和（或者）不同的健康状态以及医疗产品使用相关法规限制。

　　本章提到的术后患者活动或行走的时间窗是在文献中提及到的或是产品的生产商推荐的，但是还未得到相关研究的证实或相关的研究结果尚未出版。这部分内容仅仅起到指导作用，所有术后患者进行积极有效的、功能性的或者被动的活动计划，或者需要使用生物技术产品，都必须与参与手术的外科医生或者会诊医生协商后决定。

　　下文所提到的各种敷料均是创面急性期在清除坏死组织后或者在手术室行创面清洁后使用的。也就是说，产品的设计及烧伤团队获得的相关经验将促使越来越多的这样的产品被应用于非住院患者的治疗。

人造皮肤敷料及异种皮

　　这些材料用于覆盖不需要自体皮移植修复的Ⅱ度创面，或者作为自体皮移植前的临时创面覆盖物。使用这些材料的主要优点之一是一般不需要使用夹板固定，并且可以早期活动（且减轻疼痛），尤其应用于Ⅱ度创面时（Smith, et al., 1988; Lal, et al., 2000）。可是，这些材料的治疗效果及使用材料的全部花费是一个难题（Kumar, et al., 2004; Hubik, et al., 2011）。如果作为临时的皮肤覆盖物使用，可以选择不同的治疗方案。对于AHP来说，在使用敷料后的48小时内遵循自体皮移植的治疗原则是最安全的，因为此时创面已经清创，并且敷料与创面之间的紧密黏附可以介导创面愈合的信号传导。这些产品可以阻止或控制炎症介质，为自体皮移植（需要时）准备理想的创面条件。

自体表皮培养（CEA）

这项技术的原理是获取并且按照传统方法在实验室培育患者自体表皮细胞（角质细胞），然后应用于准备好的伤口床。这项技术首先需要由外科医生从小块皮肤组织（断层皮肤）表皮的基底层获取角质细胞。历史上，CEA 在实验室培育成功后，再以一种易脆的敷料的形式重新应用于患者，这个过程大约需要 2～3 周（图 23）。这些敷料通常移植黏附率较低，并且因为剪切力及水疱的原因易导致移植失败。

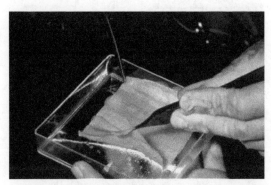

图 23　从实验室培养瓶内获取的 CEA 敷料

因此，这项技术进行了现代化改进，将未融合的悬浮细胞变成雾化形式应用于创面（比如 Cell Spray®）（图 24）。这些细胞在实验室进行培养，在活组织取材 5 天后即可获取细胞。与 CEA 敷料相比，仅将细胞喷洒在真皮基底时，术后 1～2 天就可能开始活动关节并且走动，而早期主要是疼痛限制活动。最近，这项技术有了更进一步的发展，主要在于改进了悬浮及快速获取细胞技术，这项技术主要以 ReCell® 外科试剂盒为主（Wood，2010）（图 25）。

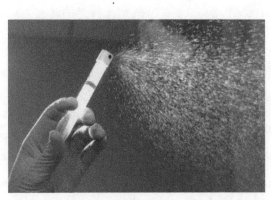

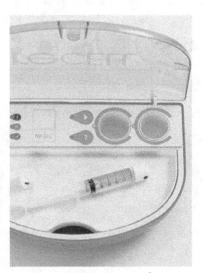

图 24　从培养液中收取的角质细胞以喷雾形式作
用于伤口床

图 25　手术室使用的 ReCell® 试剂盒

使用这项新技术，可以在患者第一次手术时，在 15～20 分钟内获取细胞。术后使用如 Surfasoft® 等敷料覆盖创面后，有利于患者早期行走及活动关节，没有明显切力改变风险。角质细胞喷洒技术与其他外科重建技术联合使用时，要根据移植物的类型（SSG，真皮替代物等）决定是否活动，而与单纯喷洒细胞于创面的术后管理策略不同。

真皮替代物或支架

合成的或人造真皮支架（如 Integra® or Matriderm®）

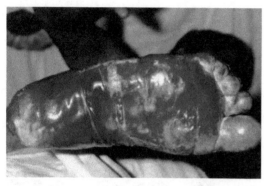

图 26　足底应用 Integra 真皮基质

这些价格昂贵的生物工程产品具有促进真皮组织修复和重塑的功能（Horch et al., 2005）。为了尊重 AHP 的投入，必须注意这些产品不能耐受肢体过度运动带来的剪切力，一个错误的活动，材料就会破坏。这类产品中，应用最为广泛的是 Integra®（图 26），一种双层真皮替代材料，可用于治疗急性深度创面，这些创面可能没有或仅有极少量真皮层残留。除此之外，做为瘢痕松解术后的辅助措施也得到了广泛的认可。在 Integra® 中，最底层（真皮）是牛胶原蛋白和一种从鲨鱼软骨中提取出的物质。"表"层是硅酮制成的敷料（图 11）。当利用外科方法将其置于清创后的创面上时，血管和其他细胞长入形成了新的真皮，随后胶原蛋白支架被机体吸收。硅酮层可以在敷料使用时阻止水分丢失。2～3周后硅酮层被移除，随后自体皮被移植覆盖于创面。当 Integra® 被置于关节表面时，应保证严格制动 6 天。如果 Integra® 被用于腿部时，推荐患者在 7 天后行走。可是，有一些未经考证的报告证明，与有经验的外科医生交流后可以考虑早期行走（Unpublished data, D.Edga）。然而传统来讲，在使用这些类型的产品时，要求分两个阶段手术完成，但使用这些支架的多个案例表明，可以一阶段完成手术（Ryssel, et al., 2008）。这个领域的研究进展包括在放置真皮替代物的同时，确切的行断层皮片移植，也可以联合细胞技术或者利用细胞技术"播种"（Wood, et al., 2007）。在应用真皮替代物的同时，联合应用局部负压创面治疗技术的方法越来越普遍，主要是为了加快关节活动及行走的时程（Molnar, et al., 2004；Pollard, et al., 2008）。

人源性真皮支架（如 Alloderm®）

这类生物技术材料是加工处理后的人体真皮。与人造的产品不同，利用 Alloderm 可能一次手术就能重建真皮和表皮。术后患者的护理与自体皮移植后的术后护理大致相同，如果上述护理经验缺乏，可以比人工真皮替代物的护理时间略延长。除此之外，可以使用特别的敷料，但是 AHP 必须清楚并且讨论敷料与真皮替代物的相互作用关系，并在开始活动之前制定活动及行走计划。

复合组织工程材料[如培养的皮肤替代物（CSS）]

有一些产品可以提供实验室培养的表皮和真皮，手术时共同应用于创面。在本书写作时，这些产品还不能自由获取，因为它们尚处于研发阶段，主要用于实验研究。这些患者所有治疗的特殊方案均应予以密切关注，AHP 应该咨询主要的研究者及参考实验方案，其中有给 AHP 的指导意见。美国的试验已经证明了其在功能上有良好的结果（Boyce,

2000）。皮肤成分（如毛囊）的移植已经取得了进步（Sriwiriyanont，et al.，2013）。皮肤色素的恢复仍是一个难题（Boyce，2012）。

> 实施标准
>
> AHP 必须与烧伤外科医生密切合作，在初步治疗介入前，共同讨论并确认任何新的外科或生物技术敷料介入治疗后的活动及行走方案，以及在治疗之后一定或很有可能发生的个体差异性改变。（A 级）

在治疗烧伤的过程中，AHP 团队必须始终探讨或研究新型的外科或生物科技敷料。（A 级）

参考文献

Boyce S S, et al., 2000. "Assessment with the dermal torque meter of skin pliability after treatment of burns with cultured skin substitutes."Journal of Burn Care andRehabilitation 21(1): 55-63.

Boyce S T, 2012. Invited Plenary: Cultured skin substitutes. 16th Congress of the International Societyof Burn Injuries(ISBI). Edinburgh, Scotland.

Horch R E, Kopp J, et al., 2005. "Tissue engineering of skin substitutes."Journal of Cell and MolecularMedicine 9(3): 592-608.

Hubik D J, J Wasiak, et al., 2011. "Biobrane: a retrospective analysis of outcomes at a specialist adultburns center."Burns 37(4): 594-600.

Kumar R J, Kimble R M, et al., 2004. "Treatment of partial-thickness burns: a prospective, randomizedtrial using Transcyte."ANZ J Surg 74(8): 622-626.

Lal S, Barrow R E , et al., 2000. "Biobrane improves wound healing in burned children without increased risk of infection."Shock 14(3): 314-318；discussion 318-319.

Molnar J A, DeFranzo A J, et al., 2004. "Acceleration of Integra incorporation in complex tissue defects with subatmospheric pressure."Plast Reconstr Surg 113(5): 1339-1346.

Navarro F A, Stoner M L , et al., 2000. "Sprayed keratinocyte suspensions accelerate epidermal coverage in a porcine microwound model."J Burn Care Rehabil 21(6): 513-518.

Pollard R L, Kennedy P J, et al., 2008. "The use of artificial dermis(Integra)and topical negative pressure to achieve limb salvage following soft-tissue loss caused by meningococcal septicaemia." J Plast Reconstr Aesthet Surg 61(3): 319-322.

Ryssel H, Gazyakan E, et al., 2008. "The use of MatriDerm in early excision and simultaneous autologous skin grafting in burns - A pilot study."Burns 34(1): 93-97.

Smith D J, McHugh T P, et al., 1988. "Biosynthetic compound dressings–management of hand burns."Burns Incl Therm Inj 14(5): 405-408.

Sriwiriyanont P, Lynch K A, et al., 2013. "Characterization of hair follicle development in engineeredskin substitutes."PLoS One 8(6): e65664.

Wood F M, Kolybaba M L, et al., 2006. "The use of cultured epithelial autograft in the treatment of major burn wounds: eleven years of clinical experience."Burns 32(5): 538-544.

Wood F M, Stoner M L, et al., 2007. "The use of a non-cultured autologous cell suspension and Integra dermal regeneration template to repair full-thickness skin wounds in a porcine model: a onestepprocess."Burns 33(6): 693-700.

Wood F M, 2010. Primary Burn Wound Management: ReCell Colour Atlas of Burns Reconstructive Surgery. H. Hyakusoku, D. P. Orgill, L. Teot, J. J. Pribaz and R. Ogawa, Springer 1: 26-37.

第6章
疼痛治疗

本章摘要

烧伤疼痛已经被充分认识，但不易治疗。近来的研究强调了烧伤疼痛不同类型评估及治疗的重要意义。本章将阐述康复治疗师（AHP）处理烧伤疼痛需要重点考虑的关键因素，并探究在（患者）整个寿命中评估和治疗的选择方案。药物和非药物治疗这两种方案都有各自最实用的地方，本章将对其进行介绍。烧伤疼痛的治疗需要整个研究团队所有成员的共同关注和努力；而康复治疗师是确保康复治疗期间疼痛治疗连贯性的最佳人选。

简　介

迄今为止，在烧伤疼痛治疗中最有效的介入治疗办法是什么？这一问题仍没有达成共识。伴随着患者变化的历史理论、环境和生活障碍（烧伤面积、年龄、文化、深度）都影响着当前对疼痛的认识。与常规临床设想相比较而言，疼痛并不是由组织出现损伤或是组织损伤的程度来决定的，而是当患者说痛就是痛了。

文献中主张联合使用药物学和非药物学方法来进行疼痛治疗。这样一种综合治疗的方案保证在短期和长期的治疗中身体和心理上的最佳恢复并参与康复治疗的基本保障。康复治疗师需要对疼痛生理学有一个良好的认识，疼痛性、压力/情绪性途径都能影响大脑皮层水平的感觉和作用效果。有了这些了解，康复治疗师在确定个体化、主观化目标进行疼痛的报告和治疗中起了重要作用。

烧伤疼痛的治疗一直从急性创伤（烧伤、程序性、背景）延续到康复。难以忍受的疼痛所带来的消极后果在文献中被广泛提及，包括：

◇ 延迟愈合。

◇ 心理反应如恐惧、紧张、焦虑、情绪低落以及应对能力的减弱。

◇ 康复治疗中依从性差，难以重回有意义的生活角色中去。

◇ 持久疼痛的危险性增加。

◇ 后续治疗过程中疼痛的敏感性增加。

经过良好的治疗所带来的积极结果反映了以人为本的核心疗法，包括：

◇ 降低了紧张反应。

◇ 减少了整个疗程所需的时间。

◇ 有能力重回有意义的生活如工作学习当中去。

◇ 建立了积极向上的处事原则。

◇ 减低了持久疼痛的危险性。

康复治疗师在治疗患者疼痛过程中所起的作用包括：

◇ 对疼痛进行评估。

◇ 主张联合使用药物学及非药物学的方法，以达到有效的疼痛管理。

疼痛评估

评估对有效的疼痛治疗起着决定性的作用。评估旨在明确个体疼痛感的参考指标。烧伤的严重程度、相关的创伤、个体发育阶段、认知和沟通水平、生活经历、文化及精神信仰，这些在评估疼痛过程中都是重要的考虑因素。

烧伤疼痛评估包括伤口护理程序、夹板固定疗法、功能锻炼以及关节活动度中的评估。综合性及整体性的疼痛评估是首选，疼痛可以显示为一种复杂化的、耗费时间的、多维的概念。疼痛度是疼痛在临床护理中最被广泛接受和引用的一个量化指标。这个指导方针说明在整个烧伤治疗过程中，疼痛程度的评估基于烧伤护理中心测量的相关数据和临床实用的具体情况（表4）。

表4　疼痛强度的评估分类

分类	说明
自我评定	个人提供的疼痛评价
行为观察	看护者或是临床医生对个体疼痛表现的观察
生理指标	呼吸频率、心率、皮质醇水平很可能被一系列与疼痛无关的因素所影响，因此单独使用此项指标可能缺乏关联性和准确性

评估步骤

对于背景痛，可以结合常规临床观察对其进行测量，并在全天有规律间歇进行或者当疼痛水平有明显变化时。在评估与治疗过程中，推荐在之前、之中与之后进行疼痛基础评分。这保证了治疗的有效性，并且能使研究人员对疼痛感加剧的原因有深刻的理解。

贯穿终生的烧伤疼痛评估

有一系列用于测量疼痛的工具，但关键挑战在于选择有效且可信的，并适合临床环境，（不同）发展阶段，以及患者在疼痛时的认知与沟通水平的工具。在此只包含了最可靠的心理测试和最可行的临床测试。

以下的自我评定及行为观察测量适用于不同的年龄段（表5），针对儿童与成人行为观察的评估也适用于重症监护的环境，（处在重症监护中的）个人可能缺乏描述自身疼痛情况的能力。

表5　不同年龄组的疼痛评估

年龄范围		疼痛评估
	自我评定	行为观察
婴儿	不适用	面部表情、四肢活动、是否哭喊、是否容易被安抚（FLACC评估量）

续表

年龄范围		疼痛评估
3～4岁	扑克筹码工具	同上（FLACC评估量）
4～12岁	面部疼痛表情升级版	同上（FLACC评估量）
8岁～成年	11级数字疼痛分级	同上（FLACC评估量）
重症监护：小儿（新生儿～17岁）	条件情况允许运用以上自我评定方式	使用呼吸机或处于重症监护的儿童患者的舒适度评分
重症监护：成人（18岁～老年人）	条件情况允许运用以上自我评定方式	针对使用呼吸机或接受重症监护的成人所采取的重症监护疼痛观察工具（CPOT）

评估阐述

对于疼痛性临床可接受水平和疼痛减少的临床意义，在文献当中有持续性的讨论。大部分文献中将11级数字疼痛分级的评分减少量为10%～20%定为程度较小的疼痛缓解，20%～40%为适中，超过50%为程度较大的疼痛缓解。按照以患者为中心的实践原则，每个个体都被认为是评估其对疼痛耐受性与有意义减轻的专家。关于他们的疼痛分数获得患者的反馈（例如，痛苦减少很多或很少？）可以提供关键的判断，例如，可忍受的阈值与明显疼痛缓解的有意义的减少。疼痛的严重程度是另一种可被临床医生与或研究人员用来定性个人疼痛强度的实用指南。在烧伤护理中的疼痛水平（中度至重度）常令患者难以忍受，而介入治疗的目标就是至少将疼痛减轻到轻度至中度水平。（在11级疼痛分级中）疼痛的严重程度被分为以下几类：

无：0；

轻度：1～3；

中度：4～6；

重度：7～10。

> **实施标准**
>
> 疼痛评估对烧伤疼痛的有效治疗起着重要的作用。（A级）
>
> 烧伤疼痛的评估应当包括自我评定与运用年龄及其他适当的衡量指标进行的行为观察。（A级）

药 物 学

烧伤造成的疼痛表现出一种独特的药理激发现象，或许比其他创伤所造成的疼痛更为剧烈。疼痛治疗中的药理药剂的使用需要多样化且调整使之适用于个体。个人经历、原来的基础病及受伤后时间的长短，这些因素都需要考虑。另外，社会心理因素也有可能影响患者应对疼痛的能力。并且使用镇痛药后的不同反应也表现出了个体的差异性，包括由于先前接触过而潜在的耐药性。药理制剂被直接用于疼痛治疗，同时在减轻焦虑、镇静、减轻炎症反应、改善睡眠质量和帮助缓解低落情绪等方面起了重要的作用。许多药剂可从广泛的药物分类中提取获得，包括非阿片类止痛剂（对乙酰氨基酚和消炎药）、阿片类止痛剂、抗抑郁剂、抗惊厥剂和吸入制剂。但在此方面的科学研究证据颇有局限。

一般原则

以下的一般原则将有助于烧伤患者的疼痛治疗：

◇ 多模式镇痛作为首选策略，其结合了具有不同作用机制和作用部位的各种镇痛剂。

◇ 大多数患者除了需要一般镇痛，还需要在疼痛加剧的情况下有更具突破性的镇痛，运动或操作经常会加剧疼痛。

◇ 口服途径（经鼻饲营养管或空肠造口术管给药）相比于肠外给药途径（静脉注射或是皮下注射）总是作为（用药）首选途径。然而当口服不可靠或是发生急性剧烈的疼痛时，应当选用肠外镇痛制剂；如果需要肠外镇痛制剂，静脉注射阿片类药物用于患者自控镇痛最好的方法。

◇ 大多数患者应当常规使用通便剂，长期使用阿片类药物和长期卧床休息的患者常有便秘症状，滴定法使用通便剂对便秘有效。

◇ 烧伤疼痛的药理治疗通常是艰巨且具有风险的，应当适当地向专业人士寻求建议。

以下几种不同的情况是烧伤疼痛药理学治疗的最佳适应证：

◇ 因组织创伤所造成的背景疼痛和炎症疼痛；

◇ 皮肤痛觉神经元损伤造成的神经性疼痛；

◇ 因换药、移动疼痛关节部位及松动术引起的操作痛。

伤性疼痛背景

对组织直接的伤害刺激疼痛感受器，激发了后续的炎症过程。在成人中，以下几种用药可对创伤性疼痛起效：

常规扑热息痛 1000mg，一日 4 次，禁忌证极少见；

无禁忌证情况下，非甾体类抗炎药应当在有限时间内使用。相比于非选择性 NSAID 类药物例如布洛芬，选择性环氧化酶 2 抑制剂，如塞来西布更受推崇。其有更少的副反应，比如胃肠道溃疡，且不会损害血小板功能（减少了出血的风险）。因为这些选择性药剂会引起肾衰竭，所以在血容量减少和肾功能不全的情况下应避免使用。

在更加严重的疼痛中，阿片类药物的使用是必须的。应当在初始采用滴注即刻释放的阿片类药物强力镇痛。如果阿片类药物使用成瘾，应当按规则持续地减少经口服和注射的用药量。如果观察到有不良反应或是严重的不良反应，则没有优先的阿片供选择。阿片类药物的循序使用具有一定作用。

根据实际情况戒断和中止阿片类药物的使用，即便有持续作用的阿片类药物应用，也要提供可以迅速起效的阿片类药物，大概按每日全天剂量的 20% 准备，以应对突发疼痛。这样可以减少耐药性，依赖性和滥用药物的相关风险。

基础性神经疼痛

损伤性的皮肤神经元存在于多数烧伤创伤中，这可能导致神经的自发放电而后中枢敏化。这种疼痛被称为神经性疼痛，经常被患者形容为"急剧的、刺痛的""触电样""燃烧样"。其一般伴随着感觉异常，常描述为"如坐针毡""蚂蚁爬行"，还有典型的区域内的感觉缺失。疼痛非常强烈且可能会一直持续，直到烧伤治愈。非阿片类药物对此类神经性疼痛无效，阿片类药物作用效果不突出。推荐下面几种药物治疗此类烧伤疼痛。

三环类抗抑郁药（如利波乐）和 5 羟色胺、去甲肾上腺素再吸收抑制剂抗抑郁剂（如度洛西汀）与加巴喷丁或普瑞巴林，被推荐为治疗神经性疼痛的一线用药。

尤其是加巴喷丁和普瑞巴林对烧伤所引起的急性神经性疼痛起效迅速，这已经被临床实验所证实。这些复合物还具有潜在的防治功能，在多数的烧伤中都有理由被使用。此外，这类药物已经被证实还有助于提高睡眠质量，减少焦虑。尽管一些患者从长期治疗中受益，但在烧伤治愈后应该戒断和中止使用这类药物。

静脉注射利诺卡因和氯胺酮有助于治疗急性神经性疼痛，然而这些特殊的治疗术需要专业人员来执行。

操作痛

对于一名烧伤患者来说，最痛苦的是疼痛与经历各式各样的操作相关的回忆，可能包括换药、洗澡、物理疗法及其他的跟康复相关的操作。固定钉的移除对于某些患者来说是特别痛苦的。因此，在进行操作过程中使用镇痛与抗焦虑药物治疗以帮助患者是非常重要的。正如在下一节要谈到的，非药物学技术在应对操作痛中也起着非常重要的作用。

以下的一种或几种方法的联合使用可帮助患者应对手术的疼痛。进行操作 15 ～ 30 分钟前可舌下服用一剂氯羟去甲安定来帮助缓解焦虑。尽管需求量可最高滴定到 2mg，但是一般应使用 1mg 的初始剂量。另外，也可以使用其他苯二氮䓬类药物如咪达唑仑和氯硝安定。

一剂口服立即释放的阿片类药物应在手术前至少 30 分钟服用。如果不能进行口服摄取，也可皮下注射一剂吗啡。药物剂量将取决于患者的情况、阿片类药的使用史和手术需求。

一氧化二氮和氧气混合气体吸入的使用是手术止痛的一项非常有效方式。它有快速起效和消退的作用。但是患者接触一氧化二氮的时间应严格记录在病例中。因为一氧化二氮的接触可有一些很严重的后果如亚急性脊髓退化和骨髓抑制，特别是对那些维生素 B_{12} 缺乏和反复接触的患者。所以在开始使用一氧化二氮和蛋氨酸预防用药前检测维生素 B_{12} 是否缺乏是十分明智的，反复接触的患者应同时补充维生素 B_{12} 和亚叶酸或叶酸。

甲氧氟烷的吸入在各种烧伤治疗单位中使用得越来越多。早期经验表明，这对精选的患者也有可能是一种有用的镇痛和镇静方式。但长期使用甲氧氟烷有肾和肝毒性的风险。为了降低这种风险，推荐一天单次剂量 6ml，不可连续几天使用或是超过成人一周的剂量 15ml。

局部镇痛法的使用对一些手术操作来说是另一个好的选择。这些技术可能包括臂丛神经阻滞或局部麻醉其他主要的外周神经。在这方面受过训练的医务人员应在选定的患者中执行这些技术。

另一种选择是口服或注射氯胺酮，一些中心机构通过患者自控装置来使用氯胺酮和咪达唑仑的混合药物。这种技术需要适当基础设施和教育水平以保证安全与成功。

非药物方法

疼痛治疗有一些非药物学的方法，包括有多种非药物学方法对疼痛管理，包括环境和对前后关系的选项，认知行为技巧，心理学的方法，操作准备，对干预和注意力转移的重视（deJong, et al., 2007；Hanson, et al., 2008）。除了对伤害感受，经验、信念和记忆可能会增加情感困扰，操作性焦虑和预期的担忧，这些都会增加大脑皮层承受的疼痛量（Loncar，et al.，2006）。非药物学方法旨在通过减少突触情感的途径（Elton，1983；Hoffman，et al.，2004）来减少这些有影响力的思想、感受和认识对疼痛强度的影响。这些方法的实用性是针对个人的。年龄、性别、动机、以前的经验和家庭 / 文化背景都会影响某些方法的实用性。因此，康复治疗师需要使用一系列方法。

非药物的方法应该在整个烧伤治疗过程中连续使用，并遵循一个期前、期间和期后的流程框架。例如，期前准备患者的程序 / 疗法，分散在手术过程中患者的注意力和事后的总结汇报和随访。基于非药理学方法的证据总结如下。

教育和准备

程序准备是用来在紧急医疗过程前的教育和促进理解。通过设置患者和家属的期望、目标和任务，预期结果是减轻在手术或治疗过程中主要的焦虑和恐惧（Miller，et al.，2010；Miller，et al.，2011；Patterson，1995；Vernon，et al.，1965；Wright，et al.，2007）。随着证据显示，患者的基础焦虑和他们在伤口护理程序中的疼痛强度水平（Claar，et al.，2002；Loncar，et al.，2006）之间有很强的正相关关系，期前准备是一个包含痛苦体验的重要步骤。烧伤研究表明，准备和教育对疼痛强度有显著的影响，并使包括注意力转移在内的其他方法更加有效（Miller，et al.，2010；Miller，et al.，2011）。

程序准备可以包括以下内容：

儿童

程序游戏、建模行为、旅游与发现对期望值的教育是有用的（Chen，et al.，1999；Kain，et al.，1998）（1级）。

对手术步骤、使用工具、在场哪些人员和患者的作用的教育（视觉、语言、感官）对于增加知识是有用的。（Claar，et al.，2002）（3级）。

对 Ditto™ 即手持多模技术设备的使用可以在等待室对烧伤创面护理当天提供互动过程准备以减少压力和痛苦（Brown，et al.，2014；Miller，et al.，2010；Miller，et al.，2011）（1级）。

患者的医疗环境应当确保其舒适性、易于控制性和便于为护理人员提供支持（Solowiej，et al.，2010）（5级）。

成人

急性疼痛的教育可能会减轻成人对疼痛强度的体验。（3级）

在手术前应提供准备和感官的信息。（1级）

> **实施标准**
> 患者应为其适宜手术和疼痛（伤口护理或治疗）做好准备。（B级）
> 在可能的情况，患者应为手术和疼痛（伤口护理或治疗）提前做好准备。（B级）
> 准备应该是年龄 / 发展相适应的，以确保理解和实用性。（B级）

注意力转移和管理

康复治疗师应熟悉一系列适宜于患者并可用于临床的注意力转移技术（表6）。注意力转移技术和其他认知技术的目的是使患者的注意力远离疼痛事件，以打乱疼痛的情感途径。应当指出，精心设计的、与细微差别及虚拟现实和辅助交互技术相对优缺点有关的多中心研究十分缺乏，如游戏机。例如，互动游戏机的试点研究，促进了他们尤其是对具有较高休息疼痛水平的成年人的双重作用，除了减少疼痛，还增加运动和活动。以下技术的方法、应用和使用的要求按儿童和成人划分。其他可能有用的技术包括：倾听并与患者交流（Solowiej, et al., 2010; Solowiej & Upton, 2010）（Ⅳ），温暖的清洁方案，伤口敷料要求的选择和更换频率（Solowiej, et al., 2010; Solowiej & Upton, 2010），以及患者对伤口护理的参与和控制（de Jong, et al., 2007）（1级）；（Kavanagh, 1983）（3级）。

> **实施标准**
> 干预措施的选择应基于疼痛的评估、患者的偏好和表现以及可行性和临床判断。（B级）
> 转移注意力技术应该在伤口护理和康复被用来减轻疼痛、压力和焦虑。（B级）

语言和交流

烧伤护理团队的所有成员都应该意识到他们的语言和面部表情的影响以及在操作和治疗过程中造成的痛苦。研究表明，在痛苦的过程中使用的安慰语言（即"你没事吧，""差不多完成了"，"这不应该伤害"）可与痛苦的增加有关（McMurtry, et al., 2010）。研究支持用平和的语气和转移注意力的话语来代替安慰性的话语进行讨论这一观念。父母对孩子的关爱或是社会对成人的支持都是值得鼓励的。

> **实施标准**
> 治疗师不应该用安慰作为"帮助"行为，应该教育家长减少安慰和加强注意转移。（B级）
> 在程序中应提供护理员或社会的支持。（B级）

实施标准总结

1. 疼痛评估是有效的烧伤疼痛管理的关键。（A级）

2. 烧伤疼痛评估应包括自我报告、行为观察、在年龄和背景下采取适当措施。（A级）

3. 患者应为适合他们的程序和痛苦做好准备。（B级）

4. 患者应提先为程序和疼痛做好准备。（B级）

5. 准备应该是年龄 / 发展相适应的，以确保理解和实用性。（B级）

6. 疼痛干预措施应基于疼痛的评估、患者的偏好、患者的表现、可行性和临床判断。（B级）

7. 转移注意力技术应该在伤口护理和康复被用来减轻疼痛、压力和焦虑。（B级）

8. 治疗师不应该用安慰作为"帮助"的行为，应教育家长以减少安慰和注重注意力分散。（B级）

9. 在程序中应提供护理员或社会的支持。（B级）

表6 疼痛管理的注意力转移技术

儿童	年龄	影响	效用	成人	年龄	影响	效用
动画片/影片观看（Landolt, et al., 2002）（3级）	4～12岁	几乎没有影响	伤口护理	音乐疗法（Prensner, et al., 2001）（3级）；（Tan, et al., 2010）（1级）	8～71岁	混合	伤口护理及康复
虚拟现实（Das, et al., 2005; Kipping, et al., 2012）（1级）	5～18岁	几乎没有影响	伤口护理康复	主动催眠（Patterson, et al., 1992）（2级）	青少年/成人	减少疼痛	伤口护理
基于技术的准备与转移注意力，即手持多模技术设备的应用（Miller, et al. 2010; Miller, et al., 2011）（1级）	3～12岁	减少术前和在伤口护理的疼痛减少紧张	伤口护理的准备和注意力转移	娱乐休闲转移注意力（Miller, et al., 1992）（2级）	青少年/成人	减少疼痛和紧张	伤口护理
临床医生管理的压力管理技术（Elliott & Olson, 1983）（4级）	5～12岁	减少行为困扰	伤口护理	快速诱导镇痛（Wright & Drummond, 2000）（2级）	16岁以上	减少疼痛和痛苦减少药物治疗	伤口护理
音乐疗法（Ferguson & Voll, 2004）（1级）；（Neugebauer, et al., 2008）（4级）；（Prensner, et al., 2001）（3级）；（Whitehead-Pleaux et al., 2006）（1级）	6～16岁	混合的	康复 伤口护理	按摩疗法（Field, et al., 1998）（2级）	成人	儿平没有影响	伤口护理
按摩疗法（Hernandez-Reif, et al., 2001）（1级）	儿童（平均年龄=12岁）	伤口护理前按摩非烧伤皮肤可减少儿童的紧张情绪	伤口护理	虚拟现实（Carrougher, et al., 2009）；（Hoffman et al., 2000）（2级）；（Hoffman, et al., 2000）；（Morris et al., 2009）（1级）	青少年/成人	减少疼痛和痛苦	伤口护理及康复

延 伸 阅 读

Badger K，Royse D, 2012. Describing compassionate care: the burn survivor's perspective. Journal of Burn Care & Research，33（6）：772-780.

参 考 文 献

Ambuel B, et al., 1992. Assessing distress in pediatric intensive care environments: the COMFORT scale. J Pediatri Psychol, 17, 95-109.

Andrews R M, et al., 2012. Predictors of patient satisfaction with pain management and improvement 3 months after burn injury. J Burn Care Res, 33(3): 442-452. doi: 10.1097/BCR.0b013e31823359ee.

Barr J, et al., 2013. Clinical practice guidelines for the management of pain, agitation, and delirium in adult patients in the intensive care unit. Crit Care Med, 41(1): 263-306. doi: 10.1097/CCM.0b013e3182783b72.

Barr J, et al., 2013. The methodological approach used to develop the 2013 Pain, Agitation, and Delirium Clinical Practice Guidelines for adult ICU patients. Crit Care Med, 41(9 Suppl 1): S1-15. doi: 10.1097/CCM.0b013e3182a167d7.

Bernstein, SL, Bijur, PE, Gallagher EJ, 2006. Relationships between intensity and relief in patients with acute severe pain. American Journal of Emergency Medicine, 24: 162-166.

Borland, M, et al., 2007. A randomized controlled trial comparing intranasalfentanyl to intravenous morphine for managing acute pain in children in the emergency department.Ann Emerg Med, 49(3): 335-340. doi: 10.1016/j.annemergmed.2006.06.016.

Breivik H, et al., 2008. Assessment of pain. Br J Anaesth, 101(1): 17-24. doi: 10.1093/bja/aen103.

Brown N J, et al., 2014. Play and heal: randomized controlled trial of Ditto intervention efficacy on improving re-epithelialization in pediatric burns. Burns, 40(2): 204-213. doi: 10.1016/j.burns.2013.11.024.

Bulloch B, Tenenbein M, 2002. Assessment of clinically significant changes in acute pain in children.Academic Emergency Medicine, 9(3): 199-202.

Carrougher G J, et al., 2009. The effect of virtual reality on pain and range of motion in adults with burn injuries. J Burn CareRes, 30(5): 785-791. doi: 10.1097/BCR.0b013e3181b485d3.

Cepeda MS, et al., 2003. Agreement between percentage pain reductions calculated from numeric rating scores of pain intensity and those reported by patientswith acute or cancer pain. Pain, 106, 439-442.

Chen E, et al., 1999. Alteration of memory in the reduction of children's distress during repeated aversive medical procedures. J Consult Clin Psychol, 67(4): 481-490.

Choiniere M, et al., 1989. The pain of burns: characteristics and correlates. Journal of Trauma, 29: 1531-1539.

Choiniere M, Grenier R, Paquette C. 1992. Patient-controlled analgesia: a double-blind study in burn patients. Anaesthesia, 47(6): 467-472.

Cioffi D, 1991. Beyong attentional strategies: A Cognitive-Perceptual Model of Somatic Interpretation.Psychological Bulletin, 109: 25-41.

Claar R L, Walker L S, Smith C A, 2002. The influence of appraisals in understanding children's experiences with medical procedures. J Pediatr Psychol, 27(7): 553-563.

Connor-Ballard P A, 2009. Understanding and managing burn pain: part 1. Am J Nurs, 109(4): 48-56；quiz 57. doi: 10.1097/01. NAJ.0000348604.47231.68.

Crombez G, Van Damme S, Eccleston C, 2005. Hypervigilence to pain: An experimental and clinical analysis. Pain, 116: 4-7.

Cuignet O, et al., 2007. Effects of gabapentin on morphine consumption and pain in severely burned patients. Burns, 33(1): 81-86. doi: 10.1016/j.burns.2006.04.020.

Das D A, et al. ,2005. The efficacy of playinga virtual reality game in modulating pain for children with acute burn injuries: a randomized controlledtrial [ISRCTN87413556]. BMC Pediatr, 5(1): 1. doi: 10.1186/1471-2431-5-1.

de Jong A E, et al., 2007. Non-pharmacological nursing interventions for procedural pain relief in adults with burns: a systematic literature review. Burns, 33(7): 811-827. doi: 10.1016/j.burns.2007.01.005.

Do burn injuries during infancy affect pain and sensory sensitivity in later childhood? Pain, 141(1-2): 165-172. doi: 10.1016/j.pain.2008.11.008.

Dworkin R H, et al., 2008. Interpreting the Clinical importance of Treatment Outcomes in Chronic Pain Clinical trials: IMMPACT Recommendations. J pain, 9: 105-121.

Eccleston C, et al., 2010. Improving the quality and reportingof systematic reviews. European Journal of Pain, 14: 667-669.

Edwards R R, et al., 2007. Acute pain at discharge from hospitalization is a prospective predictor of long-term suicidal ideation after burn injury. Arch Phys Med Rehabil, 88(12 Suppl 2), S36-42. doi: 10.1016/j.apmr.2007.05.031.

Edwards R R, et al., 2007. Symptoms of depression and anxiety as unique predictors of pain-related outcomes following burn injury. Ann

Behav Med, 34(3): 313-322. doi: 10.1080/08836610701677725.

Elliott C H, Olson R A, 1983. The management of children's distress in response to painful medical treatment for burn injuries. Behav Res Ther, 21(6): 675-683.

Elton D, 1983. Psychological control of pain. New York: Grune & Stratton.

Ferguson S L, Voll K V, 2004. Burn pain and anxiety: the use of music relaxation during rehabilitation.J Burn Care Rehabil, 25(1): 8-14. doi: 10.1097/01.BCR.0000105056.74606.9E.

Field T, et al., 1998. Burn injuries benefit from massage therapy. J Burn Care Rehabil, 19(3): 241-244.

Foertsch C E, et al., 1998. Treatment-resistant pain and distress during pediatric burn-dressing changes. Journal of Burn Care and Rehabilitation, 19(3): 219-224.

Gandhi M, et al., 2010. Management of pain in children with burns. Int J Pediatr, doi: 10.1155/2010/825657.

Gelinas C, et al., 2006. Validation of the critical-care pain observation tool in adult patients. Am J Crit Care, 15(4): 420-427.

Gibson M C, et al., 2004. Educational intervention in the management of acute procedure-related wound pain: a pilot study. J Wound Care, 13(5): 187-190.

Glaser R, et al., 1999. Stress-related changes in proinflammatory cytokine production in wounds. Archives of GeneralPsychiatry, 56: 456-456.

Gray P, et al., 2011. Pregabalin insevere burn injury pain: a double-blind, randomised placebo-controlled trial. Pain, 152(6): 1279-1288. doi: 10.1016/j.pain.2011.01.055.

Gray P, Williams B, Cramond T, 2008. Successful use of gabapentin in acute pain management.

Hanson M D, et al., 2008. Nonpharmacological interventions for acute wound care distress in pediatric patients with burn injury: a systematic review. J Burn CareRes, 29(5): 730-741. doi: 10.1097/BCR.0b013e318184812e.

Hernandez-Reif M, et al., 2001. Childrens' distress during burn treatment is reduced by massage therapy. J Burn Care Rehabil, 22(2): 191-195；discussion 190.

Hester N, Foster R, Kristensen K, 1990. Measurement of pain in children: Generalizability and validity of the pain ladder and poker chip tool. Advances in Pain Research and Therapy, 15(79-84).

Hicks C L, et al., 2006. Online psychological treatment for pediatric recurrent pain: a randomized evaluation. J Pediatr Psychol, 31(7): 724-736. doi: 10.1093/jpepsy/jsj065.

Hjermstad M J, et al., 2011. Studies comparing Numerical Rating Scales, Verbal Rating Scales, and Visual Analogue Scales for assessment of pain intensity in adults: a systematic literature review. J Pain Symptom Manage, 41(6): 1073-1093. doi: 10.1016/j.jpainsymman.2010.08.016.

Hoffman H G, et al., 2000. Virtualreality as an adjunctive pain control during burn wound care in adolescent patients. Pain, 85(1-2): 305-309.

Hoffman H G, et al., 2004.Modulation of thermal pain-related brain activity with virtual reality: evidence from fMRI. Neuroreport, 15(8): 1245-1248.

Hoffman H G, Patterson D R, Carrougher G J, 2000. Use of virtual reality for adjunctive treatment of adult burn pain during physical therapy: a controlled study. Clin J Pain, 16(3): 244-250.

Jones O, 2002. Management of Pain for an individual following burn trauma. In c. Bosworth Bousfield(Ed.), Burn Trauma: Managment & Nursing Care(2nd ed.). London: Whurr.

Kain Z N, et al., 1998. Preoperative preparation programs in children: a comparative examination. Anesth Analg, 87(6): 1249-1255.

Kavanagh C, 1983. Psychological intervention with the severely burned child: report of an experimentalcomparison of two approaches and their effects on psychological sequelae. J Am Acad ChildPsychiatry, 22(2): 145-156.

Kipping B, et al., 2012. Virtual reality for acute pain reduction in adolescents undergoing burn wound care: a prospective randomized controlled trial. Burns, 38(5): 650-657. doi: 10.1016/j.burns.2011.11.010.

Konstantatos A H, et al., 2009. Predicting the effectiveness of virtual reality relaxation on pain and anxiety when added to PCA morphine in patientshaving burns dressings changes. Burns, 35, 491-499.

Labus J S, Keefe F J, Jensen M P, 2003. Self-reports of pain intensity and direct observations ofpain behavior: when are they correlated? Pain: 102(1-2), 109-124.

Landolt M A, et al., 2002. Does cartoon movie distraction decrease burned children's pain behavior? J Burn Care Rehabil, 23(1): 61-65.

Loncar Z, Bras M, Mickovic V, 2006. The relationship between burn pain, anxiety and depression.Collegium Antropologicum, 30: 319-325.

MacPherson R D, Woods D, Penfold J, 2008. Ketamine and midazolam delivered by patientcontrolled analgesia in relieving pain associated with burns dressings. Clin J Pain, 24(7): 568-571. doi: 10.1097/AJP.0b013e31816cdb20.

McCaul K D, Malott J M, 1984. Distraction and coping with pain. Psychol Bull, 95(3): 516-533.

McConahay T, Bryson M, Bulloch B, 2006. Defining mild, moderate, and severe pain by using the color analogue sacle with children presenting to a pediatric emergency department. Academic Emergency Medicine, 13: 341-344.

McGrath P J, et al., 2008. Core outcome domains and measures for pediatric acute and chronic/recurrent pain clinical trials: PedIMMPACT recommendations. J Pain, 9(9): 771-783. doi: 10.1016/j.jpain.2008.04.007.

McGuinness S K, et al., 2011. A systematic review of ketamine as an analgesic agent in adult burn injuries. Pain Med, 12(10): 1551-1558.

McMurtry C M, et al. ,2010. When "don't worry" communicatesfear: Children's perceptions of parental reassurance and distraction during a painful medical procedure.Pain, 150(1): 52-58. doi: 10.1016/j.pain.2010.02.021.

Melzack R, Wall P D, 1965. Pain mechanisms: a new theory. Science, 150(3699): 971-979.

Merkel S I, et al., 1997. The FLACC: a behavioral scale forscoring postoperative pain in young children. Pediatr Nurs, 23(3): 293-297.

Miller A C, Hickman L C, Lemasters G K, 1992. A distraction technique for control of burn pain.J Burn Care Rehabil, 13(5): 576-580.

Miller K, et al., 2011. A novel technology approach to pain management in children with burns: A prospective randomized controlled trial. Burns, 37(3): 395-405. doi: 10.1016/j.burns.2010.12.008.

Miller K, et al., 2010. Multi-modal distraction. Using technology to combat pain in young children with burn injuries. Burns, 36(5): 647-658. doi: 10.1016/j. burns.2009.06.199.

Morris L D, Louw Q A, Grimmer-Somers K, 2009. The effectiveness of virtual reality on reducingpain and anxiety in burn injury patients: a systematic review. Clin J Pain, 25(9): 815-826. doi: 10.1097/AJP.0b013e3181aaa909.

Neugebauer C T, et al., 2008. Effects of a 12-week rehabilitation program with music & exercise groups on range of motion in young children with severe burns. J Burn Care Res, 29(6): 939-948. doi: 10.1097/BCR.0b013e31818b9e0e.

O'Rourke D, 2004. The measurement of pain in infants, children, and adolescents: from policy to Practice Phys Ther, 84(6): 560-570.

Parkhouse J, Pleurvy B J, Rees J M, 1979. Analgesic Drugs. Oxford, England: Blackwell Scientific Publications.

Parry I S, et al., 2012. Commercially available interactive video games in burn rehabilitation: therapeutic potential. Burns, 38: 493-500.

Patterson D R, et al., 1997. Lorazepam as an adjunct to opioid analgesics in the treatment of burn pain. Pain, 72(3): 367-374.

Patterson D R, et al., 1992. Hypnosis for the treatment of burnpain. J Consult Clin Psychol, 60(5): 713-717.

Patterson D R, Sharar S R, 2001. Burn pain. In J. Loeser(Ed.), Bonica's Management of Pain(3rded.). Philadelphia: Lippincott, Williams & Wilkins.

Patterson D R, 1995. Non-opioid-based approaches to burn pain. J Burn Care Rehabil, 16(3 Pt 2): 372-376.

Prensner J D, et al., 2001. Music therapy for assistance with pain and anxiety management in burn treatment. J Burn Care Rehabil, 22(1): 83-88; discussion 82-83.

Ratcliff S L, et al., 3rd. 2006. The effectiveness of a pain and anxiety protocol to treat the acute pediatric burn patient. Burns, 32(5): 554-562. doi: 10.1016/j.burns.2005.12.006.

Robert R, et al., 2000. Anxiety: current practices in assessmentand treatment of anxiety of burn patients. Burns, 26(6): 549-552.

Sanders R D, Weimann J, Maze M, 2008. Biologic effects of nitrous oxide: a mechanistic and toxicologic review. Anesthesiology, 109(4): 707-722. doi: 10.1097/ALN.0b013e3181870a17.

Schechter N L, Berde C B, Yaster M, 1993. Pain in infants, children and adolescents. Baltimore: Williams & Wilkins.

Solowiej K, Mason V, Upton D, 2010. Psychological stress and pain in wound care, part 3: management. J Wound Care, 19(4): 153-155.

Solowiej K, Upton D, 2010. Managing stress and pain to prevent patient discomfort, distress anddelayed wound healing. Nurs Times, 106(16): 21-23.

Stinson J N, et al., 2006. Systematic review of the psychometric properties, interpretability and feasibility of self-report pain intensity measures for usein clinical trials in children and adolescents. Pain, 125(1-2): 143-157. doi: 10.1016/j.pain.2006.05.006.

Tan X, et al., 2010. The efficacy of music therapy protocols for decreasing pain, anxiety, and muscle tension levels during burn dressing changes: a prospective randomized crossover trial. J Burn Care Res, 31(4): 590-597. doi: 10.1097/BCR.0b013e3181e4d71b.

Tcheung W J, et al., 3rd. 2005. Early treatment of acute stress disorder in children with major burn injury. Pediatr Crit Care Med.6(6): 676-681.

The Royal Australasian College of Physicians, 2005. Guideline Statement: Management of Procedurerelated Pain in Children and Adolescents. The Royal Australasian College of Physicians, Retrieved from www.racp.edu.au.

Upton L, et al., 2012. Stress and pain associated with dressing change in patients with chronic wounds. Journal of Wound Care, 21(2): 53-61.

Vernon D T A, Foley J M, Spiowicz R R, 1965. The psychological responses of children to hospitalisation and illness. American Journal of Diseases of Children, 109L 228-231.

von Baeyer C L, et al., 2009. Three new datasets supporting use of the Numerical Rating Scale(NRS-11)for children's self-reports of painintensity. Pain, 143(3): 223-227. doi: 10.1016/j.pain.2009.03.002.

von Baeyer C L, Spagrud L J, 2007. Systematic review of observational(behavioral)measures of pain for children and adolescents aged 3 to 18 years. Pain, 127(1-2): 140-150. doi: 10.1016/j. pain.2006.08.014.

Wasiak J, et al., 2014. Inhaled methoxyflurane for pain and anxiety relief during burn wound care procedures: an Australian case series. Int Wound J.11(1): 74-78. doi: 10.1111/j.1742-481X.2012.01067.x.

Wasiak J, et al., 2012. Intravenous lidocaine for the treatment of background or procedural burn pain. Cochrane Database of SystematicReviews, 6, CD005622. doi: 10.1002/14651858.CD005622.pub3

Weisman S J, Bernstein B, Schechter N L, 1998. Consequences of inadequate analgesia duringpainful procedures in children. Arch Pediatr Adolesc Med: 152(2): 147-149.

Whitehead-Pleaux A M, Baryza M J, Sheridan R L, 2006. The effects of music therapy on pediatric patients' pain and anxiety during donor site dressing change. J Music Ther, 43(2): 136-153.

Wright B R, Drummond P D, 2000. Rapid induction analgesia for the alleviation of procedural painduring burn care. Burns, 26(3): 275-282.

Wright K D, et al., 2007. Prevention and interventions trategies to alleviate preoperative anxiety in children: a critical review. Behav Modif, 31(1): 52-79. doi: 10.1177/0145445506295055.

第二部分 综合医疗保健领域

第7章
烧伤后康复的评定

本章摘要

烧伤的性质、心理后遗症及旷日持久的康复时间使烧伤后康复评价成为一项复杂的工作。本章将呈现选择合适工具评估烧伤结果所需的循证原则及注意事项。此外，本章节还包括了一系列适用于烧伤患者的表格式结果评估工具。最后，本章推荐了烧伤后结果评估的一系列组合工具及量表。

简　　介

医疗服务的结果评估是对疾病恢复情况的评定，并体现了一个治疗时间点与另一个治疗时间点的差异，它是个性化治疗中不可或缺的一个部分。

> 诊断本身并不能预测医疗服务需求、住院时间的长短、护理的水平或功能恢复的程度。
>
> （Towards a Common Language for Functioning, Disability and Health：ICF；2001）

此外，（疾病）结果的评定对于量化医疗干预效果、决定医疗机构服务标准、衡量不同医疗服务的水平、考察社区和社会起作用因素及促进医学研究、医疗质量的不断改进非常必要（WHO，2001；Falder，et al.，2009）。（疾病）结果评定的应用如同烧伤的范围及影响一样广泛。由于患者所处的专业化临床治疗环境不同，以及开放性伤口或瘢痕的存在，这为选择适当的评价方法带来了实际困难。同时，对烧伤后的急性医疗期间及烧伤后康复、瘢痕成熟的漫长过程中发生病情的变化也为选用何种适宜的评价方法带来巨大的挑战。目前，烧伤科的临床医师对关于烧伤康复中常规的评定内容及评价的时间点仍缺乏共识。话虽如此，但最近的出版物推荐了一系列评估框架及大批烧伤特定的有效性研究。因此，本章旨在为临床医师根据自己的实际情况在设计患者烧伤后结果评估方案时提供指导。

烧伤后结果评估的组合选择

为烧伤患者选择有效而相匹配的评价方法的关键在于建立：①框架；②关注的领域；③核心结果的评估工具；④烧伤后康复常规结果评估的时间表。

结果评估框架

在过去的10年中，烧伤患者的病死率及住院天数是评估的首要指标。时至今日，虽然我们更加关注的是患者的生活质量、生理及心理的健康状态、疾病对于功能的影响及患者的参与能力，但前者仍具有一定的价值（Ware，1987；WHO，2001）。处理像风湿病这类需长期治疗的疾病的临床医师正进行关于结果评估应用的深入探讨，这为烧伤学会制定的康复评定指南（Tugwell，et al.，2007）提供参考。Falder 和 Wasiak 已经为烧伤结果评估制定了概念性框架，该框架可通过参阅 OMERACT group 的研究工作得到补充。

实施标准

烧伤专业医师所采用的评估框架必须基于国际功能分类（ICF）。（A 级）

鉴于烧伤及康复的复杂性，建议采用多学科的方法来评估烧伤所带来的后果。（A 级）

关注的领域

国际功能分类（ICF）定义了反映健康及社会后果影响的八个方面：身体功能、身体结构、损伤、活动、参与、活动受限、参与能力受限及环境因素。烧伤可能影响以上任何一个或者多个方面。美国烧伤协会将烧伤的特定结果主要分为五个方面：复苏、创面修复、功能结局、营养及心理状态（Gibran，et al.，2013）。后面三项是本章要重点阐述的。如有可能，将前述两种观察指标综合起来将更有助于专业医师对烧伤后结果的判断。因此，以下讨论的评估方法将依据围绕烧伤部位易于获得的广泛信息数据。显然，临床医师应当注意，在明确区分国际功能分类中各个领域的难度，尽管有框架参考，但经常不够确切（Jette，et al.，2007）。

核心结局的评估工具

可根据具体情况选用烧伤专用或者通用量表作为具体结果的评估工具。可以优先选用被证实特别适合评估烧伤患者的方法。使用通用的方法评价烧伤患者优势在于其评定的结果之间更具有可比性及一致性。此外，烧伤后结局评估可依据非烧伤特定工具测定的因素（Orwelius，et al.，2013）。另外，适合的评估工具中的选项能细分并评定患者的相关功能，如关节活动度之类的临床医师所关注的评价指标。

目前日益强调对患者和参与者评估方法，读者可以直接从有关项目反馈理论（Hambleton，et al.，1991；Reeve et al.，2004）、计算机自我适应测试方法学（Bjorner，et al.，2004）及患者报告结果测量信息系统（Fries，et al.，2011）获得此方面研究的最新发展动向。

除了针对不同的康复领域采用不同的评定工具以外，每个结果评估工具必须依据其心理计量学、倾向性属性评估与选择。这些属性包括可靠性、有效性、敏感性、特异性、反应性、地板或天花板效应、可解释性、可行性以及对结果及评分的可重复性（Jette，et al.，2007）。另外，常规结局评估的障碍应在评估工具与组合方法选择中有所考虑。因此，临床医师必须把握好信息数量质量与受访者和管理员的负担、经济费用和医生的时间限制之间的平衡（Duncan & Murray 2012）。结果评估选择应围绕对所有人的通用性或应用性以及区分的平等性与能力，无论病因、环境以及情绪因素。

最后，用户和临床研究者输入评价结果应基于以下原则（Brooks，et al.，2007）：

1. 真实性 这个测量方法是否真实？这种方法是否用于正确的测量对象？结果是否无偏倚？真实性原则用于评判内容，结构和标准的有效性。

2. 时效性 这个测量方法能否区分不同的侧重方面？这种方法可以在一个时间状态（用

于分类或预后）或在不同时间（测量变化）进行评价。时效性原则用于评判变化的可靠性和灵敏度。

3. 可行性 在一定的时间、经济及可重复性的限制下，该方法能否较容易的实施？这个原则用于评判该方法可操作性，可行性原则对衡量该方法是否成功具有决定性的作用。

> **实施标准**
>
> 为了优化患者个体的照护及分组分析，核心结局评估工具必须选择那些在评价烧伤患者中被证实有效的通用性结果测量工具。（B级）
>
> 从事烧伤的专业医师的日常评估应从患者至少一项体格检查开始，包括患者的文化及语言环境。（B级）

常规结果评估的时间安排

不管对于烧伤患者，还是从事烧伤的临床医师来说，达到国际功能分类所界定的各个方面的全面康复是很困难的。因此，在这个时候，烧伤预后的判断，或者达到烧伤"痊愈"的方法较少基于科学的判断，而是依靠临床经验。我们意在通过工具对烧伤结果进行评价，由此得到的数据来预测恢复的情况，这样得出的数据结果在个体及群体中是定量且可比的（表7）。因此，测量结果的时间表应以患者为中心，这个时间不是基于一个先入为主的时间点，而是与瘢痕的成熟过程有关。也就是说，在烧伤后长达两年的时间中，需要收集与患者的生活质量、瘢痕和功能结局有关的纵向数据（Jarret，et al.，2008；Edgar，et al.，2013）（4级）。

根据定义，烧伤是一种慢性疾病（Stewart，et al.，1977；Von Korff，et al.，1997）。烧伤后躯体后遗症和瘢痕可持续几个月到数年（van Baar，et al.，2006；Oster，et al.，2013）（4级或5级）。烧伤后的心理恢复的过程较躯体症状来说无疑需要更长的时间（Esselman，et al.，2006）。对儿童烧伤患者来说更是如此（van Baar，et al.，2011）。因此，很难明确提出测量烧伤后恢复的最佳时间点。基于瘢痕完全成熟且稳定的时间是烧伤后两年的理论基础，一般默认测量康复结果的时间点是烧伤后两年（Dziewulski，1992；Staley & Richard，1997）（5级）。也就是说，康复结果的定量测量可以有多种方式，包括标准人口数据的评估，以及与烧伤前的功能比较。

规范的数据是采用标准化的评估方法通过收集大规模样本的抽样数据而得来的。这些数据的使用依赖于一组患者的人口学特征相似，并且测量工具的信度得到验证（Riddle，et al.，2001）。例如，年龄及性别因素对握力有明显的影响，但是对于评价肢体失用的患者来说，则影响不大（Hanten，et al.，1999；Kraus，et al.，2000；Peters，et al.，2011）。为了解决这个问题，鼓励临床医生收集当地人群的标准值与常规评估结果进行比较（Kvannli，et al.，2011）（4级）。除了适当的规范的可用性，对于不符合基于规范的个人和分组的数据比较，必须由规范的公差范围加以限定。一个多学科参与所决定临界值，必须在设计住院治疗的方案或治疗的分配之前就设定该规范的下限置信区间。但是，使用标准的截点作为临床反应的触发点，是基于规范的比较主要的限制。这就是说，每一个患者是独立的。规范所提供的人为的恢复时间点，患者或医生可能达到最佳的恢复，也可能达不到最佳的恢复程度。因此，应根据患者个体的不同设计最佳的恢复时间。

表 7　烧伤后可能使用的康复评价量表
（如无特殊说明，黑体字体项目是经验证可适用于烧伤患者评价的量表）

成人	儿童
行为与健康	

成人	儿童
烧伤专用	**烧伤专用**
烧伤调查量表	调查量表
烧伤特定健康量表（BSHS）	**烧伤特定健康量表**
烧伤特定健康量表修订版（BSHS-R）	适用于 5～18 岁青少年烧伤　适用于婴儿及 5 岁以下儿童
简明烧伤特定健康量表（BSHS-B）☆	
简要烧伤特定健康量表（BSHS-A）	
烧伤问卷☆	
外观满意量表☆	
青年烧伤结果问卷	
非烧伤专用	**非烧伤专用**
急性应激障碍访谈问卷	躯体姿势量表
Beck 抑郁问卷快速筛选患者	行为变化问卷
Beck 焦虑量表	儿童行为评定量表
Beck 抑郁问卷	儿童健康和疾病简表 - 青少年版
简易症状量表	儿童健康问卷
临床用创伤后应激障碍诊断量表	绘人测验
戴维森自我评定创伤后应激障碍量表	家庭环境量表
抑郁焦虑应激量表	儿童的不完整语句
抑郁 - 焦虑 - 压力量表	儿童残疾评定□
24 项德里福德容貌自评量表	儿童生活质量量表
**　欧洲五维健康量表**☆☆☆	小儿疗效数据收集量表
恐惧体温表	Piers-Harris 儿童自我意识量表
一般健康问卷	罗森伯格儿童自我状态测度
医院焦虑抑郁情绪测量表☆	罗森伯格自尊量表
事件影响量表修订版☆	同胞伤害影响问卷
简明国际神经精神访谈量表	教师问卷调查
感知问卷调查☆	教师报告量表
情绪状态量表	青年儿童感知能力与社会接受量表
创伤后应激障碍量表平民版	TNO-AZI 学前儿童生活质量问卷
幸福感量表	文兰适应行为量表
**　健康调查简表（SF-36）**☆	青年生活质量量表研究版
疾病影响量表	青年自我报告量表
社会舒适感问卷	
状态 - 特质焦虑问卷	
应对方式问卷	
融入社区问卷调查	
Craig 残障评估和报告技巧	

成人	儿童
药物与酒精	
CAGE 问卷（酒瘾筛选工具）	
酒精使用障碍鉴别试验	
酒精，吸烟和药物滥用筛查工具	
罗德岛大学改变评估量表酒精版	
健康控制	
行为控制源	
准备改变问卷	
准备变化的标尺和量表	
变化准备和治疗的急切程度量表	
家庭功能	
照料者苦恼程度评分	
照料者负担量表	

成人	儿童
疼痛 / 不适 / 瘙痒	

成人	儿童
烧伤专用	
烧伤特定疼痛焦虑量表☆	
简化烧伤特定疼痛焦虑量表	

续表

成人	儿童

非烧伤专用
简化疼痛评估量表
行为疼痛评定量表
  应对策略问卷
  指定疼痛为第五生命体征
  面部模拟量表
  麦吉尔疼痛问卷
  生理和非语言疼痛观察指标
  疼痛灾难化量表
  患者自我报告，使用视觉模拟数字等级
评定量表
  TAMPA scale for kinesiophobia
  视觉模拟评分量表
  瘙痒评定问卷
	非烧伤专用
	CHEOPS
	特殊患者疼痛评估量表
	"痒人"
	观察性疼痛量表
	Wong-Baker 面部表情量表

营养

急性期蛋白
白蛋白 + 前白蛋白 = 营养状态的临床指标
人体分析学
体重
  低体重测量
  双能 X- 线吸收仪
  肌肉量测定
骨矿物质含量
	急性期蛋白
	白蛋白 + 前白蛋白 = 营养状态的临床指标
	人体分析学
	体重
	  低体重测量
	  双能 X- 线吸收仪
	  肌肉量测定
	骨矿物质含量

核心体温
一般结果
  口服能满足营养需要
  保持健康地体重
  正常的生化指标（白蛋白，血糖，肾功能指标，肝功能）
间接测热法
正氮平衡
静息能量消耗
Harris-benedict 公式
稳定同位素示踪
生存
全身钾闪烁计数
	核心体温
	一般结果
	  口服能满足营养需要
	  保持健康的体重
	  正常的生化指标（白蛋白，血糖，肾功能指标，肝功能）
	间接测热法
	正氮平衡
	静息能量消耗
	Harris-benedict 公式
	稳定同位素示踪
	生存
	全身钾闪烁计数

吞咽

吞钡 纤维鼻咽喉镜吞咽功能评价 床旁临床检查	吞钡 纤维鼻咽喉镜吞咽功能评价 床旁临床检查

口面部

口部肌肉评估	口部肌肉评估

发音

喉镜检查 动态镜检查 声学分析	喉镜检查 动态镜检查 声学分析

损伤

非烧伤专用
耐力训练
  肌力（3 次最大重复量）
  有氧代谢能力（修订 Bruce 公式计算跑步机或自行车上最
  大运动当量）
握力
测力计
肌肉长度
  肌腱——被动直腿抬高，腘窝角度
  腓肠肌——膝关节伸展是踝关节背屈角度的减少
  髋关节屈肌——托马斯试验
  髂胫束——奥伯氏试验
	非烧伤专用
	耐力训练
	  肌力（3 次最大重复量）
	  有氧代谢能力（修订 Bruce 公式计算跑步机或自行车上最
	  大运动当量）
	握力
	测力计
	肌肉长度
	  肌腱——被动直腿抬高，测量腘窝角度
	  腓肠肌——测量膝关节伸展是踝关节背屈的减少角度
	  髋关节屈肌——托马斯试验
	  髂胫束——奥伯氏试验

续表

成人	儿童
肌力测定	**肌力测定**
等速测定（Cybex）	力量达到功能性下蹲持续 4 秒
等张测定（Cybex）	等速测定（Cybex）
3 次最大重复量	等张测定（Cybex）
徒手肌力测定（牛津分级）	3 次最大重复量
等速肌力测定仪 **	徒手肌力测定（牛津分级）□
Chair stands	等速肌力测定仪□
	Chair stands
水肿	**水肿**
生物电阻法	生物电阻法
肢体周径测量	肢体周径测量
Figure of 8	Figure of 8
周径	周径
通过溢水法测量肢体的体积 *	通过溢水法测量肢体的体积
握力	**握力**
握力器	握力器□
关节活动度	**关节活动度**□
达到功能位	达到功能位□
量角器	**量角器**□
光学电子测斜仪	光学电子测斜仪
Kapandji 指数	Kapandji 指数
复合手指屈曲功能检查	复合手指屈曲功能检查
肉眼估测	肉眼估测
感觉	**感觉**
2 点辨别觉	2 点辨别觉
冷热辨别觉	冷热辨别觉
茚三酮发汗试验	茚三酮发汗试验
针刺感 / 锐痛 / 钝痛	针刺感 / 锐痛 / 钝痛
震动觉（音叉、振动计、解剖触觉测试仪）	震动觉（音叉、振动计、解剖触觉测试仪）
呼吸 / 耐力训练 / 心血管	**呼吸 / 耐力训练 / 心血管**
急性期 / 康复	急性期 / 康复
动脉血气分析	动脉血气分析
用力呼气流量	用力呼气流量
采用吸入呼出气体、流量和体积进行呼吸分析	采用吸入呼出气体、流量和体积进行呼吸分析
一秒钟用力呼气量	一秒钟用力呼气量
用力肺活量	用力肺活量
心率（脉搏氧饱和度仪）	心率（脉搏氧饱和度仪）
ICU 住院时间	ICU 住院时间
每分呼吸量	每分呼吸量
耗氧量	**耗氧量**
静息耗氧量，最大耗氧量	静息耗氧量，最大耗氧量
耗氧量 / 心电图运动系统	耗氧量 / 心电图运动系统
峰值耗氧量	峰值耗氧量
峰值耗氧量及峰值心率评估运动强度	峰值耗氧量及峰值心率评估运动强度
氧饱和度（脉搏氧饱和度仪）	氧饱和度（脉搏氧饱和度仪）
呼气流速峰值	呼气流速峰值
自觉用力系数	自觉用力系数
呼吸频率	呼吸频率
呼吸窘迫症状	呼吸窘迫症状
标准化平板运动试验	标准化平板运动试验
修订 Bruce 方案	修订 Bruce 方案
步行测试	步行测试
往返行走试验	往返行走试验
改良增量穿梭行走测试	改良增量穿梭行走测试
2 分钟行走试验	2 分钟行走试验
3 分钟行走试验	3 分钟行走试验
6 分钟行走试验	6 分钟行走试验
起立及行走试验	起立及行走试验
全身损害	

续表

成人	儿童
功能状态	

烧伤专用

烧伤功能评定

非烧伤专用	**非烧伤专用**
运动及处理能力评定	ABILITIES 指数
AusTOMs- 作业治疗	儿童活动评分
加拿大职业能力评估（http：//www.caot.ca）	斯坦福大学儿童医院作业治疗日常活动评定
功能能力评定	功能状态 II-R
功能独立性评定（FIM）	功能状态测定 2（FS II R）
功能结果报告	格塞尔评分□
目标实现程度测量	Gilette 功能评估问卷：步行功能评分
高级运动评价工具	目标实现程度测量
改良 Barthel 指数	儿童残疾评定量表
独立行为能力评分——修改版	儿童运动能力评定□
意志量表	肌肉骨骼功能健康问卷
	北美儿童骨科研讨会
	学校功能评估
	儿童慢性疾病调查问卷
	独立行为量表 - 修订版
	功能独立性评定量表
手/上肢	**手/上肢**
冷敏感性严重程度量表	Beery buktenika 运动发育测验
上肢、肩、手残疾评定	Bruininks oseretsky 运动发育测验□
上肢、肩、手残疾快速评定	书写速度测试□
Jebson 手功能测定	功能灵巧性测试
TEMPA	
密歇根手功能评价量表	
明尼苏达操作速度测验	
Moberg 拾物试验	
普渡木钉板（灵敏性测定）	
连续作业灵巧度评定	
Sollerman 手抓握功能测试	
上肢功能测定	
Valpar 工作工具	
下肢	**下肢**
"起立 - 行走"计时测试	Gilette 功能评定问卷：行走功能量表
前进/后退试验	
单脚支持站立（睁眼或闭眼）	
下肢功能量表	
下肢功能指数	
重返工作	**重返学校**
重返工作的频率	学校表现
非工作时间（重返工作的日期）	平均水平之上
	平均水平之下
	与年级相符
	需要特殊班级
	可接受的课堂行为
	学习问题
	重返学校
	重返学校时间
发育	

非烧伤专用
Batelle 发育量表
Denver 发育筛查测验（修订版）
Denver 发育筛查测验（第二版）

续表

成人	儿童
行为	
感觉及运动评估	感觉及运动评估
视觉，视觉 - 运动评估	视觉，视觉 - 运动评估
视觉感知评估	视觉感知评估
心理社会评估	心理社会评估
工作评估工具	游戏评估
瘢痕	
烧伤专用	烧伤专用
主观评价	主观评价
照片与疤痕的匹配评价☆	照片与疤痕的匹配评价☆□
患者与观察者疤痕评估量表☆	患者与观察者疤痕评估量表☆
患者主观评价	患者主观评价
Vancouver 烧伤评价量表☆	Vancouver 烧伤评价量表☆□
改良 Vancouver 烧伤评价量表☆	改良 Vancouver 烧伤评价量表☆
客观评价	客观评价
颜色匹配（比色计）	颜色匹配（比色计）
皮肤弹性测量仪	皮肤弹性测量仪
硬度计	硬度计
组织张力计	张力计
诊断超声	Dermalab Combo 多功能皮肤测试系统
Dermalab Combo 多功能皮肤测试系统	3D 照片
Dermascan C 皮肤扫描仪	数码照片□
3D 照片	
重建	
烧伤专用	烧伤专用
潜在重建需求量表	潜在重建需求量表
改良潜在重建需求量表	改良潜在重建需求量表
需要缓解痉挛组织的数量	需要缓解痉挛组织的数量
瘢痕及外科重建工具	瘢痕及外科重建工具

☆表示引自最新的烧伤文献。（Wasiak, et al., 2011）（5 级）

\# 其他疼痛评价方法详见第 6 章疼痛管理。

* 经验证，在成人烧伤患者中的最小可检测差异为 100mls。（PhD Thesis, D. Edgar, 2010）（4 级）

** 在成人烧伤患者中已得到验证。（Master of Surgery Thesis, M. Salet, 2012）（4 级）

*** 在成人烧伤患者中已得到验证。（Oster, et al., 2009）（4 级）

□ 评定儿童烧伤的方法来源于澳大利亚儿童烧伤中心。（Heathet, al., 2011）

    因此，规范的数据应该谨慎用于独立的患者的治疗方案。

    其次，对于患者疾病的评估应该基于以患者为中心来选择评定。虽然烧伤是不可预知的意外事件，然而，诸如 QuickDASH 等涉及简单的任务问题和标准化等进行回顾性对烧伤患者的评价是可行并有效的（Wu, et al., 2007）（4 级）。这类方法的缺陷在于无法对神智不清的患者进行评定。此外，不推荐从旁系亲属中询问病史从而完成评价问卷，虽然这样的方法可行，但因具有可变性造成评价的有效性不确定。

    最后，对分组结果进行分析时，烧伤专科医生必须考虑失访对常规测量的纵向结果的影响。根据当地患者人口数，在烧伤后 6 个月，大于 80% 的患者接受临床随访及结果评定（Finlay, et al., 2009）（4 级）。目前研究均认为男性、年轻患者及烧伤面积较小的患者容易失访。对于失访的患者来说，虽然具备预后良好的因素，但由于失访，医师并不能保证患者最终真正的良好预后。与患者来医院进行随访相比，通过邮件、电子邮件、网络调查对患者进行问卷调查评估其预后能更有效地减少患者的脱失率。医师在选择评估方式及评估时间上，应该充分考虑到这些因素。

> **实施标准**
>
> 　　目前对完成烧伤结果的评定没有标准化的时间框架，但时间点的选择应该遵循以下原则：①适当的年龄及获得规范的人口学数据；②评定结果已经回复到病前状态；③瘢痕成熟；④符合患者所期待的结果。

烧伤后康复的评估组合

　　从临床医师的角度看，患者总体生活质量，生理及心理的功能状态与烧伤及由烧伤所产生的瘢痕的位置有关。然而，问题在于在临床中有限的时间里，医师应该从哪里入手? 为了解决这一难题，基于有效的评价工具及该专业内的专家经验和共识，得出了一个优先的"模块化"的评价量表。模块的测量分类收集的优先顺序为首先考虑对患者的价值，以患者为中心，其次，临床医生对单个患者设计治疗方案或对一组患者疗效的进行有效对比。专业的评估需要仔细考虑，这些专业的评估并不包含在基本的评价量表的内容中。例如，呼吸系统或心血管健康因素，皮肤感觉或神经的恢复；并经过有经验的医师及专业仪器评价口腔和上呼吸道病变的康复结果。

基本的结果评价组合量表

生活质量评价

　　1. BSHS-B　评价直到烧伤后 6 个月，或者直到达到 150 分。（Edgar et al., 2013, Finlay et al., 2013）（4 级）

　　2. SF-36　烧伤后 3～6 个月，直到恢复到基于年龄及性别的正常功能水平。（Edgar et al., 2010）（3 级）

　　3. 对于出院超过 2 年的患者，采用 BSHS-B 及 SF-36 评价与患者生活质量有关的长期健康情况。（Xie, et al., 2012）（4 级）

瘢痕评价

　　1. POSAS　患者的功能评定非常重要。（Tyack, et al., 2012）（5 级）

　　2. VBSS or mVSS　具有有效地及可靠性的评价量表。（Simons & Tyack 2009; Tyack, et al., 2012; Gankande, et al., 2013）（4、5 级）

功能评定

　　1. QuickDASH　评价持续功能至恢复至病前水平。（Wu, et al., 2007; Jarret, et al., 2008）（4 级）

　　2. 握力　功能恢复到基于年龄、性别及相应肢体的正常功能水平。（Clifford, et al., 2013）（4 级）

　　3. 受累关节主动活动度　关节活动度恢复至正常人水平或对侧相应关节水平。（Edgar, et al., 2009）（4 级）

　　4. 起立—步行测定　下肢功能恢复到基于年龄的正常水平。（Finlay, et al., 2010）（4 级）

　　5. LLFI　恢复至病前水平。（Unpublished data, D. Edgar, et al.）（4 级）

6. 受累关节活动度　同上。

心理状态评定

Beck 抑郁量表及临床医师专用 PTSD 量表评定烧伤后抑郁及烧伤后创伤后应激障碍。以上 2 个量表均被认为是评价心理状态的金标准，并能在烧伤后的任何时间进行评价。（Blake，et al.，1995；Beck，et al.，1996）（5 级）

> **实施标准**
> 建立一组评估烧伤后康复指标的基本量表，从评价生活质量开始，并加以对瘢痕的评价，最后是功能及心理状态的全面评估。

烧伤结果评定展望

烧伤结果的评定可以用于多个方面的目的。哪些结果是需要评定的必须通过仔细思考而得出，并选择合适的量表进行评价。像烧伤这类疾病可能影响患者的多个方面。烧伤患者的年龄段广泛，年龄谱可从婴幼儿一直到老年人。因此，制订一个生物心理评价体系和国际共识是至关重要的。该体系的选择最好参照 ICF 中所制订的选项来制订。在风湿病使用的类风湿关节炎临床试验结果评价方法提供了一种达成共识的模式，该方法使风湿病学在 20 年发展历史中受益匪浅。在未来的发展中，诸如项目反应理论和计算机自适应测试等现代手段为烧伤后结果评定提供了可供选择的方法，使结果的评定更加细化、准确。然而，烧伤学界仍应就烧伤后哪些是需要评定的核心结果达成共识。

实施标准总结

1. 烧伤后结果评估框架必须基于国际功能分类。（A 级）

2. 鉴于烧伤及后期康复的复杂性，建议采用多学科的方法来评估烧伤的结果。（A 级）

3. 为了优化患者个体照护以及分组分析，核心结果评估必须选择那些在评价烧伤患者中被证实有效的通用测量工具。（B 级）

4. 从事烧伤的专业医师的日常评估应从患者至少一项体格检查开始，包括患者的文化及语言环境。（B 级）

5. 目前对完成烧伤结局的评定没有标准化的时间框架，但时间点的选择应该遵循以下原则：①适当的年龄及获得规范的人口学数据；②评定结果已经回复到病前状态；③瘢痕成熟；④符合患者所期待的结果。（B 级）

6. 建立一组评估烧伤后康复指标的基本量表，从评价生活质量开始，并加以对瘢痕的评价，最后是功能及心理状态的全面评估。（B 级）

参考文献

Beck A T, et al., 1996. "Comparison of Beck Depression Inventories –IA and -II in psychiatric outpatients." J Pers Assess 67(3): 588-597.

Blake D D, et al., 1995. "The development of a Clinician-Administered PTSD Scale." J Trauma Stress 8(1): 75-90.

Brooks P, et al., 2007. "Outcome measures in rheumatoidarthritis: the OMERACT process." Expert Rev Clin Immunol 3(3): 271-275.

Clifford M S, et al., 2013. "Grip strength dynamometry: Reliability and validity for adults with upper limb burns." Burns 39(7): 1430-1436.

Duncan E A, J Murray, 2012. "The barriers and facilitators to routine outcome measurement byallied health professionals in practice: a systematic review." BMC Health Serv Res 12: 96.

Dziewulski P, 1992. "Burn Wound Healing: James Ellsworth Laing Memorial Essay for 1991." Burns18(6): 466-478.

Edgar D W, et al., 2013. "The influence of advancing age on quality of life and rate of recovery after treatment for burn." Burns 39(6):

1067-1072.

Edgar D, et al., 2010. "Demonstration of the validity of theSF-36 for measurement of the temporal recovery of quality of life outcomes in burns survivors." Burns36(7): 1013-1020.

Edgar D, V Finlay, A Wu F Wood, 2009. "Goniometry and linear assessments to monitor movement outcomes: are they reliable tools in burn survivors?" Burns 35(1): 58-62.

Esselman P C, et al., 2006. "Burn rehabilitation: State of the science." American Journal of Physical Medicine and Rehabilitation 85(4): 383 - 413.

Falder S, et al., 2009. "Core outcomes for adult burn survivors: a clinical overview." Burns 35(5): 618-641.

Finlay V, et al., 2009. "Assessing the impact of missing data in evaluating the recovery of minor burn patients." Burns 35(8): 1086-1091.

Finlay V, et al., 2013. "Enhancing the clinical utilityof the Burn Specific Health Scale-Brief: Not just for major burns." Burns.

Finlay V, M Phillips, F Wood, D Edgar, 2010. "A reliable and valid outcome battery for measuring recovery of lower limb function and balance after burn injury." Burns 36(6): 780-786.

Gankande T U, et al., 2013. "A modified Vancouver Scar Scale linked with TBSA(mVSS-TBSA): Inter-rater reliability of an innovative burn scar assessment method." Burns 39(6): 1142-1149.

Gibran N S, et al., 2013. "American Burn Association consensus statements." J Burn Care Res, 34(4): 361-385.

Hanten W P, et al., 1999. "Maximum grip strength in normal subjects from 20to 64 years of age." J Hand Ther, 12(3): 193-200.

Heath K, V Timbrell, P Calvert, K Stiller, 2011. "Outcome measurement tools currently used to assess pediatric burn patients: an occupational therapy and physiotherapy perspective." J Burn CareRes, 32(6): 600-607.

Jarret M, M McMahon, K Stiller, 2008. "Physical Outcomes of Patients With Burn Injuries - A 12Month Follow - Up." Journal of Burn Care and Research, 29: 975-984.

Jette A M, W Tao A. Norweg, S Haley, 2007. "Interpreting rehabilitation outcome measurements."J Rehabil Med, 39(8): 585-590.

Jette A M, W Tao, S M Haley. 2007. "Blending activity and participation sub-domains of the ICF."Disabil Rehabil, 29(22): 1742-1750.

Kraus P, H Przuntek, A Kegelmann, P Klotz, 2000. "Motor performance: normative data, age dependence and handedness." Journal of Neural Transmission, 107: 73-85.

Kvannli L, et al., 2011. "Using the Burn Specific Health Scalebrief as a measure of quality of life after a burn-what score should clinicians expect?" Burns, 37(1): 54-60.

Lin S Y, et al., 2013. "Hand function measures for burn patients: aliterature review." Burns, 39(1): 16-23.

Orwelius L, et al., 2013. "Long term health-related quality of life after burns is strongly dependent on pre-existing disease and psychosocial issues and less due to the burn itself." Burns, 39(2): 229-235.

Oster C, M Willebrand, L Ekselius, 2013. "Burn-specific health 2 years to 7 years after burn injury."J Trauma Acute Care Surg, 74(4): 1119-1124; discussion 1124.

Oster C, et al., 2009. "Validation of the EQ-5D questionnaire in burn injured adults."Burns, 35(5): 723-732.

Peters M J, et al., 2011. "Revised normative values for grip strength with the Jamar dynamometer." JPeripher Nerv Syst, 16(1): 47-50.

Riddle D L, K T Lee, P W Stratford, 2001. "Use of SF-36 and SF-12 health status measures: Aquantitative comparison for groups versus individual patients." Medical Care, 39(8): 867-878.

Simons M, Tyack Z, 2009. What you need to know about scar rating scales. Australian and NewZealand Burns Association ASM: The Burn Care Continuum. Wellington, NZ.

Staley M J, Richard R L, 1997. "Use of pressure to treat hypertrophic burn scars." Adv WoundCare, 10(3): 44-46.

Stewart A, Ware J E, Brook Jr R H, 1977. "The meaning of health: understanding functional limitations." Med Care, 15(11): 939-952.

Tugwell P, et al., 2007. "OMERACT: an international initiative to improve outcome measurement in rheumatology." Trials, 8: 38.

Tyack Z, et al., 2012."A systematic review of the quality of burn scar rating scales for clinical and research use." Burns, 38(1): 6-18.

van B, et al., 2011. "Quality of life after burns in childhood(5-15 years): child experience substantial problems."Burns, 37(6): 930-938.

van B, et al., 2006. "Functional outcome after burns: A review." Burns .32(1): 1-10.

Von K, et al., 1997. "Collaborative management of chronic illness "Annals of Internal Medicine, 127(12): 1097-1102.

Ware J E, Jr, 1987. "Standards for validating health measures: definition and content." J Chronic Dis, 40(6): 473-480.

Wasiak J, et al., 2011. "Measuring common outcome measures and their concepts using the International Classification of Functioning, Disability and Health(ICF)in adults with burn injury: a systematic review." Burns, 37(6): 913-924.

WHO, 2001. International Classification of Functioning - online version. W. H. Organisation.

Wu A, Edgar D W, Wood F M, 2007. "The QuickDASH is an appropriate tool for measuring the quality of recovery after upper limb burn injury." Burns, 33(7): 843-849.

Xie B, et al., 2012. "Evaluation of long term health-related quality of life in extensive burns: a 12-year experience in a burn center." Burns, 38(3): 348-355.

第8章
控 制 水 肿

本章摘要

综合医疗保健人员是创伤治疗团队不可或缺的组成部分。他们可以直接对烧伤后的急性水肿及随后的创伤修复采取积极的干预措施。本章主要讨论水肿产生的机制、预防控制及减轻水肿的方法和治疗原则。

简 介

烧伤可引起急性炎症反应和肿胀。烧伤创面的愈合不同于其他创伤的伤口，它损伤皮肤组织内的淋巴系统。烧伤引起的组织水肿或肿胀，与组织中胶原蛋白的损伤有关（Lund, et al., 1989; Sherwood & Traber, 2002）。除引起创面周边组织的损伤外，全身性炎症反应会影响到机体的各个系统。水肿不仅影响到创面的愈合，还影响到创面深度的转归（Zawacki, 1974）。组织间液体的多少会影响到变性或损伤细胞营养物质的转运和代谢产物的排出。因此，必须控制或尽早消除烧伤后组织间过多的液体。为了有效地控制烧伤引起的水肿，治疗过程中应考虑多种因素，如烧伤深度和面积、是否存在吸入性损伤、液体复苏情况、机体营养状况、感染及淋巴系统承受损伤的反应能力等（Rice, 1991; Lund et al., 1992）。

此外，上皮组织完全形成后，瘢痕组织趋于成熟并收缩可导致亚急性和慢性组织肿胀。随着时间的推移，肿胀组织内水分的改变，使得组织的硬度和耐牵拉力增强（Casley-Smith & Casley-Smith, 1994; Mason, 2001）。因此，预防和减少慢性肿胀遗留的并发症，如运动和组织挛缩幅度的丧失，是需要一定时间的（Kraemer, et al., 1988）（5级）。

实施标准

烧伤后急性水肿的控制需要我们了解急性水肿产生的过程和循环系统的解剖及生理作用。（B级）

血管和淋巴系统

每一位综合医疗保健人员应熟知体液循环的结构和生理功能。为了优化治疗方案，必须了解烧伤后组织损伤、炎症反应及创面愈合的过程和机制，其中包括血管渗漏综合征和全身炎症反应综合征（Sherwood & Traber，2002）。此外，关于淋巴和血管系统，增加水肿形成的诱发因素包括：肢体依赖、运动缺乏、不当加压、感染及基础疾病，如糖尿病（Foldi, 2006; Mellor & Mortimer, 2006; Modi, et al., 2007; Rockson, 2008）（5级）。

实施标准

烧伤后急性水肿的评估，在伤后的前 3 ～ 5 天内，每天至少评估一次（B 级）。

评 估 技 术

为了实现个体化治疗，烧伤专科临床医生不仅要评估烧伤的深度和部位，还要全程评估水肿形成的分期与分级（表 8）。如果存在开放性创伤，则在烧伤急性期获得的客观检测指标可能会受到影响。

表 8　水肿的分期

分期	水肿表现
1 期	柔软，可能有压力性凹陷
2 期	硬，如橡胶质地，无压力性凹陷
3 期	坚硬，纤维化组织

测量肢体体积变化的"金标准"是容量测定和肢体圈周径的测量（Casley-Smith，1994）。一项单中心研究表明测定烧伤患者整个上肢排水量的容量分析是有效而可靠的，最小可探测到小于 100 毫升的变化（Edgar，PhD Thesis，2010）（3 级）。在慢性肿胀阶段，整个上肢容积测量增加到 200ml 对临床治疗来说可以接受的（Box，et al.，2000）（3 级）。容量分析从技术看，很难应用到临床实践。肢体圈周径的测量方法还未达成共识，准确性方面略差一些，特别是当肢体还有创面未愈合时（Latchford & Casley-Smith，1997；Sitziaetal，1997）（3 级）。这种技术通常用于覆盖物压力的测定，是创面上皮形成后首要测量容积的方法。肢体圈周径测量被认为可靠的是"8"字测量法（Dewey，et al.，2007）（3 级）。再次，此种方法在精确度方面有局限性，只适用于手和腕部。另外，尽管仪器设备昂贵，不可能广泛应用到临床，但生物阻抗光谱法能精确地测量烧伤肿胀容积（Edgar，et al.，2009）。最后，组织张力测定法虽然在创面上皮形成之前不适用，但用于烧伤肿胀的评定是可靠和有效的（Corica，et al.，2006；Lye，et al.，2006）（3 级）。此外，张力测定法需要特殊设备，在测量过程中可能引起疼痛，并没有成为合适的选择。

总的来讲，常规临床实践中，最容易实施的且问题最少的是肢体圈周径测量方法（"8"字测量法）。尽管每种方法在烧伤患者的应用中都有局限性，但是如果考虑到测量的精确性，排水量容量分析方法是第二位选择。

实施标准

综合医疗保健人员必须制订一个控制水肿的方案，形成与多学科协作的烧伤团队，最大程度减少水肿形成，尽快消除水肿。

水肿控制技术

有必要采取定位、压迫、运动、练习等作为减轻水肿的有效训练计划（Williams，

et al., 2002；Cheville, et al., 2003；McKenzie & Kalda, 2003；Didem, et al., 2005；Moseley. et al., 2005）（2级和3级）。这个计划中每个措施之间彼此不影响，每一个治疗不会增加炎症反应和水肿，确保执行计划过程中观察感染情况。计划方案必须灵活，随着水肿的波动要有应对方案，且治疗计划应适应不同阶段的治疗和康复。

体位

摆好患者的休息体位，尽可能保持肿胀区域比心脏位置高，以利于淋巴回流并限制水肿发展。特别是以下部位的烧伤：

◇ 手部烧伤：仰卧位时抬高2～3个枕头高，肩部弯曲至少30°，肘部保持伸展（Boland & Adams, 1998）（3级）；

◇ 包括腋窝在内的上肢烧伤：仰卧位或坐位时，肩部应外展90°，且抬高20°（Webb, et al., 2011）（5级）；

◇ 颈部和头部烧伤：床头至少抬高20°～30°，移去枕头保持自然伸展（预防挛缩）；

◇ 下肢烧伤：保持倾斜的角床，保持膝关节伸展（如果可能的话，不要用枕头减少膝关节挛缩的风险）；

◇ 头颈部烧伤：鼓励坐起来（Franzeck, et al., 1996）（5级）。

使用体位摆放装置

在明确体位摆放对水肿控制和水肿消退的作用原理后，临床医师应通过利用装置帮助患者在休息时进行体位摆放（图27）。固定体位装置的材料多种多样，如泡沫、热塑料、氯丁橡胶等（图28）。更重要的是，为了患者的利益和医疗保健人员的治疗的精准性，应该对这些装置规定一个定位标准，最好用文字或图形标注需要的位置，包括告知压力性损伤的好发区域。

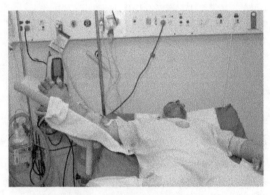

图27 患者腋窝楔定位图片

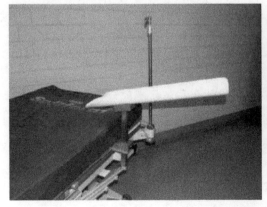
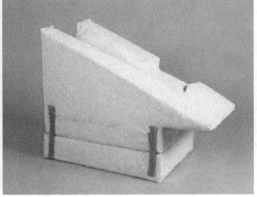

图28 腋窝固定装置头部倾斜床

压迫

进行压迫注意以下原则：

◇ 选择压力（mmHg）的大小要与患者的年龄、体重和水肿类型相符。

◇ 按照患者的姿势和体位调节压力。

◇ 应用绷带包扎、加压和压力衣进行压力控制并逐渐进行压迫（图 27）。

◇ 应用压迫需要注意并发症，例如动脉供血不足。

◇ 密切关注患者对压迫的反应和水肿的消退情况。

接下来，注意监测水肿和血液回流情况，例如，因为不正确的应用压力装置，还有压力装置的摩擦，导致的压迫如同止血带一样带来的不利影响。

> **实施标准**
>
> 采用压迫包扎疗法，从肢体的远心端到近心端压力应逐渐减小。（B 级）

锻炼和运动步骤

在入院时即设计躯体和关节的训练计划，以最快减轻水肿（僵硬和挛缩）。（Kealey, et al., 1991；Blaha, 2001）

> **实施标准**
>
> 为了消除水肿，根据治疗各阶段刺激或疼痛的程度，临床医师应实施被动的、积极辅助的或积极运动的锻炼程序。（B 级）

通过有针对性的运动训练，最大限度地增加非烧伤区域的淋巴回流。向患者宣教，进行呼吸训练，目的是清除淋巴管内的淋巴液（Mason, 2001）（3 级）。另外，运动训练的重点应放在大的肌肉群，大幅度的运动有利于血管床像"挤牛奶"一样运动，从而增加淋巴系统的有效回流（静态夹板可能阻碍有效性，患者不愿意锻炼，除非患者在休息）。为了刺激淋巴系统，具体的训练应从近端关节主动收缩运动逐渐锻炼到肢体远端小关节（Casley-Smith, 1996；Casley-Smith, et al., 1998；Mason, 2001）（3 级和 5 级）。为了控制水肿，临床医师应制订一个系统的训练计划，在家庭成员、护理者及烧伤团队成员的参与下，鼓励患者恢复到日常活动中。

> **实施标准**
>
> 综合医疗保健人员须制订并整合控制水肿的系统措施，以减轻水肿的形成，并促进水肿最快消退。这套系统措施必须包括体位摆放、压迫和运动疗法，且需要包含多学科人员的烧伤团队以及患者参与。

实施标准总结

1.综合医疗保健人员需要了解烧伤急性水肿的过程、循环系统的作用和解剖结构，才能有效控制烧伤急性水肿。（B 级）

2. 在烧伤后 3 ～ 5 天内，至少每天评估一次烧伤急性水肿的程度。（B 级）

3. 综合医疗保健人员须整合一套控制水肿的系统措施，减少水肿形成并促进水肿的消退。（B 级）

4. 采用压迫包扎疗法，从肢体的远心端到近心端压力应逐渐减小。

5. 为了消除水肿，根据刺激或疼痛的程度，临床医师应实施被动的、积极辅助的或积极运动的锻炼程序。（B 级）

6. 综合医疗保健人员控制水肿的计划须包括体位摆放、压迫、运动疗法，以及包含多学科人员的烧伤团队以及患者的参与。（B 级）

参 考 文 献

Blaha J, 2001. "Permanent sequelae after burns and tested procedures to inflence them. " Acta ChirPlast, 43(4): 119-131.

Boland R A, Adams R D, 1998. "The effects of arm elevation and overnight head-up tilt onforearm and hand volume. " Journal of Hand Therapy, 11: 180-190.

Box R C, et al., 2000. Clinical reliability of three measurement methods to monitor changes in arm size and volume. Australian Lymphoedema Association Conference, Adelaide.

Casley-Smith J R, 1994. "Measuring and representing peripheral edema and its alterations. "Lymphology, 27: 56-70.

Casley-Smith J R, 1996. "Treatment of lymphedema by complex physical therapy, with and withoutoral and topical benzopyrones: what should therapists and patients expect. " Lymphology, 29(2): 76-82.

Casley-Smith J R, et al., 1998. "Treatment for lymphedema of the arm - The Casley-Smith method - A noninvasive method produces continued reduction. " Cancer, 83(12): 2843-2860.

Casley-Smith J R, J R Casley-Smith, 1994. Pathology of oedema and lymphoedema: The causes of oedemas. Modern treatment for lymphoedema. J. R. Casley-Smith and J. R. Casley-Smith. AdelaideThe Lymphoedema Association of Australia: 40-66.

Cheville A L, et al., 2003. "Lymphedema management. " Semin Radiat Oncol, 13(3): 290-301.

Corica G F, et al., 2006. "Objective measurement of scarring by multiple assessors: is the tissue tonometer a reliable option?" J Burn Care Res, 27(4): 520-523.

Demling R H, 2005. "The burn edema process: Current concepts. " Journal of Burn Care andRehabilitation, 26(3): 207 - 227.

Demling R, 1982. "Burn edema. Part I: Pathogenesis. " Journal of Burns Care and Rehabilitation, 3(3 MayJune): 138-148.

Dewey W S, et al., 2007. "The reliability andconcurrent validity of the fiure-of-eight method of measuring hand edema in patients with burns. "Journal of Burn Care & Research, 28: 157-162.

Didem K, et al., 2005. "The comparison of two different physiotherapy methods in treatment of lymphedema after breast surgery. " Breast Cancer Res Treat 93(1): 49-54.

Edgar D W, et al., 2009. "Measurement of acute edema shifts in human burn survivors——the reliability and sensitivity of bioimpedence spectroscopyas an objective clinical measure. " J Burn Care Res, 30(5): 818-823.

Foldi M, 2006. "Convincing evidence for the pumping activity of lymphatics. " Acta Physiologica, 186(4): 319-319.

Franzeck U K, et al., 1996. "Effect of postural changes onhuman lymphatic capillary pressure of the skin. " J Physiol, 494(Pt 2): 595-600.

Kealey G P, et al., 1991. "Physical Therapy: A vital aspect ofburn care. " Physical and Rehabilitation Medicine, 2(4): 227-241.

Kraemer M D, T Jones, E A Deitch, 1988. "Burn contractures: incidence, predisposing factors and results of surgical therapy. " Journal of Burns Care and Rehabilitation 9(3 May/June): 261-269.

Latchford S, J R Casley-Smith, 1997. "Estimating limb volumes and alterations in peripheral edema from circumferences measured at different intervals. " Lymphology, 30(4): 161-164.

Lund T, et al., 1989. "Mechanisms behind increased dermal imbibitions pressure in acute burn edema. " Am J Physiol, 256(4 Pt 2): H940-948.

Lund T, et al., 1992. "Pathogenesis of edema formation in burn injuries. "World Journal of Surgery 16: 2-9.

Lye I, et al., 2006. "Tissue tonometry is a simple, objective measurefor pliability of burn scar: is it reliable?" J Burn Care Res, 27(1): 82-85.

Mason M, 2001. The treatment and management of lymphoedema Sydney, Adelaide Lymphoedema Clinic.

McKenzie D C, Kalda A L, 2003. "Effect of upper extremity exercise on secondary lymphedema in breast cancer patients: a pilot study. " J Clin Oncol, 21(3): 463-466.

Mellor R, Mortimer P S, 2006. Lymphatic microcirculation. Foldi's Textbook of Lymphology: Forphysicians and lymphedema therapists.

M. F. Foldi, E. Munich, Elsevier Urban and Fischer. 2nd Edition: 735.

Modi S, et al., 2007. "Human lymphatic pumping measured in healthy and lymphoedematous arms by lymphatic congestion lymphoscintigraphy. " J Physiol, 583(Pt 1): 271-285.

Moseley A L, Piller N B, Carati C J, 2005. "The effect of gentle arm exercise and deep breathingon secondary arm lymphoedema. " Lymphology, 38(3): 136-145.

Rice V, 1991. "Overhydration. " CINA, 7(3): 4-6.

Rockson S G, 2008. "Diagnosis and management of lymphatic vascular disease. " J Am Coll Cardiol, 52(10): 799-806.

Sherwood E R, Traber D L, 2002. The systemic inflmmatory response syndrome. Total BurnCare. D. Herndon. London, Saunders: 257-270.

Sitzia J, Stanton A W, Badger C, 1997. "A review of outcome indicators in the treatment of chronic limb oedema. " Clin Rehabil, 11(3): 181-191.

Webb D C, et al., 2011. "Outcomes of a shoulder treatment flowchart in patients with axillary burns. " J Burn Care Res, 32(2): 224-230.

Williams A F, et al., 2002. "A randomized controlled crossoverstudy of manual lymphatic drainage therapy in women with breast cancer-related lymphoedema. " EurJ Cancer Care(Engl), 11(4): 254-261.

Zawacki B E, 1974. "The natural history of reversible burn injury. " Surgery, Gynecology and Obstetrics, 139: 867-872.

Zawacki B, 1974. "Reversal of capillary stasis and prevention of necrosis in burns. " Annals of Surgery, 180(1): 98-102.

第9章
烧伤后运动和动度

本章摘要

　　制订运动及动度方案作为烧伤早期系统康复的组成部分，需考虑尽量改善患者的生活质量。本章将从以下方面着重提供依据，包括：急性期的运动方案；外科治疗前后的运动治疗流程；急性期至康复期治疗中运动治疗的重要性。步行和锻炼程序也将详细介绍。此外，本章还会强调依据患者个性化需求设计对应的运动方案的重要性。无论是否需要合并应用新技术如虚拟现实技术，对特殊并发症，例如异位骨化做出治疗方案的调整；或因为年龄和心理发育阶段对治疗方案做出的适当增减，运动治疗是烧伤康复达到最佳疗效的必要措施。

简　介

　　有关烧伤文献明确指出，严重烧伤后可发生挛缩（Schneider, et al., 2006）。挛缩是指关节活动或身体部位的组织收缩及功能受限（Anderson, 2002）。真皮层及其以下组织烧伤，由于伤口（面）愈合过程中存在肌成纤维细胞增生而引起皮肤组织的收缩。肌成纤维细胞具有的收缩性大约于烧伤后 5～7 天在出现在伤口中。烧伤后一个月左右，肌成纤维细胞数稳定增加并逐步活跃，高峰期出现在烧伤后 4～6 个月（Greenhalgh, 2002；Harrison & MacNeil, 2008）。在伤口挛缩和后续皮肤挛缩的共同影响下，如果没有挛缩力相应的对抗措施，将会导致皮肤和相关皮下组织缩短，从而导致较受伤前功能水平的严重下降。

　　除了伤口愈合还有很多因素会增加烧伤后挛缩的发展，包括但并不局限于：①关节制动持续的时间；②对抗皮肤挛缩作用的肌肉功能失调和肌力下降；③其他软组织和骨骼病变。挛缩最终会使得患者出现明显的功能缺失，例如，上肢挛缩可能影响患者独立进食和穿衣，而下肢挛缩可能会影响患者独立活动和步行的能力。

　　挛缩发展的另外问题，所有涉及大面积（%TBSA）的烧伤会表现出对损伤的高代谢的反应（Hart, et al., 2000）。这种高代谢反应导致肌蛋白的分解增加，从而使得肌肉量下降，最终导致肌肉无力。因此，运动治疗的方案需要针对这些烧伤后主要的生理反应，也就是挛缩形成、肌肉量减少和功能丧失。

　　制订运动治疗方案之前，治疗师首先要进行相应的评估，强调患者个性化需求并依此制订一套合理的运动治疗方案。

评估

烧伤后患者详细的评估应包括以下内容：

◇ 人口统计学信息。

- ●患者年龄、职业 / 爱好、受伤前功能状态、利手、药物史、社交史和家庭情况、所有会影响运动治疗方案的依从性因素。
◇ 烧伤细节。
- ● 损伤机制、烧伤面积（%TBSA）、烧伤深度、烧伤部位，这些都有助于指导制订最符合需求的运动方案。
◇ 水肿的发生——与伤后炎症反应和补液有关。水肿的适当控制，能提高完成运动治疗方案的能力。
◇ 疼痛感受和能实施的镇痛方案有助于运动治疗计划的完成。需考虑镇痛效果对患者参与、坚持、完成运动训练方案的影响。
◇ 认知能力——会影响患者坚持并完成运动训练方案。
- ●需考虑老年人认知能力下降。
- ●考虑脑组织损伤或滥用药物后的认知障碍。
◇ 伤口愈合阶段。
- ●如果保守性处理：
  ○ 使用不同的包扎方式及其可能引起的活动受限？例如，典型的负压包扎和厚重的纱布 / 弹力绷带包扎对比。
  ○ 哪些医疗器械或留置的外部固定物会影响运动治疗方案的实施？例如，静脉留置针、监测用的导线等。
  ○ 是否需要针对下肢血管额外的压力支持以确保行走？考虑到基础疾病如周围性血管疾病、糖尿病、肾脏和心血管疾病的情况。
  ○ 是否存在肌腱、关节间隙、筋膜室或骨外露或损伤以及运动对这些区域的潜在影响？
◇ 如果手术处理：
- ● 采取何种类型的皮片、皮瓣或皮肤替代物和在初次处理后活动的相关预防措施有哪些？
◇ 相关损伤，例如，骨折、肌腱断裂、神经损伤——需要在骨科或神经外科治疗的基础上进行处理。
◇ 关节活动度。
- ●被动，主动，主动辅助关节活动度。
- ●骨性受限和肌肉长度受限的区别。
- ●皮肤受限，例如，皮肤发白、包扎影响、皮下组织粘连等
- ●使用适当的工具测量关节活动度，例如，在烧伤幸存者的评估中，关节活动尺（goniometry）以及线性手功能测试（linear hand measures）有着非常好的组内和组间可信度（Edgar, et al., 2009）（3 级）。
◇ 肌力和肌耐力。
- ●徒手肌力检查。
- ●可重复最大重量。
◇ 功能能力。
- ●行走、步态——使用需要的辅助器具，距离和耐力。

- 平衡、前伸、下蹲。
- 儿童患者达到与年龄和运动发育相匹配的发展目标。
- 日常生活活动表现——完成活动任务是否需要使用改良或代偿运动模式?

◇ 运动能力
- 改良的往返步行试验（modified incremental shuttle walk test，mISWT）。研究显示 mISWT 与最大运动测试（maximal exercise tests）中耗氧量有良好的相关性，并且该测试在测量烧伤患者运动容量方面有良好的可信度（Stockton，et al.，2012）（3 级）。
- 最大运动测试（maximal exercise testing）

◇ 功能结果以及生存质量测试（参考第七章 结果评估）

患者的首次评估应在患者入院后的 24 ～ 48 小时内由治疗师进行。这点是澳洲和新西兰烧伤联合会（ANZBA）两国烧伤注册处的评估治疗指标而确定的（Watterson，et al.，2011）。在接下来的与患者的会面中需要随时跟进患者进行后续的重复评估。

一般的运动原则

烧伤康复共识峰会结论认为治疗性运动是任何烧伤康复方案的基础性元素（Richard，et al.，2009）（5 级）。

烧伤后的运动方案总体的原则包括：

◇ 通过组织恢复或维持关节活动度，预防肌节缩短和瘢痕挛缩，促进细胞间质的转移来预防纤维的沉积。
◇ 促进或维持肌肉力量和耐力。
◇ 提高平衡、协调和本体感觉。
◇ 预防或减少水肿以减少相关组织或间隔的压力。
◇ 使患者恢复至患病以前的功能独立水平。
◇ 早期步行。
◇ 运动或松动皮肤、关节和肌肉。
◇ 肌肉强化。
◇ 耐力训练。
◇ 协调和平衡活动。
◇ 日常生活活动实践（Richard，et al.，2009）（5 级）。

为使运动方案优化，必须进行长期的患者教育、有效的缓解疼痛和适当的心理支持来维持患者对于训练的动力和依从。运动应该与年龄相符并包括针对与儿童患者的特定发育水平相符的玩乐游戏。

急性期及围手术期烧伤患者的运动

早期关节活动度及力量练习

主动、主动辅助或被动的关节运动在烧伤的急性期交替进行，治疗师用他们的临床判断评估患者的参与能力，随后确定患者开始训练的水平（Richard，et al.，2009）（5

级）。运动开始的方向应为潜在的皮肤挛缩方向的反方向，应在该运动末端进行持续的牵伸。主动及主动辅助运动可在有或没有敷料的位置以确保肌肉肌腱单元的完整性以及最大的关节活动度。敷料拆除后，治疗师需要确认是否有更改运动方案的因素存在，包括伤口愈合相关或瘢痕组织的发展等，例如，以明显的皮肤变白或某项运动期间皮肤顺应性的下降等。总结敷料拆除后运动情况可指导未来的运动和锻炼方案的制订。主动和主动辅助通常应用于有依从性好的患者。静卧于重症监护室或患者不能独立完成全关节活动时需要进行被动运动。被动运动可以在重症监护室密切监护血流动力学稳定以及无意识患者，在考虑可能的疼痛感受的情况下安全执行（Richard，et al.，1994）（3级）。

关节活动度训练可以尽早开始甚至在损伤当天开始，目的在于每次活动实现最大的关节活动度而不影响伤口愈合、皮下组织的完整性或系统完好（Holavanahalli，et al.，2011；Richardet al.，2009；Whitehead & Serghiou，2009）（5级）。当肌腱暴露时的运动方案将会在后续章节中讨论。

通常建议低负荷、持续时间较长的运动或牵伸。它能针对伤口中存在的肌肉成纤维细胞产生反作用力，并对抗他们在伤口收缩中的作用（Howell，1989）（5级）。持续的牵伸对于患者来说常常是可忍受的，并能更加有效地改变组织的长度（Richard，et al.，2009）（5级）。

◇ 一个最近的随机对照动物试验证实：当对比其他强度和持续时间的牵伸时，低负荷、长持续时间的牵伸能更大地维持软组织长度和关节活动度。这个研究随机对照了66个屈曲挛缩的老鼠膝部，分成如下各组：①没有牵伸；②高负荷，短持续时间的牵伸；③高负荷，长持续时间的牵伸；④低负荷，短持续时间的牵伸；⑤低负荷，长持续时间的牵伸。最大、最明显进步的关节活动度变化发生在低负荷持续时间较长的小组。高负荷长持续时间的牵伸小组是第二最大进步的小组，之后是高负荷低持续时间的牵伸小组。而低负荷低持续时间的牵伸小组与无牵伸小组有相似的结果。尽管研究中的挛缩与烧伤无关，但该研究的结果仍能提供一些有用的证据（Usuba，et al.，2007）（5级）。

◇ 牵伸时组织缓慢改变的原则也应考虑，例如，持续的力会随着时间延长而使组织逐步延长。一个针对平均年龄22.4岁的12个健康人的观察性研究，对他们踝跖屈方向用持续的力度进行4个连续30秒的牵伸。发现关节活动度最大的变化发生在牵伸最初的15～20秒。其他的角度增加在于反复的牵伸，尽管在第三和第四次重复的时候，这些改变趋向于稳定（Ryan，et al.，2012）（3级）。

◇ 一个研究观察全身麻醉下的关节活动度训练疗效。该项研究包括10个成年人（平均年龄32岁，平均烧伤面积54%）以及4个儿童（平均年龄12岁，平均烧伤面积69%）。他们被执行肩部缓慢持续的被动牵伸，持续10～15分钟，每个运动方向至少重复3～5次。牵伸训练结束后他们肩部屈曲角度平均的增加了34°，这些角度的增加在第二日也仍有部分的保留（平均13°）。而训练结束后外展角度平均增加了30°，第二日仍有部分的保留（平均12°）。研究者结论认为全身麻醉下关节活动度训练是烧伤后运动排除疼痛和恐惧的促进活动度的有效技术（Blassingame，et al.，1989）（3级）。

尽管关于一般的牵伸原则已经存在一些证据，但在该领域内的研究仍有很多发现，例如，运动训练的频率、重复的次数以及针对烧伤后人群瘢痕组织使用压力的总持续时间。这些变化反映了该领域内的研究缺乏有效性研究。运动处方的以上方面针对烧伤人群仍未明确并需要进一步的研究。

如果可能的情况下，力量训练活动可以在损伤后第一天开始，目的在于维持肌肉力量和减少肌肉的去适应作用。建议可以使用弹力带、轻重量和体操设备实现短持续时间的训练并逐渐增加阻力（Hartigan, et al., 1989; Richard, et al., 2009）（5级）。

为了达到最佳的预后效果和进一步促进以上提到的运动方案，也鼓励患者尽可能早地参与功能活动，例如，进食、洗澡及洗漱（Howell, 1989; Richard, et al., 2009; Schnebly, et al., 1989）（5级）。

早期运动也可辅助减少急性期的烧伤水肿。规律的大幅度的动作可以激活该处的肌肉泵，同时功能性的活动也能促进水肿减轻（Howell, 1989; Mann, 2013）。通过应用合适的绷带压迫，实现下肢压力支持，患者早期开展的主动负重步行也可以减少水肿（Mann, 2013）。

肌腱暴露

如果手背部的烧伤深度很深，治疗师需要意识到可能通过热、缺血或摩擦导致的伸肌肌腱复合体损坏。如果存在焦痂和模糊的深层皮下损伤，直接评估检查伸肌肌腱的损伤常常是困难的。因此深度的手背烧伤，如果伸肌肌腱存在风险，其在运动方面需要进行治疗以及预防性的保护（Holavanahalli, et al., 2011; Howell, 1989; Kowalske, 2011; Moore, et al., 2009）（5级）。

针对手背的深度烧伤，应该避免复合的手指屈曲活动，例如，握拳头（Holavanahalli, et al., 2011; Howell, 1989; Kowalske, 2011; Moore, et al., 2009）（5级）。但要使用单关节运动和肌腱滑动技术进行关节活动度训练（Holavanahalli, et al., 2011; Howell, 1989; Kowalske, 2011）（5级）。这意味着在手部，掌指关节的屈曲需要伴随近端和远端指间关节的伸展，相似地，近端和远端指间关节的屈曲需要伴随掌指关节的伸展。这些活动被认为是用较少的压力施加于脆弱的伸肌肌腱系统。这些活动在维持肌腱滑动，减少关节粘连风险的同时，也减少了伸肌肌腱撕裂的风险。此外，这些活动能辅助控制水肿并保护脆弱的内在肌肉组织。

该原则能延伸至处理任何暴露的肌腱，例如，暴露的跟腱，允许进行单独的踝部关节运动，但联合的踝部及膝部的牵伸可能会增加肌腱的张力，这些运动应该避免直到皮肤覆盖完成（Holavanahalli, et al., 2011）（5级）。

早期步行

早期的步行是很重要的，也是提高肺容量的最好的方法之一（Dean, 1994）。甚至是需要持续呼吸机支持的患者也可能在辅助下实现某种程度上的活动和步行，例如，床边坐位、站立斜板（站床）（Richard, et al., 2009）（5级）。在配戴密切的心血管监护的患者，通过规律地观察心率、血压、血氧饱和度、气短和乏力等，进行活动。实现渐进性的改变。

活动水平也依赖于患者苏醒的水平和肌肉力量。患者可以开始时坐在床边、逐步从床转移到凳子，再逐步过渡到站立并逐渐增加移动的距离。同时还应包括静态和动态平衡活动，以及耐力训练的活动，如跑步机训练。

当治疗师基于安全考虑，如患者由于明显的下肢无力、意识水平障碍或精神错乱，活动的能力差，可行站立斜板活动（站床）。斜板活动已经被证实用于肢体锻炼（Chang，et al.，2004）（3级）。此外，斜板活动在支持体位下允许可控制的牵伸和肌力训练，从而改善踝关节的跖屈挛缩，提高下肢肌肉的抗重力力量，为移动做好准备，进一步的直立体位也同时具有一定的心理益处（Trees，et al.，2003）（4级）。

一个回顾性队列研究，研究了早期的活动流程在外伤和烧伤重症监护室的作用。这个早期的活动流程包括：①早期活动的结构化进展：从床上坐起过渡到下地和步行；②训练的结构化进展：取决于意识水平，从被动活动到主动最后抗阻的运动。结果的测量对比进行前（标准的护理仍以卧床休息为主）和进行后。在这个研究中，2176名患者在进行前的群组中（例如，卧床休息）和1132名患者在进行后的群组中（例如，早期的活动流程）。该早期的活动流程中没有不良事件被报道，提示早期的运动和训练方案在重症监护室是安全的。早期活动流程群组的患者发生肺炎、深静脉血栓、肺或血管并发症的概率更小（Clark，et al.，2013）（2级）。

证据提示在住院的早期的运动方案中增加训练的频率和强度会使得功能活动能力提高并有减少住院日的趋势（LOS）（Calthorpe，et al.，2014）（1级）。通过随机对照试验对比了外伤和烧伤专科的一般的物理治疗（例如，每天一节训练）和高强度的物理治疗：一般的物理治疗训练加两节额外的训练——其中一节基于牵伸的体操训练以及另一个在病区内的运动及步行训练。通过改良的Iowa移动分数来评估，高强度的物理治疗群组较普通的物理治疗群组显示出功能活动的明显进步。同时在高强度物理治疗群组也显示出减少住院时间的趋势，但是总体来说不太明显。对于损伤十分严重（损伤严重分数＞15分）的患者，高强度的物理治疗群组机体生理上恢复较快，住院时间短。

植皮后的运动和步行流程

关节活动度训练

植皮后初期要求制动以允许创面有足够时间的生长（Read，2013）（4级）。烧伤康复程序的共识峰会强调，术后的运动实际开始时间在不同的烧伤治疗中心是不完全相同的，在美国的烧伤中心开始运动时间为术后4～7天（Richard，et al.，2009）（5级）。2013年，澳大利亚和新西兰烧伤联盟的一项调查也显示了类似的植皮后实际开始运动时间，但是开始时间提前至术后2～5天（表9，5级）。当皮肤的替代品和生物技术被使用（例如Integra），制动时间在不同的烧伤中心之间不同常取决于外科手术。原则上来说关节只会在手术介入后短时间内制动，以允许植皮或皮肤替代品的成活并最大程度减少制动后的并发症。运动方案的目的应该是逐渐恢复最大的关节活动度，并尽可能地兼顾到伤口愈合的进程。该领域的进一步的研究被批准，确定什么时候开始运动才是最好的。

持续性被动运动（CPM）机器也可能在烧伤后围手术期带来益处（Covey，et al.，1988）（3级）。在该项研究中，双侧手部烧伤患者在他们自己的控制下，一侧手随机接受主动、主动辅助以及治疗师提供每日两节的被动活动度训练，而另一只手接受持续性被动运动，最初每天2小时进展到每天8小时。鼓励患者用双手完成独立的训练以及自理活动。这个流程开始于植皮术后的第5天。Covey指出的持续性被动运动被证明是安全的技术，因为没有给植皮带来任何损失。在两组的活动度的改变上也出现类似的结果，强调持续性被动运动是同样有效的日常锻炼方案。

一旦植皮稳定，就需要通过联合关节活动以最大程度地延长皮肤。一个观察性研究显示联合关节活动所涉及的皮肤远远超出直接相邻的关节折痕处皮肤（Richard, et al., 2009）（3级）。为获得皮肤的完好滑动，通常一个牵伸会涉及两或三个关节。但在一些特殊的解剖区域，由于损伤区域很少或者没有关节，例如面部烧伤，因此没办法完成最大的皮肤牵伸。在这些区域，不依赖关节运动的肌肉独立收缩可用于活动皮肤。例如，眼部周围的皮肤活动通过肌肉动作导致眼皮睁大或紧闭。

运动和训练方案应包括反复的练习和实践与日常活动相关的运动。为了实现最佳的预后，患者需要将所学技能转化到实际活动中。功能性活动，例如，转移、移动训练、进食、洗澡和洗漱应该在康复中尽早展开，以便让患者早日为自我康复负责并积极参与（Howell, 1989；Richard, et al., 2009；Schnebly, et al., 1989）（5级）。

步行

有些证据支持下肢植皮后开展早期的步行训练（Bodenham & Watson, 1971；Budny, et al., 1993；Burnsworth, et al., 1992；Cox &Griswold, 1993；Dean & Press, 1990；Edgar, 2013；Grube, et al., 1992；Harnar, et al., 1982；Kho, 2013；Luczak, et al., 2012；Nedelec, et al., 2012；Sharpe, et al., 1983；Tallon, et al., 2009；Wallenberg, 1999；Wells, et al., 1995；Wood & Lees, 1994）。

一个系统回顾分析收录了16篇文章（4篇随机对照试验，1篇病例对照试验以及11篇案例）并制订出了下肢植皮后的早期活动的实践指南。这个实践指南中的实践标准如下：

◇ 早期术后步行方案应在下肢植皮术后立即展开或尽可能早地展开。

◇ 在步行前需提供外部的压力（如包扎）。

◇ 如果植皮跨关节，应用矫形器制动关节以避免植皮区过度的活动，并允许早期的活动，直到第一次换药（Nedelec, et al., 2012）（1级）。

下肢植皮后早期步行的证据总结见表10。

尽管这些证据大多是针对烧伤人群的大样本的随机对照试验，但还是需要更多证据来证实以下问题。首先，需要更多关于下肢大面积植皮的早期步行的效果研究，因为多数研究都包含了小面积的烧伤。其次，需要更多关于早期步行的反应和足底烧伤方面的信息。第三，需要更多关于步行时所需压力方式的类型的信息。多数的研究使用某种形式的压力，包括自黏弹力绷带（coban）、弹力套（tubigrip）、含特殊材料的弹力绷带（unna boot）、普通弹力绷带（ace bandage），但哪种加压方法更为有效，还需要更多的研究。

表9 澳大利亚及新西兰主要烧伤中心的关节活动范围及步行的执行方案

	昆士兰州-皇家布里斯班和妇女医院	新南威尔士州-协和医院	维多利亚州-阿尔弗雷德医院	南澳大利亚州-德奎德皇家医院	西澳大利亚州-珀斯皇家医院	新西兰-国际烧伤中心(奥克兰)
中厚皮片植皮(SSG)-ROM	植皮后3天执行ROM练习植皮后方案。第3天:开始50%ROM;第4天:进阶至75%ROM;第5天:全范围ROM。第5~7天:开始抗组织训练	植皮后第5天全ROM活动	植皮后第5天全ROM活动	植皮后第5天全ROM活动	植皮第2天开始ROM练习(若术后的敷料减少/评估SSG颜色确保安全/对跨关节的检查)进行支点剪切力的检查);全范围ROM始于第4~5天,但是若第2天安全执行方案的,则可无此时间限制	植皮后第5天全ROM活动
中厚皮片植皮(SSG)-步行	术后第3天使用自粘性绷带加压行全负重练习	术后第5天穿戴双层管状弹性绷带加压开始步行训练	术后第5天穿戴双层管状弹性绷带(Tubigrip™)加压开始步行训练	通常,术后第4天开始下肢的器具,术后第5天穿戴双层管状弹性绷带(Tubigrip™)加压开始步行训练	术后第1~2天,若无其他病理禁忌证,可行全负重;术后第2天穿戴双层绷带或Tubigrip™加压下行全负重练习。偶尔根据肿胀管理情况可使用自粘绷带或低强度促进淋巴消肿的绷带	术后第1~2天,离床至椅子并根据外科医生意见将腿抬高;术后第5天,穿戴Tubigrip™充分步行
异体皮-ROM和步行	如同SSG所述	如同SSG所述	如同SSG所述	较少使用但ROM或步行始于术后第3天	不使用	根据外科医生判断,术后24~72小时开始ROM及步行训练
生物膜-ROM和步行	第3天穿戴自粘绷带开始全范围ROM及步行训练	术后第1天行ROM及步行训练	术后第3天穿戴双层Tubigrip™行全范围ROM及步行训练	术后第3天穿戴双层Tubigrip™行全范围ROM及步行训练	不常使用。若有运动及步行受限,可少量进行。若外科医生担心弹力或剪切力则可推迟全部运动1~2天	根据外科伤口情况,于术后24~48小时开始主动的全范围ROM。按照指示于术后24~48小时使用小强度的绷带开始步行

续表

	昆士兰州 - 皇家布里斯班妇女医院	新南威尔士州 - 协和医院	维多利亚 - 阿尔弗雷德医院	南澳大利亚州 - 阿德雷德皇家医院	西澳大利亚州 - 斯皇家医院	新西兰 - 国际烧伤中心（奥克兰）
Integra-ROM 和步行	术后 7～10 天开始 ROM 及步行训练。外科医生使用 Integra 制动两周直到剪 SSG 第二阶段	术后第 5 天开始轻柔的 ROM 训练。步行训练则根据外科医生判断	根据外科医生判断制动 2～3 周	术后第 10 天开始 ROM 练习，随着中厚皮片植皮，术后 10 天后穿戴双层自粘绷带步行训练	对于跨关节的部分，需要进行全面的评估后于术后第 6 天行 ROM 训练，且保证安全性。特别是观察颜色的改变及皮剪切力。剪切力是最大的关注。6 天后大约每 48 小时反复检查及重置受限关节的安全位置。通常于术后第 2 天开始受限关节的活动，如通常使用倾斜板，同时膝盖微屈，足底平放	若外科医生同意，于术后第 5 天，直视下进行主动 ROM 训练。主动训练过程中皱褶处被拉平。若 ROM 可，则在术后第 5 天可进行步行训练。第二阶段 5 天后执行 ROM 训练。一些外科医生会使用 Integra® 制动 2～3 周
人工培养的细胞 -ROM 和步行	暂未使用	术后第 5 天开始轻柔的 ROM 训练	暂未使用	暂未使用	单纯细胞疗法：术后 1～2 天依疼痛程度进行 ROM 训练及步行。考虑到细胞，限制是不适当的。Surfasoft™ 穿戴的压力与疼痛相关及步行方面的压力支持与 SSG 所述一样。若细胞疗法作为 SSG 的辅助疗法，方案则按 SSG 所述	暂未使用

表 10 下肢植皮后的早期步行的相关证据

参考文献	研究类型及证据级别	对象	干预手段	结果/建议
（Nedelec, et al., 2012）	系统回顾（1级）	16位需要下肢植皮的对象参与此研究。	回顾支持植皮后早期运动的相关证据	术后早期步行方案需在下肢植皮后尽早进行 外在加压需在步行前使用。若是植皮跨关节，关节需用支具制动以防早期运动导致皮肤的过度运动，直至首次更换敷料
（Smith, 2006）	系统回顾（1级）	17位小腿撕裂伤和创伤需要植皮的对象参与此研究	早期运动与卧床休息的对比分析	早期下床运动提倡在术后尽早进行，因为它不会影响或损害植皮带。早期下床活动可以减少住院时间，因此可能会更有经济效益和减少对患者的功能能力的限制。所有研究回顾报告表示运动前需要外在加压
（Southwell-Keely, 2012）	荟萃分析（1级）	研究以小腿撕裂伤需断层植皮的为研究对象，包括4个研究	早期运动与卧床休息的对比分析	组间无显著性差异，术后血肿、出血、感染、供区愈合无显著性差异
（Tallon, et al., 2009）	随机对照试验（1级）	44名因皮肤癌需做下肢植皮者	随机分组为早期步行（术后第2天）及后期步行（术后第7天）	组织移植丢失量、感染或出血量无显著差异。早期下床活动并没有对移植不利影响
（Wood & Lees, 1994）	随机对照试验（1级）	75名因小腿创伤需做下肢植皮者	随机分为早期运动（术后第1天）及后期运动（术后第10天）组	2组植皮无显著差异。早期下床活动并没有对植皮不利影响
（Budny, et al., 1993）	随机对照试验（1级）	56名因小腿创伤需做下肢植皮者	随机分为早期运动（术后马上介入）及后期运动（术后第7天）组	移植术后1周和3周植皮区及相关并发症无显著性差异。早期下床活动并没有对植皮产生不利影响
（Wallenberg, 1999）	随机对照试验（1级）	50名因癌症溃疡需做植皮者	随机分为早期步行（术后第1天）及后期步行（术后第4天）组	2组植皮区无显著差异。早期下床活动并没有对植皮产生不利影响
（Wells, et al., 1995）	病例对照研究（3级）	26名因烧伤需下肢植皮者（与历史对照相匹配）	术后马上介入全负重步行与术后7天介入的对照分析	2组植皮区无显著差异。早期下床活动并没有对移植不利影响
（Bodenham & Watson, 1971）	前瞻性病例系列研究（4级）	25名非烧伤相关需下肢植皮者	所有对象于术后24～48小时开始步行	早期下床活动并没有对植皮产生不利影响
（Sharpe, et al., 1983）	案例系列（4级）	60名因小腿创伤需做下肢植皮者	所有对象于术后马上开始全负重练习	早期下床活动对植皮无不利影响

续表

参考文献	研究类型及证据级别	对象	干预手段	结果 / 建议
（Harnar, et al., 1982）	案例系列（4 级）	20 名（其中 14 名为烧伤）因小腿创伤需做下肢植皮者	术后第 1 天使用拐杖步行继而循序渐进至全负重	90% 的病例早期下床活动没不利影响，且 80% 的移植皮情况表现更好
（Grube, et al., 1992）	回顾性病例研究（4 级）	100 名因下肢烧伤需要下肢植皮者	术后第 4 天开始早期步行	早期下床活动对植皮无不利影响，96% 表示优秀或令人满意的植皮存活
（Burnsworth, et al., 1992）	回顾性病例研究（4 级）	58 名因下肢烧伤需要下肢植皮者	对象平均在术后 1.7 天开始运动，且使用支具制动跨关节的植皮区域	早期下床活动对植皮无不利影响
（Dean & Press, 1990）	回顾性病例研究（4 级）	9 名因下肢烧伤需要下肢植皮者	抬高处理 24 小时后开始运动	早期下床活动对植皮无不利影响。该列中植皮存活率为 97%
（Luczak, et al., 2012）	回顾性综述（4 级）	48 名因小面积烧伤或创面需要下肢植皮者	两组—早期运动（平均 1.8 天后，术后第 3 天或更短时间）与后期运动（平均 5.2 天，术后第 4 天或更长时间）	两组之间在植皮存活率，感染，血肿和肉芽组织形成（hypergranulation）无显著差异 后期运动组中存在较高的失调率和较长住院时间
（Cox & Griswold, 1993）	回顾性病例研究（4 级）	31 名因下肢烧伤需要下肢植皮者	术后立即部分负重步行（使用支具制动跨关节的植皮区域）及全负重步行（若无跨关节的植皮区域，不使用支具制动）	早期下床活动对植皮无不利影响，少于 5% 患者出现轻微植皮不良问题

伊朗的一项研究证实在植皮后早期开展高密集的训练方案能最大程度减少挛缩的发生。这个随机对照试验包括 30 个烧伤患者，研究对象被随机分配到密集烧伤康复组和标准组。密集烧伤康复组在植皮术后 3 天开始每天 2～3 节物理治疗，主要是持续时间为30～45 分钟的牵伸训练、力量训练和步行训练。而标准组在植皮后 10～15 天开始每天只接受一节持续时间为 15～20 分钟的运动练习。两个组在烧伤人口统计学、性别、年龄方面均无显著性差异。出院时在烧伤挛缩方面两组间有显著差异。密集烧伤康复组只有 6% 的患者存在挛缩，而标准组有 73% 的患者出现烧伤挛缩。这个研究证明植皮术后尽早开展密集运动和早期步行方案能减少挛缩的发生（Okhovatian & Zoubine，2007）（1 级）。

尽管早期开展了步行训练，仍有证据指出下肢烧伤的患者在出院时仍存在步行或步态模式的改变（Silverberg, et al.，2000）（3 级）。该研究中，步态由步态分析系统（GAITRite system）评估，它由一个有感应垫的电子步道组成。将烧伤患者与文献中的健康常模进行对比。提示出院时的烧伤患者，支持平面更大、步长缩小，双腿支撑期增加以及速度和节奏下降。提示出院时，下肢烧伤患者仍存在持续的平衡、稳定性和移动的问题。这些问题需要进一步的更长期的训练方案来解决。

此外，尽管训练和移动方案在植皮期尽早开始并持续开展，他们仍然需要持续进行。

为了减少出现长期的挛缩的风险，训练需要在过去的 6 个月持续进行以处理持续存在于伤口中的肌成纤维细胞以及它们造成的收缩力（Howell，1989）（5 级）。

> **实施标准**
>
> 锻炼与步行应尽可能早地在烧伤急性期就开展，即使是在 ICU 的环境里。这将优化循环系统，降低肺炎及其他肺部或血管并发症的发生率，消退肿胀，维持关节活动度与肌力，防止卧床制动引发的并发症，包括深静脉血栓。（B 级）
>
> 急性期内，若有肌腱暴露的存在，训练方案应有所更改以避免潜在的肌腱损伤发生。（B 级）
>
> 为了避免由于生物力学导致植皮部分与底下血管床分离，24～48 小时的制动是必要的。（B 级）
>
> 植皮术后，运动、步行尽早且妥当进行。（A 级）
>
> 植皮后早期开展密集的训练方案可降低烧伤后挛缩的发展。（A 级）

烧伤后运动的远期益处

烧伤会对严重受伤的患者有长远的影响，特别是身体健康方面（Disseldorp，et al.，2011）。持续进行的训练能提高烧伤幸存者的身体健康（Munn，2014）。训练项目应集中在以下几点：

1. 有氧训练以提高氧含量及心血管耐力 一观察性研究观察成年烧伤患者的肺部功能、有氧运动能力及参加体育能力。8 位平均烧伤面积为 33.3% 的患者与健康对照组进行比较，对他们进行分级训练测试。该测试始于受试者平均烧伤 5.1 年后。研究表明烧伤后的患者有较低的峰值耗氧量，血氧减饱和度下降程度增加及较短时间内出现疲劳。同时，烧伤患者表示很少参与肢体休闲活动（Willis，et al.，2011）（3 级）。

2. 循序渐进抗阻运动以提高肌力 目标主要是改善由于长期住院治疗的肌肉肌力下降现象，抵消蛋白质分解代谢的负面作用及降低去脂体重。该去脂体重问题主要是由于烧伤后 9～12 个月持续存在的代谢亢奋状态而导致的（Pereira，et al.，2005）。

一项评估成年烧伤患者肌力的病例对照试验纳入 30 位研究对象，平均年龄 36.3 岁，平均病程 37.3 个月，所有对象都参与了肘部及膝部伸肌的肌力测试。评估结果与 30 名在年龄、性别及体重指数与试验组相匹配的无烧伤史的健康样本进行对照。研究结果表明：与健康对照组相比，大于 30% 烧伤面积的成年患者的肘部及膝部伸肌肌力非常弱。而小于 30% 烧伤面积的成年患者的评估结果与对照组并无差异（St-Pierre，et al.，1988）（3 级）。

一个病例对照试验评估儿童烧伤后肌肉力量和净体重。33 名平均年龄为 11.8 岁的患者在烧伤 6 个月后进行了肌力（膝伸肌）和净体重测试。这些受试者与对照样本的 46 名健康的、年龄，性别和体重指数相匹配的非烧伤者进行了比较。结果显示，烧伤面积大于 40% 的小儿烧伤患者的净体重和肌肉力量较健康组显著降低（Alloju，et al.，2008）（3 级）。

3. 平衡、功能和工作强化 由于烧伤后的高代谢反应，烧伤患者开始锻炼之前就可能出现高水平的静息心率和心脏负荷，这一点很重要。因此，需密切监测这些迹象，并且在锻炼过程中选择恰当的运动强度。总的来说，人们已经发现，多数烧伤患者运动训练时的心肺反应是正常的（Stockton, et al., 2012）（3级）。

烧伤后的成人和儿童的抗阻运动和有氧运动程序已被证明能够：

◇ 增加净体重和肌力（Paratz, et al., 2012；Suman, et al., 2001；Suman, et al., 2003）。

◇ 改善肺功能，增加有氧代谢能力和峰值耗氧量（de Lateur, et al., 2007；Paratz, et al., 2012；Suman, et al., 2002）。

◇ 减少对挛缩松解手术干预的需要（Celis, et al., 2003）。

◇ 提高生活质量和社会心理预后（Paratz, et al., 2012；Rosenberg, et al., 2013）。

以下是对烧伤后抗阻运动和有氧运动程序的循证医学总结：

◇ 一个系统性回顾研究了如何确定并比较烧伤患者与非烧伤健康人的体适能（physical fitness）和确定烧伤患者提高体适能锻炼程序的有效性。

◇ 研究（包括8个儿童和1个成人试验）表明，大面积Ⅲ度烧伤的患者通常有较低的肌肉力量、身体成分（body composition）- 净体重（lean muscle mass）和心肺耐力。对于肌肉耐力结果显示那些大于30%面积的Ⅲ度烧伤患者均低于对照组。其中一项研究中，腿伸展动态关节活动度的灵活性方面没有显著差异（Disseldorp, et al., 2011）（3级）。

◇ 运动训练被证实能够有效地改善烧伤患者的体适能（physical fitness），包括肌力、耐力、身体成分（如净体重）和心肺耐力。作者得出结论，运动训练确实能够提高烧伤患者的功能。（Disseldorp, et al., 2011）（1级）

成人试验

◇ 一项随机对照试验发现烧伤范围在35%～55% TBSA的成年患者在受伤6个月后大腿肌力较非烧伤组低。一项研究以评估一周3次、为期12周的等速抗阻训练程序，由一名物理治疗师监督下坚持训练，对照组在没有任何监督下接受抗阻训练。训练结束后，烧伤组股四头肌肌力平均增加17.9%，显示等速抗阻训练能有效提高肌力。然而，即使训练后的烧伤组患者的肌肉力量也较非烧伤组低（Ebid, Omar & Abd El Baky, 2012）（1级）。

◇ 在一项病例对照研究中，烧伤范围在30%～40% TBSA的成年患者（n=15）在烧伤后21～25天与一组健康的非烧伤受试者（n=15）进行比较。进行一周2次、为期6周的股四头肌等速肌力训练。两组的股四头肌肌力均显著提高（Ahmed, et al., 2011）（3级）。

◇ 一项随机对照试验研究比较了一个12周的有氧运动程序（有氧跑步机上的36次训练）与一个不进行训练的标准功能恢复对照组的差别。成年患者随机分为三组：定额工作组（WTO）（为期12周的训练计划，以预定的配额渐增）和耐受工作组（WTT）（为期12周的训练计划，按患者耐受性渐增）和没有进行平板训练的标准组。结果两干预组（WTO和WTT）较对照组有氧代谢能力提高。WTO和WTT组之间没有显著的差异。作者的结论是结构化的12周的有氧训练程序显著改善烧伤后有氧代谢能力（de Lateur, et al., 2007）（1级）。

◇ 在一个准实验对照研究中，30名成年烧伤患者在他们最终完成植皮后分为组一（牵伸运动为主）和组二（牵伸加上一个高强度有氧和抗阻运动，有氧运动达到最大心率的 80%，抗阻运动达到三个最大重复肌力的 70%）。所有患者烧伤面积均大于 20%TBSA，完成每周 3 ～ 5 次，为期 6 周的运动计划。高强度训练组的患者在力量、峰值氧耗量、改良的往复步行测试（modified shuttle walk test）距离均有增加，由下肢功能量表（Lower Extremity Functional Scale），快速上肢残疾量表（QuickDASH）和烧伤生存质量量表 A（BSHS-A）测定的生活质量也有显著改善。而且训练程序没有造成不良影响。作者的结论是，烧伤患者使用高强度训练是安全的，同时高强度训练改善了烧伤患者身体上和心理上的预后（Paratz，et al.，2012）（2 级）。

◇ 在一对照试验中将 9 名成年烧伤患者与 9 名在年龄、身高和体重指数方面相匹配的非烧伤者进行对照研究。两组都进行了为期 12 周的抗阻和有氧运动项目，每周 3 次，每次 80 分钟。所有烧伤患者烧伤面积均大于 20% TBSA，平均烧伤 6.5 年。比较两组的生活质量、净体重指数、肌肉力量、肺功能和有氧运动能力。

   ● 生活质量——生活质量由 BSHS-B 和 SF-36 测定，烧伤患者在运动训练前的生活质量得分明显低于对照组。运动训练后两组的生活质量得分均有提高。在 12 周训练结束之后，两组之间的生活质量得分没有显著差异，提示烧伤组和非烧伤组有相似的生活质量前景。（Grisbrook，et al.，2012）（3 级）

   ● 净体重和肌肉力量——在基线水平，两组净体重和肌肉力量没有显著差异。训练后两组净体重和肌肉力量均显著提高。作者认为，即使在烧伤多年后，运动训练能继续提高力量和净体重。（Grisbrook，et al.，2013）（3 级）

   ● 肺功能和有氧运动能力——训练前，烧伤组患者较非烧伤组的肺功能测得分明显降低。结果显示运动训练不提高肺功能测试分数，但可明显提高有氧运动能力，因为峰值耗氧量得到了明显的提高。（Grisbrook，et al.，2012）（3 级）

◇ 在一个观察性研究中，68 名烧伤患者被要求回答一份关于他们的运动习惯和行为的问卷。所有患者均为成年人，平均烧伤面积为 15.7%，患者烧伤后的平均时间为 6.2 月（从 0.5 到 32 个月），59% 患者报告每周训练几次，剩下的 41% 为一周 1 次或更少。运动方式方面采用最多的运动类型为步行（54%），大多数患者运动频率较烧伤前减少，身体状况和动机是运动的主要障碍。作者得出结论，认为这些因素对于未来运动计划的设计是有用的。（Baldwin & Li，2013）（4 级）

儿童试验

◇ 一项随机对照试验研究，运动训练对烧伤面积超过 40% 的儿童的力量和活动距离的影响。对比烧伤半年后进行为期 12 周的住院监督下的有氧训练及抗阻训练与家庭标准化的护理结果。两组患儿肌力和活动距离均明显增加且监督锻炼组增加更为明显。作者结论为结构化的运动训练（structured exercise）是安全的且比家庭护理更能有效提高力量和活动能力。（Cucuzzo，et al.，2001）（1 级）

◇ 一随机对照试验对烧伤面积大于 40% 的儿童在运动训练后力量的提升及净体重改变方面进行评估。干预方式为院内 12 周监督下的有氧及抗阻运动与伤后半年开始家庭标准护理方案作对比。结果显示监督锻炼组中肌肉力量的提升和净体重的改善明显优于家庭护理组。作者得出结论，一个结构化的运动项目比家庭护理在改善力量和净体重方面更为有效。（Suman，et al.，2001）（1 级）

◇ 一项随机对照试验评估运动对烧伤面积大于 40% TBSA 儿童肺功能的影响。干预方式为院内 12 周监督下的有氧及抗阻运动（结构化的运动组）与伤后半年开始家庭标准护理（家庭护理组）方案作对比。儿童随机分为 2 组，并设立 20 例年龄相匹配的健康无烧伤儿童作为对照组。两组肺动脉功能的基线无明显差异。然而，与非烧伤对照组相比，烧伤儿童肺功能明显降低。在结构化的运动组中肺功能明显的改善，而在家庭护理组中相对无明显改变。作者的结论是一个结构化的锻炼计划可改善肺功能。（Suman，et al.，2002）（1 级）

◇ 一随机对照试验评估运动训练对烧伤儿童瘢痕挛缩手术必要性的影响。在烧伤后 12、18 和 24 个月，监督组需要手术的患者数比标准护理组的患者数明显降低。这意味着监督锻炼计划可以减少挛缩的发展，减少进一步整形外科手术的可能性。（Celis，et al.，2003）（1 级）

◇ 一项随机试验以烧伤面积大于 40% 的儿童为对象，评估训练对静息能量消耗（resting energy expenditure）和净体重（lean mass）的影响。干预措施包括在伤后 6 个月开始为期 12 周的医院为基础的有氧运动和抗阻运动方案与以家庭为基础的标准护理方案对比。相比家庭组，监督锻炼组的儿童峰力矩（肌肉力量的指标）和净体重有十分显著的增加。静息能量消耗（高代谢状态的指标）的变化几乎可以忽略不计。作者因此得出这样的结论：运动训练没有加剧代谢过盛状态，但可以提高净体重和力量。作者主张在小儿烧伤康复中应用抗阻及有氧训练。（Al-Mousawi，et al.，2010）（1 级）

◇ 一随机对照试验评估结构化和监督运动项目对严重烧伤儿童的效果，同时观察这些影响在运动停止后的维持情况。干预包括在伤后 6 个月开展一个 12 周的以医院为基础的有氧抗阻运动方案与以家庭为基础的标准护理方案对比。与对照组相比，监督组在净体重和肌肉力量有显著增加。此外，干预完成后的 3 个月中监督运动组有额外净体重和肌肉力量的增加，而家庭护理组的相关指数则基本保持不变。但尽管有这些增加，与健康无烧伤的同龄儿童相比，绝对水平仍然较低。（Suman & Herndon，2007）（1 级）

◇ 一项研究用以探究相比传统单纯接受标准的物理与作业治疗，12 周辅以音乐的康复训练计划是否能更有效地提高运动范围。作者报道了在 2～6 岁儿童中，与传统的作业与物理治疗相比，12 周结构化的加以音乐和运动程序及物理作业治疗，能改善在肘关节和膝关节的主动和被动的运动幅度。（Neugebauer，et al.，2008）（2 级）

◇ 一项研究对比相比单纯运动或单独应用氧甲氢龙（oxandrolone，一种合成代谢剂），运动加氧甲氢龙在增加净体重和肌肉力量方面是否更有效。将烧伤面积大于 40% 的烧伤患儿随机分为四组：①氧甲氢龙组；②氧甲氢龙加运动组；③安慰剂药物加运动组；④安慰剂药物组。有氧甲氢龙加运动组与其他三组相比，净体重显著增加。作者认为，氧甲氢龙结合结构化的锻炼方案在净体重和力量的提升方面的作用优于单纯运动或单独药物治疗。（Przkora, et al., 2007）（1级）

◇ 一项研究探讨运动结合生长激素（growth hormone，GH）在增加净体重和肌肉力量是否比单独运动或生长激素更为有效。将烧伤面积大于40%的烧伤患儿随机分为四组：①运动结合生长激素组；②运动加生理盐水组；③仅生长激素组；④仅生理盐水组。净体重增加方面，运动结合生长激素组与运动加生理盐水组和仅生长激素组无显著差异，但均远远高于生理盐水安慰组。有运动参与的组别在肌肉力量增加方面明显优于无运动参与的组别。作者在结论中指出只有运动的参与才能获得肌肉力量的提升。（Suman, et al., 2003）（1级）

锻炼期间的温度控制

由于皮肤具有温度调节的功能，有必要监控患者在做一个预定的训练项目时，体温升高的现象。

◇ 一项研究评估在炎热环境中患者运动产生的温度反应。一组严重烧伤的儿童（大于40% TBSA）与非烧伤控制进行比较。受试者被要求在30分钟内完成75%峰值功率的运动试验（treadmill exercise）。所有非烧伤控制组儿童完成了运动试验，而只有十分之三的烧伤儿童完成了测试。烧伤儿童在运动达12分钟时有较高的核心体温（core body temperatures），虽然绝大多数（90%）并没有达到高热。烧伤儿童也有更高的静息核心体温。作者的结论是烧伤儿童似乎更难容忍在他们的体温实际没有增加的高温下运动。作者建议烧伤儿童在较热的环境下锻炼时需应用常识判断和监控温度。（McEntire, et al., 2010）（2级）

◇ 在一个病例系列研究里，6名烧伤患者和2名非烧伤对照者在高温的环境下锻炼。受试者被要求在35℃的温度和60%的湿度环境下完成一小时的运动测试。烧伤患者并没有表现出更明显不耐热情况，因为与非烧伤者反应类似，他们只是出现了中度体温升高。（Austin, et al., 2003）（4级）

实施标准

对重症烧伤患儿的多学科治疗方案应把抗阻和有氧运动项目作为核心成分，因为这些可以增加净体重、肌肉力量、肺功能和减少为改善挛缩而进行手术的需要。（A级）

监督下的以医院为基础的运动项目（持续大约6～12周）可用于改善重度烧伤的成人和儿童患者的体质。（A级）

6～12周的监督下的有氧和抗阻运动训练可以提高成人的肌肉力量，有氧代谢能力和生活质量。（A级）

应在锻炼计划中监测心血管反应（即心率、血压、费力程度认知）和温度控制或温度耐受情况。（B级）

存在异位骨化时的运动处方

异位骨化（Heterotopic Ossification，HO）是指在通常没有骨化的组织中形成的成熟板层状骨的沉积物。异位骨化是烧伤后一种少见的并发症，但一旦出现就会导致严重的功能障碍（Coons & Godleski，2013；Richard，et al.，2009）。烧伤后，异位骨化最常出现在肘关节周围，也可以出现在其他关节。早期症状如关节活动度减少、关节僵硬、局部肿胀、压痛、皮肤温度上升和关节深处剧烈疼痛可预示异位骨化的存在。

因为异位骨化病因不明，难以处理。由于缺乏高质量的研究报道，存在异位骨化时是否应进行运动，在临床和文献中一直备受争议。

一项调查分析了美国、加拿大、澳大利亚和新西兰烧伤单元目前烧伤管理的不同方面。关于出现异位骨化后运动管理方面，报道显示当诊断为异位骨化后，68% 只进行无痛范围的关节运动，12% 使用持续被动运动，6% 使用剧烈的运动，4% 不进行运动。（Holavanahalli，et al.，2011）（5 级）

少数病例报道和动物模型实验已经提出暴力活动是导致异位骨化的潜在因素，建议关节运动应限制在无痛范围。一个以兔子为实验对象的动物研究显示，兔子后肢的膝关节被固定在伸直位长达 5 周，每天进行 5 分钟最大范围暴力的运动“直到发生骨折的危险”。在这 5 周内，从第 2 周起股四头肌逐渐有骨结构形成。作者把这些结果与他们以前所做的一项只简单地固定肢体、没有进行暴力运动的实验研究进行对比，后者股四头肌没有出现骨结构，得出结论是固定加上暴力运动是导致异位骨化的形成的原因。（Michelsson，et al.，1980）（3 级）

基于这些动物的实验研究，也产生了人类的案例研究进行被动牵伸是否也会增加异位骨化形成的疑问。

有争议的是，由经验丰富的烧伤治疗师进行低负荷、长时间的被动运动训练已经远不是上述动物实验研究中所使用的“直到发生骨折的危险的暴力活动”技术。实际上，上述作者在进一步的实验研究中发现，使用相同的实验模型但肢体没有被固定，每天进行膝关节暴力运动持续 5 周，但结果没有发现异位骨化的形成（Michelsson & Rauschning，1983）（3 级）。这也许表明，是固定的因素而不是进行关节运动增加了异位骨化的风险。因此，为了保持烧伤患者皮肤的长度和关节的完整性而进行被动关节运动训练是必要的，应该更多关注在缩短固定时间来预防异位骨化。现在，固定和卧床时间的长短被认为是异位骨化形成的重要危险因素。（Chen，et al.，2009）（5 级）

随着这些动物实验的研究，继而出现一些以人类为对象的回顾性研究，建议在存在异位骨化时仅进行疼痛范围内的主动运动。

一份回顾性病例系列研究报道，一旦怀疑存在异位骨化就只进行主动的运动。18 名成人患者被列入本次研究。10 名患者（55%）反应满意，主动运动的方法恢复了其中 6 名患者全范围的关节活动度和另外 4 名患者功能性关节的活动度。大多数功能恢复都发生在损伤后 6 个月内。其余 8 名患者形成关节僵硬需要手术治疗（Peterson，et al.，1989）（4 级）。

一项进一步回顾性病例系列研究探讨了异位骨化后运动管理。这份研究包括了 12 名烧伤后肘关节存在异位骨化的患者。在发生异位骨化之前，6 名患者每天接受辅助主动活动和被动关节活动，2 名患者只接受被动关节活动，4 名患者只接受主动或主动辅助的关节活动。当异位骨化出现，所有运动方法都更改为每日只进行主动关节运动和无痛范围内的牵伸。6名患者（50%）对这种保守的治疗方法反应良好（其中3名患者恢复了全关节活动范围，另外3名患者恢复了功能性关节的活动范围），其余6名患者由于关节僵硬需要手术治疗。此项研究中作者得出了一个有缺陷的结论。他们认为在怀疑出现异位骨化时，就进行被动关节活动是不当的，只应进行无痛范围内主动关节活动。该结论的缺陷在于根本就没进行被动关节活动测试，在这份研究中异位骨化出现后所有患者都只进行了主动的关节活动。因此，作者不能发表关于被动关节活动优势或负面的评论，因为作者还没有检验这个假设或评论有关这一假设的任何数据。然而，之后许多的文献都使用此文献作为不使用被动关节活动治疗的证据。（Crawford，et al.，1986）

相反，近期很多文献提倡应用规律及强化的牵伸方案，来尽可保持关节活动度和预防完全性的关节僵硬。一份综述评论了异位骨化后有关被动关节活动的错误概念。此文献报道，大多数关于被动关节活动的研究结论是存在问题的，因为他们研究中没有数据支持研究结论。该综述也提出辩论，认为暴力徒手运动并不等同于被动关节活动。（Casavant & Hastings，2006）（5级）

一份个案报道在出现异位骨化后应用持续被动关节运动（CPM）改善了关节活动度，并且异位骨化没有进一步发展（Ellerin，et al.，1999）（4级）。这或许提示如何实施被动关节活动是很重要的。较长时间运用渐进性被动关节运动可以有助于改善关节活动度，与此相反，使用快速及高强度徒手运动的动物实验导致了异位骨化的增加。（Scalzitti，2003）（5级）

一份回顾性研究调查在头部外伤患者中，合并异位骨化的关节在麻醉状态下进行关节运动是否有积极的效果。16名头部受伤患者有28个异位骨化的关节在麻醉状态下进行关节运动。平均进行为期3.6个月的操作，结果表明82%在麻醉状态下运动的关节获得活动度的改善，并且64%关节在此操作后的进一步康复中得到了维持或改善。就肘关节异位骨化而言，13个肘关节中就有8个（62%）活动范围平均增加了47°。作者报导实施徒手运动过程中没有异位骨化的恶化和没有骨折的发生。（Garland，et al.，1982）（4级）

一些病例研究表明，应用负重进行强化的主动、主动辅助和被动运动能够获得更多的关节活动度，可以不再需要手术切除。一份研究提出每天进行4～5次的渐进性牵伸训练，包括主动、主动辅助和被动负重牵伸，活动至出现疼痛和阻力。在活动中患者评价他们的疼痛为8～9/10分。不需要手术切除就能获得功能性或接近全范围的关节活动度。（Coons & Godleski，2013）（4级）

如果关节的主要功能持续受限，需要选择外科切除手术的方式来改善关节活动度。一份描述性系统回顾分析得出结论，手术切除在改善受限关节的活动范围方面是有效的（Lee，et al.，2013）（4级）。手术干预常常推迟至伤后一年，以确保异位骨化不再活跃从而预防切除术后异位骨化的复发（Tsionos，et al.，2004）。

异位骨化切除术后，提倡进行强化的运动训练同时结合止痛药如消炎痛。强化运动训练内容包括主动、主动辅助和被动关节运动训练，也可以使用CPM机器，以尽量恢复运动功能（Tsionos，et al.，2004）（4级）。一些作者主张尽早在手术后24～48小时就开始运动训练。（Chen，et al.，2009）（5级）

综上所述，建议异位骨化的运动训练方案应包括主动、主动辅助运动，伴随必需的被动关节牵伸。CPM 机器或许有帮助。适当的疼痛缓解和规律及重复的运动是必要的。在这方面需要更多有力的科学研究给出更有力的推荐。

> 实施标准
>
> 　　运动可能有效改善异位骨化患者的关节活动度。需要针对这些异位骨化群体进行更多的研究，以便推荐最佳的运动模式。（B 级）

新颖的运动治疗

　　烧伤患者的康复需要贯穿整个恢复过程，以确保最佳的长期身体和心理结果。康复，特别在急性期和亚急性期，经常会受到疼痛和焦虑的阻碍（Morris, et al., 2010；Morris, et al., 2009）。鼓励患者活动很困难（Omar, et al., 2012），治疗师需要经常使用创新的方法。

　　例如，在斜坡上进行步态训练合并行走和下蹲运动已被应用于下肢烧伤患者。这项技术根据站在斜坡上的运动方向可同时进行牵伸、强化和下肢关节活动度训练（Duncan, 1989）。

　　水疗也被用作一种替代基础治疗的广泛应用的治疗方法，用以缓解疼痛、改善关节活动、肌力、平衡等功能（Geytenbeek, 2002）。然而，水疗在烧伤文献中没有被记载为特色治疗。虽然并没有量化结果，烧伤儿童的水池治疗被认为是实现治疗目标、促进儿童积极参与治疗的极佳方法（Parry, et al., 2003）。一个研究项目为探讨短期水中运动训练对成人烧伤瘢痕愈合急性期的影响，其能改善肺功能和手部力量的初步试验结果已经被发表（Antonissen, 2011）。

　　虚拟现实技术和交互式视频游戏已经越来越被大众所接受。在过去的几年中，为烧伤患者的治疗提供了探索和应用依据，将在本章介绍（Carrougher, et al., 2009；Morris, et al., 2010；Parry, et al., 2013）。

　　另一种新的治疗方法是使用全身振动作为一种运动媒介，如在振动平台上运动或以不同的静态姿势站立。全身振动平台很容易在健身房、运动和康复机构获得和推广，并且报道显示全身振动平台能提高肌肉力量、做功和平衡能力（Carindale, 2003；Torvinen, 2003）。

　　一份随机对照试验探讨了在家庭运动训练基础上，增加全身振动治疗是否对成年已愈合的下肢烧伤患者的股四头肌和腓肠肌产生影响。31 名年龄在 30 ～ 40 岁的参与者被随机分为两组。所有参与者都遵循同一个家庭运动处方，包括运动种类、强度和持续时间，每周 3 次、超过 8 周。振动组在家庭基础训练方案基础上增加了静蹲在振动平台上的练习，每周 3 次。两组均使用等速测力计测试肌力，并与没有烧伤的健康对照组进行比较。研究显示振动组肌肉力量明显改善并接近于健康对照组水平，而只进行家庭训练组的肌肉力量并未完全恢复。作者得出结论振动训练结合家庭运动训练方案比单纯进行家庭运动训练更能有效地增加下肢烧伤患者的肌肉力量（Ebid, et al., 2012）（1 级）。然而，应该谨慎地得出结论，因为也许是振动训练过程中额外增加的下蹲而不是全身振动导致了肌肉力量的提高。

有目的活动

专业治疗师和物理治疗师将日常生活活动引入康复方案以达到治疗目的。这需要考虑与个人发育或人生阶段相关的自我照顾活动、休闲娱乐活动、工作和玩耍活动。设计方案应该结合运动和动度的能力，选择有意义、有目的性的活动，可以调动患者的积极性和支持他们坚持完成运动方案。

有目的活动包括"以目标为导向，以主动参与活动的人的目的和意义为特征"。游戏治疗可用来"促进运动感觉功能、认知功能和社会心理功能"（Omar，et al.，2012）。

有证据表明，基于玩耍为基础的有目的性的活动比机械地进行关节运动的疼痛少，而且可有效提高患者参与治疗运动的积极性，并改善关节活动度及功能（Melchert-McKearnan，et al.，2000）（4 级）；（Omar，et al.，2012）（1 级）。

◇ 一份关于烧伤儿童的研究，将有目的活动或游戏治疗与机械运动训练对比，评估疼痛和手的运动功能的改善。有目的游戏活动包括在水盆里玩玩具、木制拼图游戏、玩黏土和面团。与机械进行腕关节和手部主动及主动辅助的关节活动进行对比，治疗后有目的活动组比机械运动组疼痛程度明显减轻。而且，所有护理人员和 30 位父母中有 26 位都认为，有目的活动能分散患者疼痛的注意力。有目的活动组在手部总主动活动范围（TAM）和 Jebsen-Taylor 手功能测试的结果均较机械运动组显著改善。作者得出结论，与机械的运动相比，基于游戏的有目的活动更能有效缓解手部烧伤儿童锻炼引起的疼痛和提高手部运动的功能（Omar，et al.，2012）（1 级）。

◇ 一项案例系列研究，2 名 Ⅱ° ～Ⅲ° 烧伤的 6 岁男孩，使用至少一个关节参与的模块式训练——包括有目的活动和机械运动，比较儿童参与性、疼痛行为、疼痛知觉和满意度。有目的活动选自儿童喜欢的游戏，机械性运动（rote exercise）则进行规定的关节活动度练习。游戏活动在治疗活动中的重复性、自我报告的疼痛、痛苦减轻程度和乐趣方面效果优于机械性活动。作者结论为"有目的活动可获得等同于或高于机械性运动的效果"（Melchert-McKearnan，et al.，2000）（4 级）。

> **实施标准**
>
> 需要多学科专家的处理，包括专业治疗师和 / 或物理治疗师，来帮助烧伤患者获得最佳的锻炼和运动功能。（A 级）
>
> 来自于与发育阶段相符游戏的有目的活动可以用于促进烧伤儿童的功能恢复。（B 级）

虚拟现实技术

烧伤运动和移动训练方案中，虚拟现实技术可作为分散患者由于疼痛和关节僵硬、挛缩、心血管的适应作用引起不适感的策略。虚拟现实可提供让使用者沉浸于其中的一个虚幻的世界（计算机产生）。（Morris，et al.，2010；Yohannan，et al.，2012）。虚拟现实技术已用于烧伤康复。患者在进行为改善功能性结果的运动或活动时，虚拟现实技术可分散活动中产生的疼痛。虚拟现实技术可作为非药物止痛的替代疗法，并且也是有时在康复治疗开始前的一种很好的辅助缓解疼痛的方法（Schmitt, et al., 2011）。

◇ 一份交叉设计的随机对照试验研究了沉浸式虚拟现实技术在 6 ~ 19 岁儿童和青少年中辅助止痛的运用。每次进行物理治疗时患者在有或无虚拟现实设备下进行治疗。患者在物理治疗师的指导下进行主动的关节活动度训练。两组间关节活动度的评估结果并没有改变，但是，使用虚拟现实技术时患者疼痛评分减少。此外，参与者表示使用虚拟现实技术比不使用更有趣。无论是有趣的体验感受了多少次，还是减少了多少疼痛。作者总结说，在烧伤儿童接受躯体康复治疗时，虚拟现实技术是一个非常有力和有用的辅助止痛的方法（Schmitt, et al., 2011）（1级）。

◇ 一项交叉设计的随机预实验，评估在发展中国家烧伤成人患者接受物理治疗时，使用一个低成本的虚拟现实系统对于辅助止痛治疗的可行性。参与者接受止痛药后，随机分配第一或第二阶段接受虚拟现实技术。两个过程均由物理治疗师执行关节被动运动训练。虚拟现实技术并无不利的影响，也不需要增加物理治疗师额外的时间。虽然虚拟现实组的疼痛或焦虑评分有降低趋势，但两组并无统计学差异。作者得出结论，低成本的虚拟现实系统是可行的，并且可能对疼痛的管理有利（Morris, et al., 2010）（1级）。

◇ 一份系统回顾评估虚拟现实技术降低烧伤后疼痛和焦虑的有效性。有 9 个纳入系统评估的研究中，只有 2 个研究评估了在物理治疗时应用虚拟现实技术。一项研究表明，虚拟现实技术结合止痛药物比单独使用止痛药物缓解疼痛更显著，与另一个关于物理治疗时应用虚拟现实技术的研究结论一致。其中一项研究发现焦虑也有所缓解（Morris, et al., 2009）（2级）。

◇ 一项研究评估在一个区域性烧伤中心开展虚拟现实技术的可行性，特别是在物理治疗或作业治疗过程中开展虚拟现实技术的人力资源方面的需要。虚拟现实技术设置需要平均耗费工作人员 59 分钟，包括清洁、设置、解释和治疗。重复使用可以减少设置时间。作者表明，虚拟现实技术明显需要工作人员时间的投入，在小型烧伤中心，用足够的工作人员来开展这项治疗可能比较困难（Markus, et al., 2009）（3级）。

◇ 一项随机交叉试验评估在烧伤成人患者进行物理治疗时，应用虚拟现实技术辅助止痛药物改善疼痛和关节活动范围的效果。虚拟现实技术在最严重的疼痛、疼痛时间和疼痛的不适感方面分别减轻 27%、37% 和 31%，而且这些方面均有统计学意义。关节活动范围方面没有显著差异。作者提出结论，虚拟现实技术能减轻疼痛并且容易使用（Carrougher, et al., 2009）（1级）。

> **实施标准**
> 　在烧伤康复中，虚拟现实技术可作为止痛药物的辅助治疗，可以考虑选择。（B级）

交互式视频游戏

烧伤康复的训练方案中，视频游戏也被用作在运动和锻炼中分散注意力和缓解疼痛的一种方法。视频游戏要求患者主动参与，通过互动方式帮助躯体功能的恢复，这种方法与虚拟现实技术相类似（Parry，et al.，2012；Yohannan，et al.，2012）。

◇ 一项研究成人烧伤患者早期康复，使用任天堂电视游戏机（Wii™），特别是评估对疼痛、焦虑、关节活动度、乐趣、出勤率和运动功能方面的影响。Wii™组在一节标准治疗后，使用 Wii™游戏机进行一节 15 分钟训练，对照组由治疗师选择治疗方案。两组间的所有结果均无统计学差异；然而 Wii™组有减轻疼痛和焦虑，提高运动功能、关节活动度和乐趣的趋势。结果证明烧伤早期康复使用 Wii™是安全可行的方法。但还需要进一步地研究。（Yohannan，et al.，2012）（2级）

◇ 一项研究通过三维运动分析上肢运动功能，对比任天堂 Wii™游戏与 Eye Toy™游戏机在健康人中的作用。这两种工具都能促进肩关节在前屈和外展功能范围内进行主动的关节活动，同时使用 Eye Toy™游戏机获得肩关节前屈和外展活动的最大范围更大，以及抬高手臂持续更长的时间。作者结论指出治疗师使用交互式视频游戏（IVG）时需"结合患者的功能障碍情况和交互式视频游戏的特性才能获得最好的效果"。（Parry，et al.，2012）（2级）

◇ 一项研究探讨物理治疗师和作业治疗师对使用任天堂 Wii™对烧伤和非烧伤患者治疗的看法。多数烧伤治疗师（96%）相信 Wii™对所有患者的治疗都有益处，85%的治疗师认为对烧伤患者有益。应用 Wii™作为一种辅助疗法，每周 2 次，每次 15～30 分钟被认为合适。（Fung，et al.，2010）（4级）

使用交互式视频游戏的注意事项和预防措施

◇ 在一些患者治疗中出现运动过度，努力避免受累关节疼痛加剧，这可能影响交互式视频游戏治疗的效果。（Yohannan，et al.，2012）（2级）；（Parry，et al.，2012）（2级）

◇ 治疗师可通过适当地调整患者体位，指导患者活动。（Fung，et al.，2010）（4级）（Yohannan，et al.，2012）（2级）；（Parry，et al.，2012）（2级）

◇ 对交互式视频游戏的兴趣和体验，影响患者活动的参与和疼痛分散的程度。（Yohannan，et al.，2012）（2级）

◇ 治疗师应该回顾可用的游戏，并根据它们能达到的不同的特定目标进行选择。（Fung，et al.，2010）（4级）（Parry，et al.，2012）（2级）

> **实施标准**
> 在烧伤康复治疗方案中可应用交互式视频游戏，以缓解疼痛，促进活动。（B级）

实施标准总结

1. 烧伤急性期甚至在重症监护病房中，应尽可能早地开始运动和行走训练。这种干预可以优化通气功能；减少肺炎和其他肺部或心血管并发症发生的风险；减轻水肿；维持关节活动度和力量；预防卧床的相关并发症发生，如深静脉血栓。（B级）

2. 急性期如果有肌腱外露应该调整运动训练方案，防止外露肌腱损伤。（B 级）

3. 带血管蒂皮瓣至少需要 24 ～ 48 小时的制动，预防皮瓣机械性分离的发生。（B 级）

4. 早期植皮手术后，在允许的情况下应尽可能早地恢复运动、行走、参与日常活动。（A 级）

5. 植皮后早期开始强化运动训练方案可以最大限度地减少烧伤后挛缩的程度。（A 级）

6. 儿童严重烧伤多学科治疗方案应包括以抗阻和有氧运动为核心的训练方案，因为这可提高净体重、肌肉力量、肺功能，并降低挛缩松解手术的可能。（A 级）

7. 监护下进行以医院为基础的训练方案（持续约 6 ～ 12 周）可以改善严重的成人和儿童烧伤患者的健康状况。（A 级）

8. 监护下成人进行有氧运动和抗阻运动训练 6 ～ 12 周，可以提高肌肉力量、有氧代谢能力和生活质量。（A 级）

9. 进行运动训练时要监测心血管系统的反应（即心率，血压，主观疲劳感）和对温度改变的耐受性。（B 级）

10. 运动或许有助于改善异位骨化患者的关节活动度。需要进行更多的研究，以便推荐异位骨化人群最佳的运动模式。（B 级）

11. 需要多学科专家的协作，包括作业治疗师和 / 或物理治疗师，以帮助烧伤患者获得最佳的锻炼和运动能力。（A 级）

12. 与发育阶段相符的游戏为基础的有目的的活动可以用于促进烧伤儿童的功能恢复。（B 级）

13. 虚拟现实技术在烧伤康复过程中似乎是一个可行的辅助药物镇痛的治疗方法，可以考虑作为一种可选择的治疗方法。（B 级）

14. 在烧伤康复中可使用交互式视频游戏，以缓解疼痛，促进活动。（B 级）

参考文献

Ahmed E T, Abdel-aziem A A, Ebid A A, 2011. Effect of isokinetic training on quadriceps peaktorgue in healthy subjects and patients with burn injury. Journal of Rehabilitation Medicine, 43(10): 930-934.

Al-Mousawi A M, et al., 2010. Effects of exercise training on resting energy expenditure and lean mass during pediatric burnrehabilitation. Journal of Burn Care & Research, 31(3): 400-408.

Alloju SM, et al., 2008. Assessment of muscle function inseverely burned children. Burns, 34(4): 452-459.

Anderson DM, et al., 2002. Mosby's Medical, Nursingand Allied Health Dictionary. Gth Edition. St Louis: Mosby, Inc.

Antonissen M, et al., 2011. Effects of short termaquatic exercise in burn patients: pilot project. Burns, 37: S1-S25.

Austin KG, et al., 2003. Thermoregulation inburn patients during exercise. Journal of Burn Care & Rehabilitation, 24(1): 9-14.

Baldwin J, Li F, 2013. Exercise behaviors after burn injury. Journal of Burn Care & Research, 34(5): 529-536. doi: 10.1097/BCR.0b013e31827a2bcd.

Blassingame W M, et al., 1989. Range of motion of theshoulder performed while patient is anesthetized. Journal of Burn Care & Rehabilitation, 10(6): 539-542.

Bodenham D C , Watson R, 1971. The early ambulation of patients with lower limb grafts. British Journal of Plastic Surgery, 24(1): 20-22.

Budny P G, et al., 1993. Pretibial injuries in the elderly: a prospectivetrial of early mobilisation versus bed rest following surgical treatment. British Journal of Plastic Surgery, 46(7): 594-598.

Burnsworth B, Krob M J, Langer-Schnepp M, 1992. Immediate ambulation of patients with lower extremity grafts. Journal of Burn Care & Rehabilitation, 13(1): 89-92.

Calthorpe S, et al., 2014. An intensive physiotherapy program improves mobility for trauma patients. The Journal of Trauma andAcute Care Surgery, 76(1): 101-106.

Carindale M, Bosco C, 2003. The use of vibration as an exercise intervention. Exercise and Sports Science Reviews, 31(1): 3-7.

Carrougher G J, et al., 2009. The effect of virtual reality on pain and range of motion in adults with burn injuries. Journal of Burn Care & Research, 30(5): 785-791.

Casavant A M, Hastings H. 2nd, 2006. Heterotopic ossification about the elbow: a therapist's guide to evaluation and management. Journal of Hand Therapy, 19(2): 255-266.

Celis M M, et al., 2003. Effect of a supervised exercise and physiotherapy program on surgical interventions in children with thermal injury. Journal of BurnCare & Rehabilitation, 24(1): 57-61;discussion 56.

Chang A T, et al., 2004. Standing with the assistance of a tilt table improves minute ventilation in chronic critically ill patients. Archives of PhysicalMedicine & Rehabilitation, 85(12): 1972-1976.

Chen H C, et al., 2009. Heterotopic ossification inburns: our experience and literature reviews. Burns, 35(6): 857-862.

Clark D E, et al., 2013. Effectiveness of an early mobilization protocol in a trauma and burns intensive care unit: a retrospective cohort study. PhysicalTherapy, 93(2): 186-196.

Coons D, Godleski M, 2013. Range of motion exercises in the setting of burn-associated heterotopic ossification at the elbow: case series and discussion. Burns, 39(4): e34-38.

Covey M H, et al., 1988. Efficacy of continuous passivemotion(CPM)devices with hand burns. Journal of Burn Care & Rehabilitation, 9(4): 397-400.

Cox G W, Griswold J A, 1993. Outpatient skin grafting of extremity burn wounds with the use ofUnna Boot compression dressings. Journal of Burn Care & Rehabilitation, 14(4): 455-457.

Crawford C M, et al., 1986. Heterotopic ossification: are range ofmotion exercises contraindicated? Journal of Burn Care & Rehabilitation, 7(4): 323-327.

Cucuzzo N A, Ferrando A, Herndon D N, 2001. The effects of exercise programming vs traditional outpatient therapy in the rehabilitation of severely burned children. Journal of Burn Care & Rehabilitation, 22(3): 214-220.

de Lateur B J, et al., 2007. Augmented exercise in the treatment of deconditioning from major burn injury. Archives of Physical Medicine & Rehabilitation, 88(12 Suppl 2), S18-23.

Dean E, 1994. Oxygen Transport: a physiologically based conceptual framework for the practice of cardiopulmonary physiotherapy. Physiotherapy, 80: 347-354.

Dean S, Press B, 1990. Outpatient or short-stay skin grafting with early ambulation for lowerextremityburns. Annals of Plastic Surgery, 25(2): 150-151.

Disseldorp L M, et al., 2011. Physical fitness in people after burn injury: a systematic review. Archives of Physical Medicine & Rehabilitation, 92(9): 1501-1510.

Duncan C E, 1989. Use of a ramp surface for lower extremity exercise with burn-injured patients.Journal of Burn Care & Rehabilitation, 10(4): 346-349.

Ebid A A, et al., 2012. Effect of whole body vibrationon leg muscle strength after healed burns: a randomized controlled trial. Burns, 38(7): 1019-1026.

Ebid A A, et al., 2012. Effect of 12-week isokinetic training on musclestrength in adult with healed thermal burn. Burns, 38(1): 61-68.

Edgar D, 2013. Evidence Summary: Lower Limb Split Thickness Skin Grafts: Mobilisation andAmbulation. Johanna Briggs Institute, 7875.

Edgar D, et al., 2009. Goniometry and linear assessments to monitor movement outcomes: are they reliable tools in burn survivors? Burns, 35(1): 58-62.

Ellerin B E, et al., 1999. Current therapy in the management of heterotopic ossification of the elbow: a review with case studies. American Journal of Physical Medicine & Rehabilitation, 78(3): 259-271.

Fung V, et al., 2010. The utility of a video game system in rehabilitation of burn and nonburn patients: a survey among occupational therapy and physiotherapy practitioners. Journal of Burn Care. & Research, 31(5): 768-775.

Garland D E, Razza B E, Waters R L, 1982. Forceful joint manipulation in head-injured adults with heterotopic ossification. Clinical Orthopaedics & Related Research, (169): 133-138.

Geytenbeek J, 2002. Evidence for effective hydrotherapy(with consumer summary). Physiotherapy, 88(9): 514-529.

Greenhalgh D, 2002. Wound Healing. In D. N. Herndon(Ed.), Total Burn Care. zth ed London: Saunders, 523-535.

Grisbrook T L, et al., 2012. Exercise training to improve health related quality of life in long term survivors of major burn injury: a matched controlled study. Burns, 38(8): 1165-1173.

Grisbrook T L, et al., 2013. Burn injured adults with long term functional impairments demonstrate the same response to resistance training as uninjured controls. Burns, 39(4): 680-686.

Grisbrook T L, et al., 2012. The effect of exercise training on pulmonary function and aerobic capacity in adults with burn. Burns, 38(4): 607-613.

Grube B J, Engrav L H, Heimbach D M, 1992. Early ambulation and discharge in 100 patients with burns of the foot treated by grafts. Journal of Trauma-Injury Infection & Critical Care, 33(5): 662-664.

Harnar T, et al., 1982. Dr. Paul Unna's boot and early ambulation after skin grafting the leg: a survey of burn centers and a report of 20 cases.Plastic & Reconstructive Surgery, 69(2): 359-360.

Harrison C A, MacNeil S, 2008. The mechanism of skin graft contraction: an update on current research and potential future therapies. Burns, 34(2): 153-163.

Hart D W, et al., 2000. Determinants of skeletal muscle catabolism after severe burn. Annals of Surgery, 232(4): 455-465.

Hart D W, et al., 2000. Persistence of muscle catabolism after severe burn. Surgery, 128(2): 312-319.

Hartigan C, et al., 1989. An overview of muscle strengthening. Journal of Burn Care & Rehabilitation, 10(3): 251-257.

Holavanahalli R K, et al., 2011. Select practices in management and rehabilitation of burns: a survey report. Journal of Burn Care & Research, 32(2): 210-223.

Howell J W, 1989. Management of the acutely burned hand for the nonspecialized clinician. Physical Therapy, 69(12): 1077-1090.

Kho Y, 2013. Evidence Summary. Lower Limb Split Thickness Skin Grafts: Mobilisation and Ambulation.Johanna Briggs Institute, 7875.

Kowalske K J, 2011. Hand burns. Physical Medicine & Rehabilitation Clinics of North America, 22(2): 249-259.

Luczak B, Ha J, Gurfinkel R, 2012. Effect of early and late mobilisation on split skin graft outcome.Australasian Journal of Dermatology, 53(1): 19-21.

Mann E, 2013. Evidence Summary: Burns Edema: Acute Management. Johanna Briggs Institute, 8005.

Markus L A, et al., 2009. Virtual reality: feasibility of implementation in a regional burn center. Burns, 35(7): 967-969.

McEntire S J, et al., 2010. Temperature responses inseverely burned children during exercise in a hot environment. Journal of Burn Care & Research, 31(4): 624-630.

Melchert-McKearnan K, et al., 2000. Children with burn injuries: purposeful activity versus rote exercise. American Journal of Occupational Therapy, 54(4): 381-390.

Michelsson J E, et al., 1980. Myositis ossificans following forcible manipulation of the leg. A rabbit model for the study of heterotopic bone formation. Journal of Bone &Joint Surgery - American Volume, 62(5): 811-815.

Michelsson J E, Rauschning W, 1983. Pathogenesis of experimental heterotopic bone formation following temporary forcible exercising of immobilized limbs. Clinical Orthopaedics & Related Research(176): 265-272.

Moore M L, Dewey W S, Richard R L, 2009. Rehabilitation of the burned hand. Hand Clinics, 25(4): 529-541.

Morris L D, Louw Q A, Crous L C, 2010. Feasibility and potential effect of a low-cost virtual reality system on reducing pain and anxiety in adult burn injury patients during physiotherapy in a developingcountry. Burns, 36(5): 659-664.

Morris L D, Louw Q A, Grimmer-Somers K, 2009. The effectiveness of virtual reality on reducing pain and anxiety in burn injury patients: a systematic review. Clinical Journal of Pain, 25(9): 815-826.

Munn Z, 2014. Evidence Summary: Burns Rehabilitation: Exercise. Johanna Briggs Institute.

Nedelec B, et al., 2012. Practice guidelines forearly ambulation of burn survivors after lower extremity grafts. Journal of Burn Care & Research, 33(3): 319-329.

Neugebauer C T, et al., 2008. Effects of a 12-week rehabilitation program with music & exercise groups on range of motion in young children with severe burns. Journal of Burn Care & Research, 29(6): 939-948.

Okhovatian F, Zoubine N, 2007. A comparison between two burn rehabilitation protocols. Burns, 33(4): 429-434.

Omar M T, et al., 2012. Influences of purposeful activity versus rote exerciseon improving pain and hand function in pediatric burn. Burns, 38(2): 261-268.

Paratz J D, et al., 2012. Intensive exercise after thermalinjury improves physical, functional, and psychological outcomes. The Journal of Trauma and AcuteCare Surgery, 73(1): 186-194.

Parry I, et al., 2013. Keeping up with video game technology: Objective analysis of Xbox Kinect and Play Station 3 Move foruse in burn rehabilitation.

Parry I, et al., 2003. Aquatic Therapy: a motivational tool for the burned child. Journal of Burn Care and Rehabilitation, 24(Mar-Apr): S43-183.

Parry I S, et al., 2012. Commercially available interactive video games in burn rehabilitation: therapeutic potential. Burns, 38(4): 493-500.

Pereira C, et al., 2005. Post burn muscle wasting and the effects of treatments. International Journal of Biochemistry & Cell Biology, 37(10): 1948-1961.

Peterson S L, et al., 1989. Postburn heterotopicossification: insights for management decision making. Journal of Trauma-Injury Infection & CriticalCare, 29(3): 365-369.

Przkora R, Herndon D N, Suman O E, 2007. The effects of oxandrolone and exercise on muscle mass and function in children with severe burns. Pediatrics, 119(1): 109-116.

Read S, 2013. Evidence Summary: Skin Graft: Management. Johanna Briggs Institute, 8521.

Richard R, et al., 2009. Burn rehabilitation and research: proceedings of a consensus summit. Journal of Burn Care & Research, 30(4): 543-573.

Richard R, Staley M, Miller S F, 1994. The effect of extremity range of motion on vital signs of critically ill patients and patients with burns: a pilot study. Journal of Burn Care & Rehabilitation, 15(3): 281-284.

Richard R L, et al., 2009. Identification of cutaneous functional units related to burn scar contracture development.Journal of Burn Care & Research, 30(4): 625-631.

Rosenberg M, et al., 2013. Effects of a hospital based Wellness and Exercise program on quality of life of children with severe burns. Burns, 39(4): 599-609.

Ryan E D, et al., 2012. Dynamics of visco elastic creep during repeated stretches. Scandinavian Journal of Medicine & Science in Sports, 22(2): 179-184.

Scalzitti D A, 2003. Because of the risk of developing heterotopic ossification, are passive range ofmotion exercises contraindicated fo llowing traumatic injuries? Physical Therapy, 83(7): 659-657.

Schmitt Y S, et al., 2011. A randomized, controlled trial of immersive virtual reality analgesia, during physical therapy forpediatric burns. Burns, 37(1): 61-68.

Schnebly W A, et al., 1989. A nonsplinting approach to the care of the thermally injured patient. Journal of Burn Care & Rehabilitation, 10(3): 263-266.

Schneider J C, et al., 2006. Contractures in burn injury: defining the problem. Journal of Burn Care & Research, 27(4): 508-514.

Sharpe D T, Cardoso E, Baheti V, 1983. The immediate mobilisation of patients with lower limb skin grafts: a clinical report. British Journal of Plastic Surgery, 36(1): 105-108.

Silverberg R, et al., 2000. Gait variables of patients after lower extremity burn injuries. Journal of Burn Care & Rehabilitation, 21(3): 259-267;discussion 258.

Smith T O, 2006. When should patients begin ambulating following lower limb split skin graft surgery: a systematic review. Physiotherapy., 92(3): 135-145.

Southwell-Keely J, Vandervord J, 2012. Mobilisation versus bed rest after skin grafting pretibiallacerations: A Meta-analysis. Plastics Surgery International, 2012: 1-6. doi: 10.115/2012/207452.

St-Pierre D M, et al., 1998. Muscle strength in individuals withhealed burns. Archives of Physical Medicine & Rehabilitation, 79(2): 155-161.

Stockton K A, et al., 2012. Physiological responses to maximal exercise testing and the modified incremental shuttle walk test in adults after thermal injury: apilot study. Journal of Burn Care & Research, 33(2): 252-258.

Suman O E, Herndon D N, 2007. Effects of cessation of a structured and supervised exerciseconditioning program on lean mass and muscle strength in severely burned children. Archives ofPhysical Medicine & Rehabilitation, 88(12 Suppl 2): S24-29.

Suman O E, Mlcak R P, Herndon D N, 2002. Effect of exercise training on pulmonary functionin children with thermal injury. Journal of Burn Care & Rehabilitation, 23(4): 288-293;discussion 287.

Suman O E, et al., 2001. Effects of a 12-wk resistance exercise program on skeletal muscle strength in children with burn injuries. Journal of Applied Physiology, 91(3): 1168-1175.

Suman O E, et al., 2003. Effect of exogenous growth hormone and exercise on lean mass and muscle function in children with burns. Journal of Applied Physiology, 94(6): 2273-2281.

Tallon B, Lamb S, Patel D, 2009. Randomized nonblinded comparison of convalescence for 2 and 7 days after split-thickness skin grafting to the lower legs. Dermatologic Surgery, 35(4): 634-637.

Torvinen S, et al., 2003. Effect of 8-month vertical whole body vibration on bone, muscle performance, and body balance: a randomized controlled study. Journal of Bone & Mineral Research., 18(5): 876-884.

Trees D W, Ketelsen C A, Hobbs J A, 2003. Use of a modified tilt table for preambulation strength training as an adjunct to burn rehabilitation: a case series. Journal of Burn Care & Rehabilitation, 24(2): 97-103.

Tsionos I, Leclercq C, Rochet J M, 2004. Heterotopic ossification of the elbow in patients with burns. Results after early excision. Journal of Bone & Joint Surgery - British Volume, 86(3): 396-403.

Usuba M, et al., 2007. Experimental joint contracture correction with low torque—long duration repeated stretching. Clinical Orthopaedics & Related Research, 456: 70-78.

Wallenberg L, 1999. Effect of early mobilisation after skin grafting to lower limbs. Scandinavian Journal of Plastic & Reconstructive Surgery & Hand Surgery, 33(4): 411-413.

Watterson D, et al., 2011. Developing clinical quality indicators for a Bi-National Burn Registry. Burns, 37(8): 1296-1308.

Wells N J, et al., 1995. Lower extremity burns and Unna paste: can we decrease health care costs without compromising patient care? Canadian Journal of Surgery, 38(6): 533-536.

Whitehead C, Serghiou M, 2009. A 12-year comparison of common therapeutic interventions in the burn unit. Journal of Burn Care & Research, 30(2): 281-287.

Willis C E, et al., 2011. Pulmonary function, exercise capacity and physical activity participation in adults following burn. Burns, 37(8): 1326-1333.

Wood S H, Lees V C, 1994. A prospective investigation of the healing of grafted pretibial woundswith early and late mobilisation. British Journal of Plastic Surgery, 47(2): 127-131.

Yohannan S K, et al., 2012. The utilization of Nintendo Wii during burn rehabilitation: a pilot study. Journal of Burn Care & Research, 33(1): 36-45.

第10章
功 能 恢 复

本章摘要

　　烧伤的范围、位置、深度的不同及其带来的心理影响的不同导致多种功能障碍。世界卫生组织（WHO）对功能的定义明确指出，功能不仅是一个机体能够活动的能力，还应该包括完整的生理机能和工作能力，同时还应具有心理、社会和认知的能力。因此，干预项目必须有目的性和个体性。在本章，考虑到信息收集、多学科小组输入以及对烧伤后提高功能影响的持续评估的影响，烧伤后的功能恢复依据 ICF（国际功能、残疾、健康分类）进行分级。

简 介

　　美国的烧伤专家小组达成一个共识，即无论是否仍然存在残障，患者对功能恢复的满意度是最终临床目标（Gibran，et al.，2013）。功能恢复的实施主要目标为完成日常活动的能力，在与人沟通、运动、生活自理及社交能力等方面与年龄、性别、文化、教育相当的人群表现相当（Simons，et al.，2010）。几乎所有需要进入烧伤中心的烧伤幸存者都将有功能缺陷，在烧伤后的3个月内肢体生理功能的下降程度最明显（Wasiak，et al.，2014）。无论烧伤面积大小，烧伤后1年，大多数患者均有不同程度心理、生理障碍（Maskell，et al.，2014；Wasiak，et al.，2014）。尽管总的来说重度烧伤的总体发病率在下降，但是在重症护理和手术治疗的进步下，严重烧伤的患者生存率逐渐提高（Richard，et al.，2009）。为了降低长期丧失劳动力的概率，烧伤患者对烧伤后功能恢复有着重要的需求。评估烧伤患者的功能恢复水平同样也是一个复杂的挑战。

国际功能、残疾、健康分类

　　国际功能、残疾、健康分类（ICF）在三个概念方面定义了功能和残疾：①机体功能和结构；②人们的活动和其参与的生活领域；③环境因素和个人因素（WHO，2001）。对于这些每一个构成要素，ICF规定了分类及规范的分级制度，并认为个体功能或残疾与环境及个人因素为双向互动关系（WHO，2001）。身体机能和结构是指身体各个系统的生理和心理机能，如出现偏差或功能降低等问题则被称为损伤。活动和参与是指个人执行任务或活动的能力并且参与生活的情况。环境因素是指物理、社会和人们进行他们生活的态度的环境，而个人因素是指人作为一个人的属性（性别、婚姻状况、国籍等）。任何层面的信息都可以被收集，但是只有当信息处在三个维度（损伤、活动的限制和参与限制），并且可以准确地代表和完整地解读个人的功能和残疾时，信息才能被收集和比较（图29）（Grisbrook，et al.，2012）。

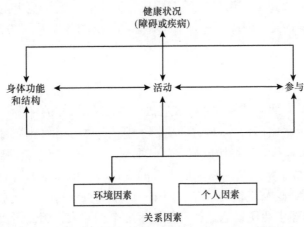

图 29 国际病损、残疾、残障分类（世界卫生组织，2001）

ICF 不仅在器官系统层面（损伤），而且在个人层面（活动受限）、社会层面（参与受限）对疾病的进行描述，提供了统一标准描述方式，使得干预和康复等疾病具有可比性（Majnemer & Mazer，2004）。ICF 的观点已经导致了治疗重点从损伤的预防转移到了最大化整体健康状况。ICF 所有级别的评估为功能缺陷产生的原因提供了证据，同时又引导了烧伤后的康复干预治疗。

ICF 标准经常作为指导研究和烧伤人群的临床评估和实践使用。众多文献均报道了 ICF 在烧伤康复中的应用，精确的评估了包括儿童烧伤在内的烧伤患者工作能力、生活能力的恢复（Meirte，et al.，2014；Stergiou-Kita，et al.，2014；Tyack & Ziviani，2003）。关于文献中的论据将会从以下三个方面描述。

结构和功能的评估和管理

身体功能是指身体各个系统的生理和心理功能，而身体结构是指如肢体和器官等解剖部位。烧伤对身体功能和身体结构造成重大损害，导致这两个层次的同时损害。层次分析法的一个重要作用是准确和全面地评估个人确定存在的障碍，以提供针对个人功能恢复的循证干预。烧伤后多数的患者机体结构和功能可能受损，如疼痛、瘙痒、瘢痕及感觉、关节活动性、肌肉力量、心血管功能等的减退。（Falder，et al.，2009；Gibran，et al.，2013）

活动和参与的评估和管理

活动指的是由个人完成的一个任务或动作，而参与是一种生活情景的交融。当一个人承受着烧伤的伤害时，他们会感到活动限制和参与的约束。多学科小组的作用就是提高个人实现他们参与活动和有意义的生活能力。在烧伤患者中，活动限制经常广泛包含以下情况：手功能、活动性、日常生活和性行为（Gibran，et al.，2013）。据报道，在高强度的休闲和工作相关的活动中，烧伤成年人的参与度显著低于一般人群水平（Grisbrook，et al.，2012）。烧伤后康复的一个特别重要的目标是促进患者参与社区活动（Mason，et al.，2012）。Mason（2012）发现近 28% 的烧伤的幸存者不会进行任何形式的就业。返回工作和学校通常被用来作为一个烧伤患者成功的功能恢复和重新融入社会的单一结果变量。与烧伤幸存者中回到工作岗位中的人相比，失业者表现出更差的身体形象、情感、人际关系及心理健康状况。因此，这是一个评估和干预方案的重要方面（Gibran，et al.，2013）。

环境和个人因素的评估和管理

环境因素包含了人们居住和生活中的生理、社会和认知的环境。个人因素指一个人的个人属性。很明显，烧伤会导致许多功能障碍、活动限制和社交参与限制。这些人通常失去很多对生活满意和快乐经历的机会，从而对生活质量产生负面影响（Law，et al.，2005）。WHO 将生活质量定义为在他们生活的文化和价值体系的背景下，一个人是否得到了他们预期的位置，这与他们的目标、期望、标准和关注有关（Law，et al.，1998）.根据定义，ICF 能够描述生活质量涵盖的环境因素和个人因素，因而可以用来在这个水平上衡量病患的表现。

机体结构和功能的评估

1.初步检查（信息收集）　卫生专业人员应在入院 48 小时内完成对患者的初步检查（Gibran，et al.，2013），并且搜集如下信息。

- ◇ 受伤前的健康史，受伤前的社会心理史，受伤后的健康史，目前的健康状况，过去和计划手术，医疗干预措施，受伤后的心理社会史（Stergiou-Kita，et al.，2014）。

2.从多学科角度出发，应当对患者身体结构按照无损伤、轻度损伤、中度损伤、严重损伤到完全损伤这几个层次进行评估和记录。

- ◇ 皮肤结构。
- ◇ 神经系统结构（脑、脊髓）。
- ◇ 眼、耳及相关结构。
- ◇ 语言及发声相关结构。
- ◇ 心血管、呼吸、免疫系统相关结构。
- ◇ 与消化、代谢和内分泌系统有关的结构。
- ◇ 泌尿生殖系统相关结构。
- ◇ 与运动有关的结构（头部和颈部、肩部、骨盆、下肢、躯干）（WHO，2003）。

3.除了应评估身体结构的损伤，还应从多学科角度出发评估下列身体功能损害的程度。机体功能的损伤程度应当从无损伤、轻度损伤、中度损伤、严重损伤到完全损伤这几个层次进行评估和记录。

- ◇ 皮肤的功能（排汗、感觉、防护、完整性）。
- ◇ 神经骨骼肌功能及运动相关功能（关节活动性、肌力、肌张力、不自主运动）。
- ◇ 精神功能：意识、定位、智力、精力和动力功能，睡眠、注意力、记忆、情感功能、感知功能，更高层次的认知功能和语言。
- ◇ 感觉功能：痛觉、视觉、听觉、前庭功能（包括平衡功能），感觉（包括感觉减退、超敏反应、热 / 冷不耐受）。
- ◇ 语音和语音功能（声音）。
- ◇ 心血管、血液、免疫和呼吸系统的功能（心脏、血压、血液、变态反应、超敏反应、呼吸）。

◇ 消化、代谢及内分泌系统的功能（消化、排便、重量变化、激素变化）（WHO，2003）。

4. 上述机体结构和功能的损伤的鉴别方法可能影响到由患者选择的功能目标的表现，应当被记录下来。

请注意：关于使用评估的完整实验的具体描述可见第 7 章。

活动和参与的评估

1. 初步检查（信息收集）除了收集机体结构和功能的信息外，层次分析法应当在初步检查时，完成患者参与活动和生活情况信息的搜集。

2. 关于参与限制和活动限制的评估应当从多学科角度出发，从低到高的难度范围并从以下几个方面进行记录：

◇ 交流（说，产生非语言信息）。

◇ 活动性 [举起和搬运物体，手精细操作，行走，使用设备（轮椅、拐杖等）行动，使用交通工具，驾驶]。

◇ 自理能力 [自我清洁（洗澡，擦干，洗手），照顾身体部位（刷牙，梳洗，剃须），如厕，穿衣，吃，喝，注重个人卫生]。

◇ 日常生活 [购置商品和服务（购物），做饭，做家务，协助他人]。

◇ 人际交往和人际关系（基本的人际交流，复杂人际交流，与陌生人相处，正式的社交关系，非正式的社交关系，家庭关系，亲密关系）。

◇ 主要生活领域（非正规教育，学校教育，高等教育，盈利性就业，基本的经济交易，经济上的自给自足）。

◇ 社区，社会和公民生活（社区生活，娱乐和休闲，宗教和信仰）（WHO，2003）。

3. 层次分析法要求评估和记录返回工作或学校的时间。

4. 上述活动的限制、参与限制和 / 或时间返回工作或学校的鉴定可能会影响患者选择的功能目标的表现，应记录在案。

请注意：关于使用评估的完整实验的具体描述可见第七章。

环境和个人因素的评估

1. 初步检查（信息收集）除了收集身体结构和功能、活动和参与度的信息外，层次分析法也应当在初步检查时完成对患者个人属性和生活环境的信息收集。从烧伤护理返回到工作的障碍时间的变化。出院后在两个星期至 8 个月内，身体状况被认为是返回工作最明显的障碍，其次是伤口的问题。出院 10 个月后，工作条件取代这些成为主要障碍。进而在早期随访中，出院后的 10 个月内不明显的社会能力成为另一个主要障碍。（Mason，2012）

2. 从多学科角度出发，对下列环境和个人因素阻碍或促进患者病情恢复的程度进行评估和管理。

◇ 自然和人为改变的环境（气候、光、声音）。

◇ 科技产品（在日常生活中个人使用的产品，个人的室内和室外的移动性产品，通讯产品，设计施工和建筑产品及供公共和私人使用的技术产品）。

◇ 支持和人际关系 [近亲，朋友，熟人（同行，大学生同学，社区成员），领导，个人护理和私人助理，卫生专业人员]。

◇ 服务，制度和政策（住房服务，运输服务，法律服务，医疗服务，教育和培训服务，劳动就业服务）。

3. 应当记录健康相关的生活质量的自我报告。

4. 上述活动的环境或个人因素的鉴定可能会影响患者选择的功能目标的表现或生活质量，应记录在案。

增强功能的干预

我们建议治疗计划应当以一个家庭和患者为中心的生态框架为指导。在以患者、家庭为中心的研究中，康复团队是由患者和家属的优先为指导（Law，et al.，2005）。因此，康复目标的设定应当是由烧伤个体或年幼的儿童的家庭来设定。这种以患者为中心，目标导向的方法来制订治疗计划、干预和评估，就是循证医学和人文医学的最佳实践（Law，et al.，2005）。这种方法保证了所有的治疗计划都是灵活多变的，并认识到每个患者和家庭都是拥有独特的生活环境和文化背景（Law，et al.，2005）。研究结果表明，以患者为中心，目标导向的方法使得客户满意度和健康服务计划取得了长足的进步（Law，et al.，1998；Malec，1999）。

加拿大的职业绩效措施允许患者从他们的认知角度为自己功能恢复的目标进行识别并排序。我们已经在第 7 章中对这种评估进行了详细的讨论。

请注意，全面的干预指南，自始至终都是以提高个人在不同的包括心理、运动、流动性等领域的功能为目的的。

为达到日常生活中最大的独立活动能力及避免渐进的学习依赖而需要改进治疗计划时，康复小组采取治疗和代偿的方法都由患者的个人意志所决定。作为层次分析法中重要的一部分，自适应性设备常被推荐用于帮助有需要的返回工作或学校的烧伤患者。这可能需要联络患者的工作或教育系统的工作人员。

> **实施标准**
>
> 烧伤患者的功能评估和管理涉及多学科团队在ICF的各个层级进行评估和干预，有损伤，活动限制、参与限制以及环境因素和个人因素。（A级）
>
> 功能干预的治疗方式，必须符合患者为中心和目标导向的方法，使烧伤患者从他们的角度选择功能目标，确保治疗是根据个人的需求而制订。（A级）

参考文献

Burns. doi: http://dx.doi.org/10.1016/j.burns.2014.01.015.

Falder S, et al., 2009. Core outcomes for adult burn survivors: a clinical overview. Burns, 35(5): 618-641. doi: 10.1016/j.burns.2008.09.002

Gibran N S, et al., 2013. American Burn Association consensus statements. J Burn Care Res, 34(4): 361-385. doi: 10.1097/BCR.0b013e31828cb249.

Grisbrook T L, et al., 2012. Demonstration of the use of the ICF framework in detailing complex functional deficits after major burn.

Burns, 38: 32-43.

Law M, Baum C, Dunn W, 2005. Measuring occupational performance: supporting best practice in occupational therapy(2nd Ed.). USA: THorofare, NJ SLACK Inc.

Law M, et al., 1998. Canadian Occupational Performance Measure(3nd ed.). Ottawa: CAOT Publications ACE.

Majnemer A, Mazer B, 2004. New directions in the outcome evaluation of children with cerebral palsy. Seminars in pediatric neurology, 11(1): 11-17.

Malec J, 1999. Goal attainment scaling in rehabilitation. Neuropsychol Rehabil, 3-4(9): 253-275.

Maskell J, et al., 2014. Psychological and psychosocial functioning of children with burn scarring using cosmetic camouflage: a multi-center prospective randomized controlled trial. Burns, 40(1): 135-149. doi: 10.1016/j.burns.2013.04.025.

Mason S T, et al., 2012. Return to work after burn injury: a systematic review. J Burn Care Res, 33(1): 101-109. doi: 10.1097/BCR.0b013e3182374439.

Meirte J, et al., 2014. Classification of quality of life subscales within the ICF framework in burn research: Identifying overlaps and gaps.

Richard R, et al., 2009. Burn rehabilitation and research: proceedings of a consensus summit. J Burn Care Res, 30(4): 543-573. doi: 10.1097/BCR.0b013e3181adcd93.

Simons M A, Ziviani J, Copley J, 2010. Predicting functional outcome for children on admission after burn injury: do parents hold the key? J Burn Care Res, 31(5): 750-765. doi: 10.1097/BCR. 0b013e3181eebe88.

Stergiou-Kita M, Grigorovich A, Gomez M, 2014. Development of an inter-professional clinical practice guideline for vocational evaluation following severe burn. Burns. doi: http: //dx.doi.org/10.1016/j.burns.2014.01.001.

Tyack Z, Ziviani J, 2003. What influences the functional outcome of children at 6 months post burn?Burns, 32(5): 433-444.

Wasiak J, et al., 2014. Patterns of recovery over 12 months following a burn injury in Australia. Injury. doi: 10.1016/j.injury.2014.02.018.

World Health Organisation, 2001. International classification of functioning, disability and health Retrieved from www.3.who.int/icf/intros/ICF-Eng-Intro.pdf.

World Health Organisation, 2003. ICF Checklist Retrieved from http: //www.who.int/classifications/icf/icfchecklist.pdf.

第11章
支具和体位

本章摘要

　　瘢痕挛缩和增生性瘢痕是烧伤后常见的并发症，可导致软组织活动性降低、关节活动范围减少、影响美观，对身体功能和生活质量产生巨大的影响。支具和体位摆放已成为公认的预防或最大限度减轻烧伤创面愈合过程中产生挛缩的治疗方法。

简　介

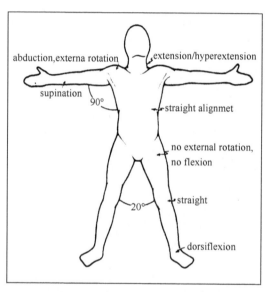

图 30　烧伤患者的最佳关节位置（Helm，1982）

　　烧伤后挛缩一旦发生则很难纠正，往往需要手术治疗，因此，大多数治疗师提倡早期干预预防挛缩。早期识别可形成挛缩的潜在因素，可以制订预防性有效的治疗方案。根据烧伤创面的部位和深度，可判断是否发生挛缩及挛缩的方向，例如，需要植皮及包含关节的烧伤（Serghiou, et al., 2009）（5级）。

　　早期制动及不良体位可加重挛缩的产生，但在急性期的治疗及术后，这些问题又是不可避免的（Schneider，2006）（3级）。受损组织的牵拉是非常痛苦的，因此患者常常处在一种舒适的体位，进而导致软组织短缩，形成屈曲、内收及内旋挛缩（Spires，2007）（5级）。烧伤患者的最佳身体和关节位置如图30。

　　烧伤瘢痕成熟的时间是可变的，约需要6周至2年不等。在这段时间内随着伤口持续的收缩，使挛缩带及增生性瘢痕进一步缩短。有证据表明，必须强制性地在各个恢复阶段使用夹板及保持体位，以控制早期水肿、保护移植皮肤、保持瘢痕组织的延伸、保持关节活动及预防畸形（Dewey，2011；Puri，2013）（5级）。如图30所示为烧伤患者关节的最佳体位。

支具和体位

　　在烧伤处理中还没有强有力的证据支持支具的应用。尽管如此，在烧伤康复的所有阶段，支具应用仍是保持体位的基本对策（图30）。（Richard，2005；Serghiou, et al., 2012）（5级）

评估烧伤深度、部位和伤口愈合时间，决定具体的支具和体位的治疗方案，以确保组织的长度、保持关节活动范围和预防并发症。关节的屈面极易挛缩，对挛缩成因、关节活动范围及软组织长度应做连续的再评估。

支具和保持体位的适应证：

◇ 烧伤深度超过真皮层。

◇ 烧伤累及关节、骨、肌肉和肌腱。

◇ 与早期炎性反应和液体复苏相关的显著水肿。

◇ 术后，如植皮、皮瓣或截肢。

◇ 对行为或意识有问题且早期使用敷料包扎保护的患者。

◇ 有缺氧和吸入性损伤相关的神经系统并发症。

◇ 在烧伤治疗中支具的类型取决于：

◇ 烧伤创面恢复阶段。

◇ 烧伤的全身反应。

◇ 患者在恢复过程中参与日常生活活动的需求和愿望。

◇ 其他诊断及其对创面愈合的影响。

◇ 年龄段及皮肤解剖结构的差异。

◇ 环境的适应：门诊患者或住院患者。

◇ 患者及陪护在治疗过程中的配合能力。

支具的生物力学和设计原则应考虑要达到的预期目标（Serghiou, et al., 2012）（5级）。例如，用于治疗严重早期烧伤患者水肿的支具，不同于为后期肌无力提供辅助的支具。此外，设计和所使用的材料将根据临床需求、患者的耐受性和可用的资源有所不同。支具处方需要一个系统的评估、管理和持续评估的过程。没有一种支具设计适合所有患者的应用，然而，制订处方及治疗策略仍应遵循一个总体的原则，以保证治疗的有效性（Bowker, 1993; Dewey, 2011）（5级）。

有证据表明支具设计中使用的材料取决于多个因素，包括可获得的资源、治疗师的经验、患者的体重和力量、伤口愈合时间和功能目标等。绷带和固定与支具本身一样重要，因为它在促进血管生长、防止支具移位和伤口的监测中起着重要的作用（Beasley, 2011; Bell-Krotoski, 2011; Dewey, 2011）（5级）。

常用的支具材料：

◇ 石膏绷带。

◇ 玻璃纤维。

◇ 高、低温热塑板材。

◇ 泡沫。

◇ 敷料。

◇ 自黏胶带。

◇ 织物如氯丁橡胶，莱卡和纤维泡沫。

◇ 填充物如泡沫、硅胶。

◇ 动态元件如线、弹性物。

在治疗的早期阶段，患者可能使用镇静药及不积极运动，患肢和关节的最佳摆放可通过使用在医院可获得的简单物品来实现，例如枕头、桌子、沙袋和吊索等。

设计的基本原则：

◇ 支持解剖结构对线以促进功能。

◇ 考虑剪切力、压力和扭矩的生物力学效应。

◇ 不影响功能的对抗收缩力。

◇ 考虑病理生物力学过程。

◇ 保护伤口的愈合。

◇ 避免骨性突起区及脆弱皮肤的压力。

◇ 保持肌腱和韧带的长度。

◇ 防止牵拉及压迫造成神经损伤。

◇ 避免长时间制动造成关节僵硬。

◇ 避免用力牵伸造成组织损伤。

◇ 提供重量轻、尽量不引起注意并达到最大程度的主动运动的支具。

> **实施标准**
>
> 为了避免医源性损伤，并使功能最大化，烧伤患者保持体位的支具设计和应用，首先应对患者的外在和内在因素进行审慎评估。（B 级）

特 殊 区 域

身体的一些区域较其他区域更易于挛缩及丧失功能。

面部

尽管下颌是唯一的运动关节，但面部有许多运动是由皮肤和肌肉完成的，例如进食、言语和面部表情等。有证据表明，使用支具可保持面部轮廓，预防唇周、眼周及其他运动区域挛缩（Giele，1995；Serghiou，et al.，2006）（3 级）（图 31～图 39）。

面部支具类型：

◇ 面罩 - 成型，氯丁橡胶，纤维泡面，Lycra/powernet。

◇ 透明的亚克力面罩如 Vivak®。

◇ 口夹板 - 水平，垂直，动态。

◇ 鼻夹板。

◇ 唇口支持 - 唇扩张器。

颈部

颈部是一个具有高挛缩风险的部位，所以使用支具维持中立位的姿势及避免前屈和侧屈，维持下颌和颈部外形是非常必要的（Hurlin Foley，2002；Serghiou，et al.，2004）（3 级）（图 40～图 43）。仰卧位并将一个小卷放置于颈后有助于保持中立位，不要使用普通枕头。

颈部支具的类型：

◇ 软颈托。

◇ aspen® 颈托。

◇ Watusi 颈托。

◇ 定制颈托。

◇ 成型夹板。

◇ 颈部伸展枕头。

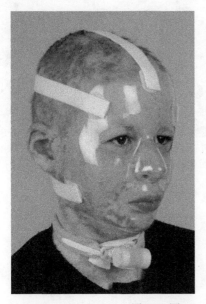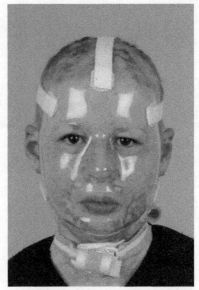

图 31、图 32　Vivak 面罩 169

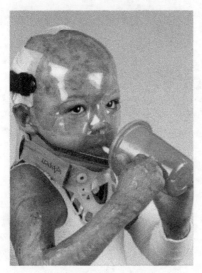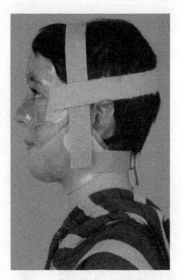

图 33　Aspen 颈托　　　　图 34　弹性热成型颈下颌支具

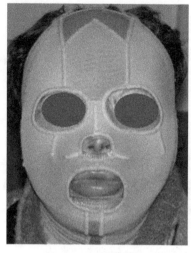

图 35 Powernet 面罩

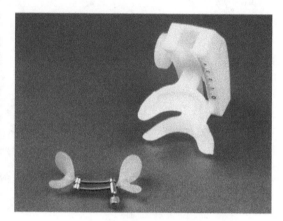

图 36 垂直及水平口支具

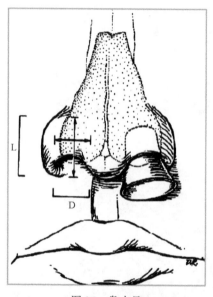

图 37 鼻支具

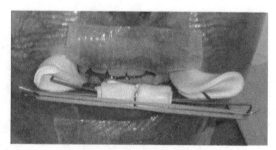

图 38 水平开口支具

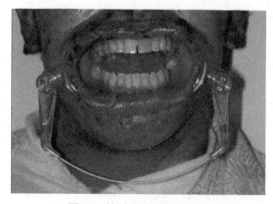

图 39 扩唇（牙正常）支具

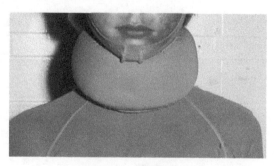

图 40 定制颈托

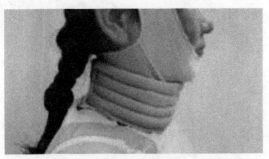

图 41　Watusi 颈托

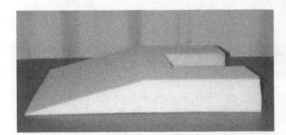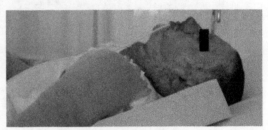

图 42、图 43　颈部伸展枕头用于颈前烧伤的患者

腋

肩关节应固定在外展 90°～110° 及水平前屈 0°～15° 的位置上，避免臂丛神经张力过大（Dewey，2011；Helm，1982；Spires，2007）（5 级）（图 44～图 46）。在实际应用中，小儿腋窝烧伤的患者可使用夹板固定，外展超过 90°，同时保持水平屈曲而不会造成臂丛神经的损伤。

腋窝支具的类型：

◇ 飞机式夹板。

◇ "8" 字吊带。

◇ 外展枕。

◇ 泡沫体位摆放楔形垫。

◇ 石膏成型。

◇ 热塑性夹板

肘

肘部前面烧伤时，肘关节应固定在伸展和旋后位（图 47）。

肘关节夹板类型：

◇ 石膏成型。

◇ 热塑性夹板。

◇ 三点矫形器。

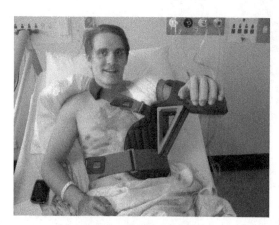

图 44　枪型腋窝支具

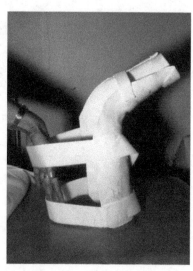

图 45　儿童定制腋窝支具

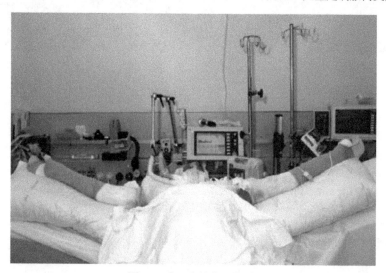

图 46　肩 / 腋的位置摆放

手

手具有复杂的解剖结构，具有多平面运动的能力及灵巧性（Boscheinen-Morrin，

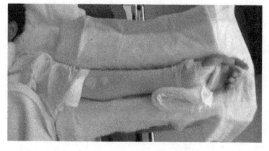

图 47　肘的旋后 / 伸展

2001；Tufaro，2011）（5 级）。手的损害可导致显著的功能受限及生活质量降低（图 48、图 49）。研究表明，手部烧伤后的体位和支具应用取决于烧伤的严重程度、深度、部位和伤口愈合的时间。一个全面的、协调的、多学科的团队治疗在手部烧伤恢复的各个阶段，对最大程度促进伤口愈合、减轻瘢痕和挛缩的形成至关重要（Dewey，2011；

Kowalske，2011；Moore，2009）（5 级）。夹板的设计和佩戴方式与患者手部治疗的主动参与能力密切相关。意识状态，特别是烧伤后治疗早期的状态将影响临床决策的制订（Kowalske，2011；Moore，2009；Ward，2012）（5 级）。

手不同康复阶段的目标

◇ 炎性期（伤后 12 ～ 72 小时）。
  ● 水肿处理。
  ● 保护手内肌的完整性。
  ● 解剖对线。
  ● 保护皮肤和皮下结构。
◇ 增殖期（伤后 12 小时至 3 ～ 4 周）。
  ● 对抗收缩力。
  ● 保护皮肤和皮下结构。
  ● 增加主动活动范围。
◇ 成熟 / 重塑期（伤后 3、4 周至两年）。
  ● 重塑关节或肌腱粘连。
  ● 支持肌力减弱的肌群。
  ● 促进独立功能。

对于手环形或手背部的烧伤（图 50、图 51），支持使用抗畸形夹板的位置（图 52、图 53）为：

◇ 伸腕 20° ～ 30° 。
◇ 掌指关节关节屈曲 60° ～ 70° 。
◇ 指间关节位于中立伸展位。
◇ 拇指位于掌中位及桡侧外展位。

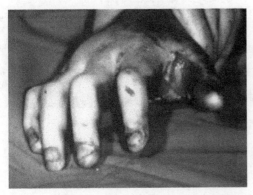 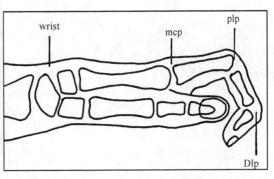

图 48、图 49　急性烧伤后手消肿掌指关节（MCP）过伸，指间关节（IP）屈曲

对手掌烧伤较重的患者，应注意拇指牵伸的位置以保护拇指的掌指关节（Moore，et al.，2009；Serghiou，et al.，2012；Tufaro & Bondoc，2011）（5 级）。

夹板的设计和佩戴根据病理性瘢痕的变化及其对功能及日常生活活动的影响（Moore，2009；Serghiou，et al.，2012；Tufaro，2011；Ward，2012）（5 级）。

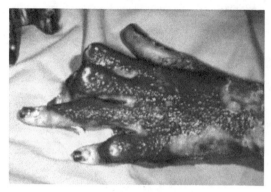

图 50　环形手部烧伤

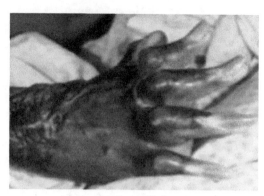

图 51　环形手部烧伤后挛缩

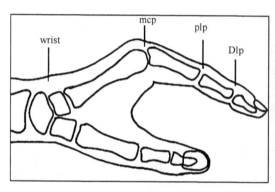

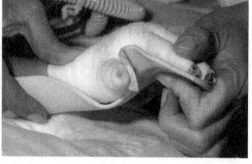

图 52、图 53　手夹板固定位置

手部支具的类型（图 54～图 61）：

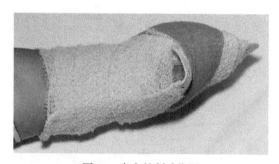

图 54　安全的制动位置

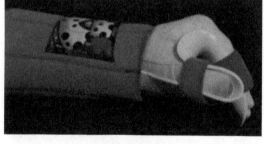

图 55　抗畸形夹板

◇ 静态夹板。

◇ 静态渐进性夹板。

◇ 半动态夹板。

◇ 动态夹板。

◇ 皮带抗畸形夹板。

◇ 绷带抗畸形夹板。

◇ 利用敷料和自粘胶带的软夹板。

◇ 夜用单指伸展夹板。

◇ 半硬性腕支具。

◇ 改善独立性功能的纤维泡沫乳胶复合材料夹板。

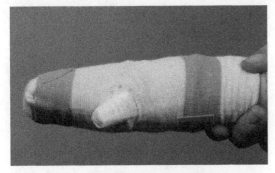

图 56 利用敷料和胶带的软性夹板

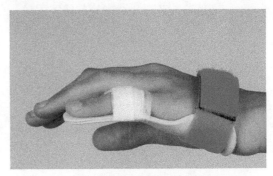

图 57 夜用单指伸展位夹板

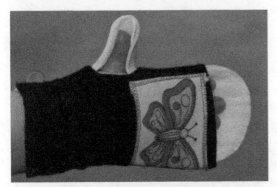

图 58 手、腕关节伸展位夹板

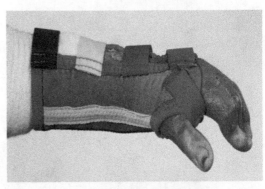

图 59 半硬性腕支具

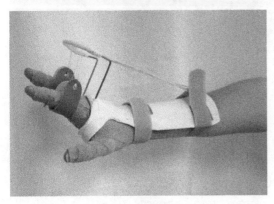

图 60 动态支具

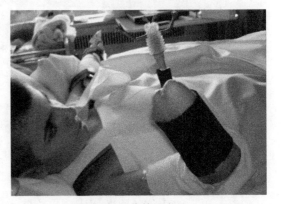

图 61 代偿性支具

髋

当烧伤累及髋关节前侧，应避免髋关节的屈曲和内收，若无禁忌可使用俯卧位。髋关节应外展 10° ～ 15°（Dewey，2011；Helm，1982）（5 级）（图 62）。对于儿童患者，应用热塑板材、前侧石膏托或者人字形髋关节矫形器可将髋关节屈曲挛缩降至最低。

髋关节支具类型：

◇ 楔形泡沫外展垫。

◇ Charnley 枕或髋外展楔形垫 / 枕。

◇ 髋外展矫形器。

◇ 前部或人字形绷带髋关节伸展支具。

膝

膝关节应置于伸展位（Dewey，2011；Helm，1982）（5级）（图63、图64）。

膝关节夹板类型：

◇ Zimmer 膝关节支具。

◇ 管型石膏。

◇ 热塑板材支具。

◇ 三点矫形器。

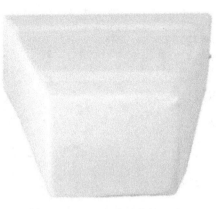

图62　Charnley 髋关节外展枕

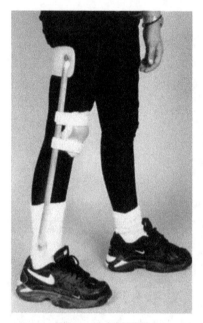

图63　三点矫形器

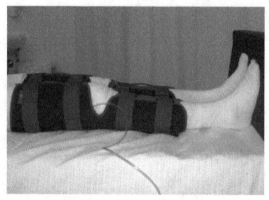

图64　Zimmer 膝关节伸展支具

踝

踝关节应置于背屈或跖屈中立位（Dewey，2011；Helm，1982）（5级）（图65、图66）。

踝关节支具类型：

◇ 床上休息位踝足矫形器。

◇ 热塑板材支具。

足

足背及足趾背侧烧伤容易出现挛缩，通常出现跖趾关节过伸（图67）。间歇性使用踝跖屈位足趾背侧支具以及训练均可维持踝关节活动度（图68）。

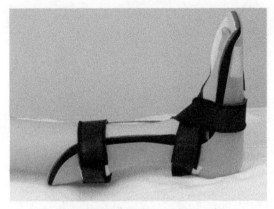

图 65 床上休息位踝足矫形器（BRAFO）

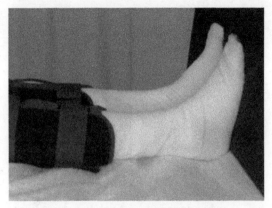

图 66 床上垫块以维持踝关节位置

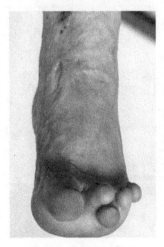

图 67 足趾背屈挛缩

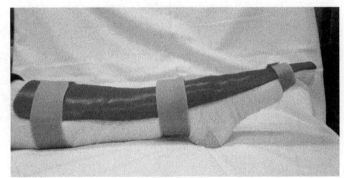

图 68 "足趾下压"热塑板材支具

评估及检测工具

定期的监测和评定是评估当前状况、确定治疗目标和实施治疗的基础。

◇ 观察。

◇ 照片 / 视频。

◇ 关节角度尺。

◇ 功能评估。

◇ Jamar 测力计。

◇ 指捏力计。

◇ 触觉测试仪，如 Semmes Weinstein 单丝触觉测试仪。

◇ 两点辨别器。

◇ 材质 / 温度辨别。

◇ 皮肤触觉位置辨别。

◇ 发育评估。

◇ 灵活度。

◇ 书写。

◇ 瘢痕评估。

◇ 疼痛。

◇ 感觉评估。

◇ 皮肤完整性评估。

◇ 团队讨论。

◇ 宣教。

> **实施标准**
>
> 评估和处理增生性瘢痕和瘢痕挛缩，以维持关节活动度和皮肤柔韧性，并通过多学科小组团队的方式，关注体位摆放及支具的应用。（B 级）

年龄是设计要考虑的基本因素

烧伤后体位摆放及支具的使用需要考虑解剖的、全身的及与年龄相关可能出现的问题，以确保使用安全。同时制订一个基本方案，并根据年龄相关因素做适当调整而得到最佳的结果（Birchenough，2008；Porro，2012）（5 级）。

> **实施标准**
>
> 年龄是设计要考虑的基本因素。

顺应性

有证据表明，烧伤患者的治疗效果取决于个人对治疗过程的理解、患者的自我管理或早期他人的护理。烧伤康复中取得最佳的功能结果往往需要患者长时间的改变生活方式（McKee，2011）（5 级）。确保患者使用体位及支具治疗是取得最佳功能恢复的重要因素。

影响因素

◇ 支具及体位的舒适性、接触性皮炎。

◇ 需要使用支具或保持非患者所选择的体位对其心理 / 精神方面的影响。

◇ 文化习俗。

◇ 由于要求不当而弱化支具的作用。

◇ 相关损伤或并存的疾病对理解使用支具 / 体位摆放必要性的影响。

◇ 儿童患者认知能力差。

帮助使用的策略

可能性或适当性：

◇ 将患者及他们的治疗支持因素纳入设计考虑。

◇ 使用简洁的语言对工作人员、患者和护理人员进行宣教。

◇ 提供书面信息。

◇ 鼓励方法。

◇ 提供健康相关专业问题的细节。

> **实施标准**
>
> 推荐专业人员对于有需求的患者制定策略以促进体位摆放和支具的使用。（B级）

实施标准总结

1.烧伤后在设计和使用保护性体位夹板之前,需要仔细评估患者的外在和内在因素。(B级)

2.评估和处理增生性瘢痕和挛缩以维持关节活动度和皮肤柔韧性需要多学科小组团队的协作特别关注体位及支具的使用。（B级）

3.考虑年龄相关因素是治疗设计的基础。（B级）

4.专业人员制订策略以促进体位摆放和支具的使用。（B级）

参考文献

Beasley J, 2011. Soft orthoses: Indications and techniques. In T. M. Skirven, Osterman, A. L., Fedorczyk, J. M., Amadio, P. C.(Ed.), Rehabilitation of the Hand and Upper Extremity. Philadelphia: Elsevier Mosby: 1610-1620.

Bell-Krotoski J A, Breger-Stanton D, 2011. The forces of dynamic orthotic positioning: Ten questions to ask before applying a dynamic orthosis to the hand. In T. M. Skirven, Osterman, A. L., Fedorczyk.

Birchenough S A, Gampper T J, Morgan R F, 2008. Special considerations in the management of pediatric upper extremity and hand burns. The Journal of Craniofacial Surgery, 19(4): 933-941.

Boscheinen-Morrin J, Conolly W B, 2001. The Hand: Fundamentals of Therapy. Oxford: Butterworth Heinemann.

Bowker P, et al., 1993. Biomechanical basis of orthotic management: Butterman Heinemann.

Dewey W S, Richard R L, Parry I S, 2011. Positioning, splinting and contracture management.

Fedorczyk, J. M., Amadio, P. C.(Ed.), Rehabilitation of the Hand and Upper Extremity. Philadelphia: Elsevier Mosby: 1565-1580.

Giele H P, et al., 1995. Early use of pressure masks to avoid facial contracture during the pregrafting phase. Journal Burn Care and Rehabilitation, 16: 641-645.

Helm P, et al., 1982. Burn injury: Rehabilitation management in 1982. Archives Physical Medicine Rehabilitation, 63: 6-16.

Hurlin Foley K, et al., 2002. Use of an improved watusi collar to manage pediatric neck burn contractures. Journal Burn Care and Rehabilitation, 23: 221-226.

J. M., Amadio, P. C.(Ed.), Rehabilitation of the Hand and Upper Extremity. Philadelphia: Elsevier Mosby: 1581-1587.

Kowalske K J, 2011. Hand burns. Physical Medical Rehabilitation Clinics of North America, 22: 249-259.

Leblebici B, et al., 2006. Quality of life after burn inury: the impact of joint contracture. Journal Burn Care and Research, 27: 864-868.

McKee P, Rivard A, 2011. Foundation of orthotic intervention. In T. M. Skirven, Osterman, A. L.,

Moore M L, Dewey W S, Richard R L, 2009. Rehabilitation of the burned hand. Hand Clinics, 25: 529-541.

Osterman, A. L., Fedorczyk, J. M., Amadio, P. C.(Ed.). Rehabilitation of the Hand and Upper Extremity. Philadelphia: Elsevier Mosby: 317-341.

Pallua N, Kunsebeck H W, Noah E M, 2003. Psychological adjustments 5 years after burn injury. Burns, 29: 143-152.

Physical Medical Rehabilitation Clinics of North America, 22: 229-247.

Porro L J, et al., 2012. Care of geriatric patients. In D. N. Herndon(Ed.), Total Burn Care. Edinburgh: Saunders Elsevier: 415-419.

Puri V, et al., 2013. Serial splintage: Preoperative treatment of upper limb contracture. Burns, 39: 1096-1100.

Richard R, Ward S, 2005. Splinting strategies and controversies. Journal Burn Care and Rehabilitation, 26: 392-396.

Schneider J C, et al., 2006. Contractures in burn injury: defining the problem. Journal Burn Care and Research, 27: 508-514.

Serghiou M A, et al., 2012. Comprehensive rehabilitation of the burn patient. In D. N. Herndon(Ed.), Total Burn Care. Edinburgh: Saunders Elsevier: 517-549.

Serghiou M A, Holmes C L, McCauley R L, 2004. A survey of current rehabilitation trends for burn injuries to the head and neck. Journal Burn Care and Rehabilitation, 25: 514-518.

Serghiou M, Cowan A, Whitehead C, 2009. Rehabilitation after a burn injury. Clinics in Plastic Surgery, 36: 675-686.

Spires C, Kelly B, Pangilinan P, 2007. Rehabilitation methods for the burn injured individual. Physical Medical Rehabilitation Clinics of North America, 18: 925-948.

Tufaro P A, Bondoc S L, 2011. Therapist's Management of the Burned Hand. In T. M. Skirven,

Ward R S, 2012. Management of Burns. In C. Sussman, Bates-Jensen, B.(Ed.). Wound Care: A Collaborative Practice Manual for Health Professionals. Baltimore: Lippincott Williams & Wilkins: 401-417.

Wust K J, 2006. A modified dynamic mouth splint for burn patients. Journal Burn Care and Research, 27: 86-92.

第12章
瘢痕的诊断与治疗

本章摘要

　　本章旨在总结烧伤后瘢痕的治疗方法，提供其防治要点及临床医生可使用的评定标准。精准的评估有助于了解烧伤早期创面到瘢痕成熟的变化过程。烧伤患者不仅饱受身体的创伤，还要经历一系列心理变化。在为患者提供最适合的瘢痕治疗方案时，同样需要考虑并评估其心理变化。在选择治疗方案时，要充分考虑患者的社会属性特点及其康复回归家庭后的环境因素，制订个性化治疗方案以达到最佳疗效。每位患者均为独立个体，其治疗方案及优先解决的问题各不相同，这些将影响治疗的效果。本章将为临床医生提供一些切实可行的治疗措施，包括保守治疗（如压力疗法、接触媒体和瘢痕按摩），以及新兴的治疗方法（如激光疗法）和药物、手术方法等。

概　　述

　　烧伤后瘢痕的治疗一直是临床医生关注的热点问题。医生在选择治疗时机和干预措施时，很大程度上是基于个人临床经验而非研究证据（Gangemi, et al., 2008）。重要的原因是缺乏综合评估的方法，导致无法精确和重复地观察从创伤急性期到瘢痕成熟期的临床表现。

　　对于严重创伤，有效而可靠的评估标准包括：创伤的深度、创伤的面积（TBSA）以及明确的临床愈合定义。但在全球的各个烧伤病房，应用了大量不同种类的敷料、各种产品和手术方法，因此，在对比不同组别患者的疗效时，就很难把握评判的准确性。另一个影响因素就是定义和评估烧伤瘢痕。增生性瘢痕的定义仍然是模糊的，相比"良性瘢痕"而言，什么构成了"不良的瘢痕"，相关领域的专家并未对其达成共识（Atiyeh, 2007）。由于缺乏预测性，哪些患者将会发展成"问题性瘢痕"，哪些患者不会，均难以做出判断（Gabriel, 2011）。无法明确上述问题，使得烧伤的治疗颇具挑战性，故而强调专家的临床经验可作为临床指导。

定义烧伤瘢痕

　　烧伤创面可导致浅表瘢痕、萎缩性瘢痕、增生性瘢痕及瘢痕疙瘩等（Gangemi, et al., 2008）。增生性瘢痕（HTS）多与烧伤后治疗不当有关（Gangemi, et al., 2008）。HTS 是创面愈合过程中的异常结构（Aarabi, Longaker & Gurtner, 2007），常被看作是烧伤导致的不良后果（Forbes-Duchart, et al., 2009；Penn, et al., 2012）。2002 年，有专家将"广泛红色、突起、有时伴瘙痒，范围不超过烧伤创面"的瘢痕定义为烧伤后增生性瘢痕（Mustoe, et al., 2002）。目前文献中通常将其定义为"红色、突起、质硬、瘙痒的瘢痕"（Candy, et al., 2010; Gabriel, 2011; Kwan, et al., 2009; Li-Tsang, et al., 2005; Li, et al., 2013; Penn, et al., 2012; Wang, et al., 2009）。缺乏对HTS定义的共识意味着在烧伤后瘢痕领域还存在许多问题（Fearmonti, et al., 2011）。对HTS定义的最基本要求是"红色和突起"。烧伤后瘢痕的其他表现包括色素、疼痛、瘙痒、质地和感觉异常（Fearmonti, et al., 2011; Li-Tsang, et al., 2005; Tyack, et al., 2013）, 组织僵硬、缺乏延展性（Li, et al., 2013）和挛缩（Gangemi, et al., 2008; Godleski, et al., 2013）等不同个体烧伤后瘢痕的临床症状体征差异很大。

增生性瘢痕和瘢痕疙瘩

增生性瘢痕和瘢痕疙瘩的发生率有差别, 增生性瘢痕常被误诊为瘢痕疙瘩（Bombaro, et al., 2003）。瘢痕疙瘩不同于增生性瘢痕; 它常表现为巨大、肥厚, 超出原创面边界的瘢痕（Aarabi, et al., 2007; Atiyeh, 2007）。由于瘢痕疙瘩不能采用类似增生性瘢痕的保守治疗方法, 因此要明确诊断并确定瘢痕性质（Gangemi, et al., 2008）。

增生性瘢痕通常出现于伤后1~3个月, 而瘢痕疙瘩常发生于伤后一年（Bombaro, et al., 2003）。增生性瘢痕的发生时期仍是个有争论的问题, Gabriel（2011）的报告指出增生性瘢痕发生于重塑期, 而Aarabi的报告指出其发生于过度增殖期。增生性瘢痕常在几个月后自行消退, 但通常不会完全消退, 而瘢痕疙瘩则持续生长。

有证据表明瘢痕疙瘩较增生性瘢痕具有更强的遗传倾向（Aarabi, et al., 2007; Atiyeh, 2007）, 更容易在亚洲和非洲人种中发生（Aarabi, et al., 2007）。

增生性瘢痕和瘢痕疙瘩在组织病理学方面也存在差异, 具体包括胶原纤维的密度和排列方向, 血管密度等（Aarabi, et al., 2007）。

病理性瘢痕形成的危险因素

异常瘢痕增生有诸多的的危险因素（Gangemi, et al., 2008; Thompson, et al., 2013）（2级和3级）, 因此早期识别这些因素有益患者的预后。

增生性瘢痕的发生风险包括:

◇ 女性（Gangemi, et al., 2008）。

◇ 年龄 [年纪较大的患者风险较低（Gangemi, et al., 2008）, 青少年（Gabriel, 2011]。

◇ 黑色素皮肤（Gabriel, 2011）。

◇ 延长的炎症期（Gabriel, 2011; Scott, et al., 2007）。

◇ 肉芽组织增生（Scott, et al., 2007）。

◇ 烧伤部位、手术方式、皮肤移植类型（Gangemi, et al., 2008）。

◇ 全层皮肤烧伤（Gangemi, et al., 2008）。

烧伤面积大的患者瘢痕增生并伴发挛缩的风险会增加（Gangemi, et al., 2008）. 伤口超过10~14天愈合, 或通过外科手术治愈的, 则更容易产生增生性瘢痕（Bloemen, et al., 2009）（4级）。

在伤口愈合和瘢痕成熟过程中AHP需经常做出评估, 以确定治疗方案是否需要修改以及终止治疗的时间。从早期烧伤治疗到后期手术重建及瘢痕修复均需持续进行评估。

瘢痕进行重建或切除的时机仍不明确，但无论成人还是儿童烧伤患者，治疗指证包括（但不限于）瘢痕挛缩功能障碍或对外观不满意。成人烧伤后通常需要 1～2 年的抗瘢痕治疗，小儿因生长发育受到影响抗瘢痕治疗时间则更长。

重建手术的选择取决于患者期望，也取决于医生和患者之间的沟通，还需要父母、孩子和医生之间的互相理解。重建手术的评估可应用 IPRN 或其修订版 MIPRN 进行。

基于瘢痕治疗的复杂性和治疗技术的快速发展，每个患者的治疗方案不尽相同。对于新发生的烧伤患者（愈合超过 10 天或经外科手术闭合创面）或随访烧伤患者时，经验较少的医生应密切联系经验丰富的烧伤医生以便使治疗更合理有效。

烧伤瘢痕的评估

瘢痕评估是烧伤后续治疗的一个重要方面。全面的瘢痕评估涉及多个方面，包括：①烧伤后皮肤 / 瘢痕病理生理学改变；②瘢痕对日常生活及工作造成的影响；③烧伤后心理康复与瘢痕之间的相互影响；④患者对瘢痕外观改变及伴随不适症状的感受；⑤影响瘢痕的不适症状及患者生活质量的环境因素评定。

理想的评估从创面愈合即开始，贯穿于瘢痕增生到成熟的整个过程。这样不仅可以及早发现瘢痕组织的异常病理生理改变，而且可以通过连续的观察来评估导致瘢痕增生的不利因素，从而指导治疗及疗效评价。瘢痕评估在后期修复重建过程中也同样重要。评估瘢痕是否需要手术及手术效果等，以此可以获得瘢痕增生至成熟过程的完整数据，并根据相关数据或实验结果来制订临床操作指南，以改善所有瘢痕患者的预后。

目前，尚无瘢痕评估的绝对金标准。客观和主观方面都有相应评估方法。但选择哪种评估方法更为合适，或者是否需将两种方法结合应用是由很多因素决定的，比如评估的目的、费用、相关专业知识水平、可操作性、患者本身特点（如年龄、文化水平等）、时间限制以及患者负担能力等。

评估指标的选择可能基于如下因素：患者特点（如性别、民族等）、可供研究的时间、评估指标的可靠性及有效性、评估目的（如瘢痕自然发展过程的监测或某一时间点进行干预后瘢痕的变化等），等等。两种评估方法各有优缺点，主观评估与客观评估相比，具有费用低，临床可行性高，花费时间短等优点，而且还包含瘢痕患者自我评估。而客观评估，则可以获得更高的精准度及灵敏度，而且可以避免人为造成的误差等。

主观评估

迄今为止，至少有 18 种不同类型的主观评价量表相继推出，其中就包括至少 10 个不同版本的温哥华瘢痕量表（Vancouver Scar Scale，VSS）。在一篇发表于 2012 年文献综述中提出，所有这些相关的评估量表中都存在某些不足，比如可靠程度较低、存在不定性、不能获得预期目标结果或者不能完整评价等等。在随后的一篇文章中提出了一种名为《患者 - 观察者瘢痕评估量表》的评估方法，经罗序分析检测量表效度后，结果表明它是一种有效可信的瘢痕评估方法。

温哥华瘢痕量表（VSS）和患者 - 观察者瘢痕评估量表（POSAS）是目前最为常用的

两个瘢痕评估量表。尽管同样是瘢痕评估量表，这二者远优于其他量表，POSAS 最为突出的地方就在于它是在某一个特定时间点对瘢痕进行评估。二者评估的指标也不相同：VSS 主要是关于评定瘢痕病理学变化的出现及消失的量表，而 POSAS 不仅可评定瘢痕病理学改变，并对其严重性进行相应的评估，更加全面。因此，如果需要综合所有评价指标参数来进行一个总体的评价，那么 POSAS 是一个更好的选择。

帮助患者改善生活质量以及重新回到原来的社会角色是瘢痕康复治疗的公认目标（见第 7 章）。在诸多评估方法中，大多只着重于烧伤所造成的一系列影响，而对患者回归社会的影响因素诸如环境因素、瘢痕对机体影响等的评价少之又少。《烧伤特定健康量表》、《简易烧伤健康量表》、《美国烧伤协会中青年烧伤后问卷调查表》为对烧伤后瘢痕造成不利因素等提供了很好的评价指标。

烧伤瘢痕造成的心理压力同样应该作为瘢痕评估指标之一。原因是体内激素水平会在压力的影响下产生波动，继而激发体内系统性炎症反应过程，影响瘢痕的组织特性以及患者情绪和社会生活方面的康复。

对于是否将瘢痕相关参数加入到评价瘢痕严重性的指标中，目前尚无统一意见。Forbes 等人在 2009 年做的一项调查总结出瘢痕的三大评估指标：瘢痕的柔韧性、充血程度及瘢痕高度，这三者应该作为瘢痕评价的重要指标。另外，色素沉着也是一个不可忽视的指标。临床医生在瘢痕评估中应做到及早发现并评定其严重性，以便采取最佳的治疗措施。由于医生对瘢痕的评估与瘢痕患者的个人感受之间并没有任何关联，所以对于瘢痕外观的评价最好由瘢痕患者自己来进行，这样也可以从中获得患者对治疗效果的满意程度。POSAS 是目前唯一包含了患者和医生各自对瘢痕的评估的量表，也因此被众多学者推荐为瘢痕评估最为适宜的量表。

Fearmonti 等建议把瘢痕归为一类疾病，可以依据不同程度的疼痛、瘙痒和是否伴有功能障碍对其严重程度进行分级。为了进一步完善评估量表，他们对 POSAS 中患者自身评估部分增加了 5 个与功能损害相关的问题。目前为止，尚没有切实可靠的相关临床数据，因此，建议临床医生使用含有相关评价指标的量表，以丰富临床数据。

可以通过影像学资料对无法就诊的患者进行评估，影像学资料也可以作为主观或客观评估的附属材料。

对于瘢痕的伴随症状，比如疼痛、瘙痒，同样也有相应的评估方法，对此将在疼痛与瘙痒章节进一步详细阐述。

客观评估

随着科学技术的不断发展，瘢痕评估的方法也不断更新。对瘢痕严重程度的评估可能包括了多种形式的客观或主观评估方法。客观评估方法也存在一定的不足，比如，单一一项的客观评估方法只能获得瘢痕的一个或两个相关的参数。而且客观评估方法由于费用较高，很难被广泛推广应用。

目前，已有多种客观评估方法被认定为评估瘢痕严重程度切实可靠的方法。如果不考虑费用相关问题，采用最新技术指标，在瘢痕评估时选择最新发表评估方法为好。Perry 等在 2010 年及 Verhaegen 等在 2011 年分别发表了一篇相关的文献。现简要介绍如下。

色泽

瘢痕色泽评估主要包括毛细血管充血程度及色素沉着。充血表现为瘢痕外观上不同程度红色改变。这可能与瘢痕内血红蛋白数量增加及瘢痕内微血管表面表皮变薄有关。色素沉着本质上是由于瘢痕表面黑色素细胞数量增加及含铁血黄素减少造成的。色素改变表现为色素沉着、色素脱失或者两者兼有。下面列举一些色素测量的工具：

The Colorimeter®（Courage & Khazaka Electronic GmbH，Cologne，Germany）。

DSM II ColorMeter®（Cortex Technology，Hadsund，Denmark）。

Mexameter®（van der Wal，et al.，2013）。

Minolta Chromameter®（测量瘢痕颜色和色素沉着）（Draaijers，et al.，2004；Kaartinen，et al.，2011）。

Dermaspectrometer®（Cortex technology，Hadsund，Denmark）（Perry，et al.，2010）。

色度计 / 比色尺。

另外，还可通过激光多普勒血流探测仪探测瘢痕内血流情况，光学相干断层扫描（OTC）检测瘢痕内血管的密度及血管内径。

瘢痕厚度

瘢痕厚度的评估包括两个方面：①瘢痕的高度即瘢痕超出正常皮肤表面的高度；②瘢痕内真皮层的厚度；瘢痕组织活检是检测真皮层厚度切实有效的方法。超声波可以精确的测量出瘢痕的厚度，而且精确可靠、简便无创。下面列举一些相关检测设备：

Dermascan C®（超声皮层技术 Cortex technology）ultrasound。

Tissue Ultrasound Palpation System（TUPS，组织超声探测系统）（Biomedical，Ultrasonic Solutions，HongKong，China）（Verhaegen，et al.，2011）。

瘢痕表面粗糙度

瘢痕表面粗糙样改变其实也是属于瘢痕高度改变的一种形式，其发生也源于不同的病理生理变化。瘢痕表面粗糙不平整，比如网状瘢痕，是由于某些特定原因如网状植皮等导致的，而瘢痕突出于皮肤的高度改变（突出于正常皮肤的高度），则是由于纤维组织过度增生形成的。

3D 成像技术可以准确测定瘢痕的组织范围和体积。下面仪器可以进行相关的 3D 检测：

The 3D LifeViz® camera（Baker，et al.，2013 ANZBA）。

The Phaseshift Rapid In Vivo Measurement of The Skin（PRIMOS）（GFMesstechnik GmbH，Teltow，德国），被认为是一种可靠的有效测量皮肤和烧伤瘢痕表面粗糙程度的成像工具（Bloemen，et al.，2011；van der Wal，et al.，2013）。

柔韧性

瘢痕柔韧性的评估包含了瘢痕组织物理性能的评估，即弹性、延展性、硬度及拉伸程度。每一项性能的评估都需要特定的客观检测工具。

压力（张力测量法）——组织硬度

肺活量计（Pneumatonometer）：通过测量使皮肤变形所需压力来测量组织硬度，例如 Solan 30$^®$；Medtronic Xomed®，Inc. Jacksonville，Fl（Perry，et al.，2010）。

Durometer$^®$：Model H1000：Rex Gauge Company Inc Buffalo Grove，Il Skin Compliance Device：Baltimore，MD–感觉处理系统，将皮肤阻力转化为电信号，

Tonometer BME1428$^®$ Burns model；Flinders University，Adelaide

Suction 抽吸–弹性

Cutometer$^®$- 负压抽吸，通过空洞效应检测皮肤张力和回缩力水平（van der Wal，et al.，2013；Verhaegen，et al.，2011）。

DermaLab$^®$ 测量 1.5mm 厚度之内的组织张力水平（Verhaegen，et al.，2011）。

旋转——延展性

通过水平面旋转力测量旋转角，Dermal torque meter Dia-stron$^®$，Andover，United Kingdom）（Verhaegen，et al.，2011）。

张力—延展性

Extensometer$^®$（Henkel Loctite Ireland Ltd，Dublin，Ireland），检测黄铜叉和皮肤之间的张力（Coutts，et al.，2013）。

表面积

通过使用透明双层无菌醋酸纤维膜在计算机辅助下测量和计算伤口面积，缺点就是所测量最大面积将会受到限制（Visitrak® from Smith and Nephew）。

DermaLab Combo$^®$（Cortex）

提供一系列标签测量色泽（血管化、色素沉着）、弹性、厚度、跨表皮水分丢失、皮脂收集和水化。初步研究显示该仪器在瘢痕色泽、厚度和弹性方面检测结果是有效和可靠的；但是该仪器检测的难点在于操作经验，需要突破之处在于检测瘢痕厚度和柔韧性。（Gankande，et al.，2014）。

材料设备

以下设备可能是评估瘢痕所必须的：

（1）安静的房间：自然光照射。

（2）记号笔：用来标出体表的瘢痕。

（3）人体简图或表格：记录瘢痕的位置和大小。

（4）瘢痕评估工具（比如色度计、超声等）及其附属用品（比如超声耦合剂）。

（5）瘢痕评估表（比如患者及观察者瘢痕评估表、温哥华瘢痕量表等）。

（6）相机。

（7）卷尺。

（8）纸巾：用来擦去遗留在瘢痕表面的乳膏。

评估步骤

瘢痕评估的步骤是由评估目的所决定的。比如，是为了观察瘢痕的临床自然进展过程

以及选择合适的治疗手段，还是为了在某项科学研究中观察治疗措施的效果？烧伤后瘢痕的面积小如手掌，大至全身，瘢痕性质也可能多种多样，因此在瘢痕评估之前需要思考一些相关的问题：

是对身体所有的瘢痕进行全面的记录吗？

如果是的话，那么要对全身所有的瘢痕进行评估并记录瘢痕进展过程中观察到的所有变化。选择一处情况较好的和一处情况较差的瘢痕作为指标，并粗略估计所有瘢痕中大致符合两种特征的瘢痕数量，能有助于对瘢痕进行全面的评估。

是记录某一特定位置的瘢痕吗？

如果是观察某一特定位置瘢痕的发展过程，那么对瘢痕位置的选择必须做到精准。另外，最好选择一项瘢痕进展过程中变化较为明显的指标，仔细观察并记录下瘢痕所发生的病理生理学变化。如果能够将客观及主观评价相互结合，将获得更加精准和灵敏的结果。

是在一个群体中进行对比，还是记录单一患者的发展过程？

如果是评估某项治疗方法的疗效，那么就需要选择相同背景条件的患者，比如相同部位同等程度的损伤、相同性质的瘢痕，等等。

是从美容学角度还是病理学角度进行评估？

如果是从美容学角度进行评估，那么要以患者自身的意见为主，医生的意见为辅；医生对于瘢痕病理生理学改变的评估某种程度上可以作为患者关注外观改变的基础。

需要评估瘢痕对功能的影响吗？

可以以肌力、肌肉运动方式及瘢痕的位置、瘢痕的特性等特征进行比较。

是为了记录瘢痕的症状吗？

即使是同一患者不同部位的瘢痕，其物理特性及伴随症状也可能完全不同。因此要选择合适的评估项目，以尽可能展现瘢痕的多种特性，以及详细阐述瘢痕特性与瘙痒、疼痛及功能障碍等症状之间的相互关系。

影响瘢痕形成的重要因素

查阅患者住院病历以及询问病史，寻找引起病理性瘢痕的可能因素；重点注意是否符合以下因素：

（1）社会人口因素：种族、女性、青年人等。

（2）烧伤部位：尤其面颈部烧伤及上肢部位的烧伤等。

（3）既往手术史：多次复杂手术史；网状植皮手术史等。

（4）损伤严重程度：烧伤深度，烧伤体表总面积，损伤持续时间等。

（5）不利于康复的并发症：感染，合并基础疾病（如糖尿病、湿疹、哮喘）或合并其他损伤（如骨折、头颅损伤）。

是否需要进行瘢痕评估的适宜性评价

（1）最近是否使用抑制瘢痕增生的乳膏。

（2）日常着装能否从视觉及触觉上掩盖瘢痕组织。

（3）判断皮肤的脆性（比如植皮术后早期瘢痕组织太脆影响评估）。

（4）患者文化水平以及英语是否为患者的母语（尤其是要选用以患者为主的评估表）。

瘢痕评估前准备

（1）瘢痕评估前 15 分钟脱去弹力套，注意在此期间瘢痕颜色的变化。

（2）轻轻擦去瘢痕表面的乳膏。

（3）自然光状态下，选择能够完整暴露瘢痕的体位。

（4）排除重力及强迫体位对瘢痕血流和色泽的影响。

（5）保证每次评估瘢痕在相同室温下进行，以避免温度对瘢痕颜色的影响。

（6）确定最适合患者和医生的评估参数。

（7）使用清洁的设备（比如，使用前擦拭卷尺或者使用一次性卷尺等）。

（8）选择合适位置的瘢痕进行评估——尽量远离开放性伤口。

注意：如果进行同一部位瘢痕的再次评估或临近部位瘢痕的评估，一定要进行精细的定位并用相机、卷尺、表格等进行详细的登记。

进行瘢痕评估

依客观评估或主观评估方法的指引进行评估。

瘢痕评估结果的解释

根据瘢痕评估的结果向患者及监护人进行相关的解释并选择恰当的治疗方法，讨论异常瘢痕增生的高危因素并选择最恰当的干预手段。

> 实施标准
>
> 烧伤瘢痕的评估应当包含患者的意见。（B级）
>
> 烧伤瘢痕的评估可能包括瘢痕增生危险因素、社会人口因素、烧伤部位、损伤类型、手术方式。（B级）
>
> 由于尚无理想的瘢痕测定方法，建议根据医生的判断选择合适的瘢痕评估方法。（B级）
>
> 瘢痕评估至少应当包括瘢痕高度、颜色、色素沉着及柔韧性。（B级）

烧伤后瘢痕皮肤的感觉变化

感觉减退、疼痛、瘙痒

体表的温度觉、疼痛、瘙痒等感觉是通过皮肤内共同的神经末梢传导，有时难以详细区分，同一词汇可能被患者用于表达不同的感觉异常，而感觉又是患者自身的主观感受，所以对烧伤后皮肤感觉变化的定义尚不够准确。烧伤后可能出现疼痛及感觉异常，有针刺样疼痛、烧灼感、放射痛、电击感等，而这些异样感觉会产生搔抓的欲望，因此也会用于表述瘢痕的瘙痒症状。Parnell 提出了使用瘙痒、刺痛、虫爬感、针刺样疼痛及烧灼感来表述感觉异常。

烧伤后患者感觉的变化往往是伴随瘢痕增生出现的，因此，症状随烧伤后瘢痕增生期可持续一年以上。

对烧伤后患者的临床及实验室研究发现：神经再生与神经肽活性、神经炎症反应、中枢神经系统敏感性提高之间相互影响并导致了瘢痕皮肤瘙痒及感觉紊乱症状。由于神经系统、免疫系统及自主神经系统（应激反射）之间的密切联系，对于创伤后应激综合征的患者同样会出现长期的感觉障碍。

烧伤后疼痛长期不缓解，最终也会导致感觉的异常，比如慢性疼痛。感觉异常同样也会出现精神症状。同样，精神障碍也会导致疼痛阈值的降低，出现疼痛过敏。在儿童，创伤后应激综合征与疼痛程度呈正相关，因此疼痛的控制对于烧伤后儿童整体的康复至关重要。

疼痛相关内容已在第 6 章中介绍，本章主要介绍感觉障碍及瘙痒。

感觉

烧伤后，体表感觉神经仍可以再生，使皮肤恢复感觉功能。然而，由于烧伤深度和面积不同，感觉恢复程度可能不完全，甚至出现感觉功能紊乱，比如感觉丧失、感觉过敏和慢性疼痛等。烧伤后瘢痕皮肤或创面移植的皮片神经再支配往往不够完全，出现感觉功能障碍，或者过度神经再支配导致局部感觉过敏或瘙痒。烧伤后局部可能出现触觉、两点辨别能力、温度觉、震动觉等功能的减退，有时远离受伤部位的区域也会出现类似改变，这表明感觉异常是一种系统性反应。

在一项研究中，以烧伤患者未受伤一侧肢体作为对照，与受伤侧进行对比，通过西门-韦恩斯坦单丝测试评估烧伤前后皮肤的轻触觉改变。值得注意的是有研究证实：由于全身性应激反应的存在，单侧肢体损伤的患者会出现双侧肢体的感觉异常改变。

温度觉定量分析仪（以色列 Medoc）可以用来测定体表感觉阈值，如冷热刺激产生冷、温觉的阈值以及引起疼痛的阈值。

神经检测笔的尖头或钝头可以对皮肤尖触觉进行评估。

静态韦伯检测（Static Weber Test）可以用来检测皮肤两点辨别能力。

感觉过敏 / 痛觉过敏是指在低于疼痛阈值的刺激下同样会产生疼痛感觉的一种状态。目前，关于烧伤后感觉过敏 / 痛觉过敏的发生率鲜有报道，而且尚无治愈或缓解的方法。

可想而知，就神经损伤程度而言，深度烧伤后需要植皮的创面比浅度烧伤自行愈合的创面更为严重。有时，感觉异常甚至出现在未受损的部位，即远位感觉异常的改变，这提示中枢神经系统的改变。温度的改变、局部压迫、轻触及承重活动等都是感觉过敏 / 疼痛过敏的诱发因素；休息、按摩、穿戴弹力衣或抬高患肢则不同程度地减轻或缓解症状。

瘙痒

瘙痒是烧伤后增生性瘢痕患者最痛苦的症状之一。烧伤后几天即可出现，可持续至烧伤后数年之久。夜间较白天症状更加明显，下肢较上肢、面部更为常见，发热、出汗常为激发因素。搔抓可以适当缓解，但会造成局部破溃甚至反复破溃形成慢性创面；瘙痒症状也会对睡眠、心理健康、情绪、注意力等造成不利影响，严重干扰日常工作及生活。

急性期（伤后 6 个月），所有的儿童及 87% 的成年人患者会主诉创面的瘙痒症状。而在烧伤后 12 ～ 24 个月，部分患者瘙痒症状会消失。研究表明，急性期瘙痒与慢性期瘙痒是通过不同的传导通路传导的。急性期瘙痒症状与大面积烧伤创面、创面愈合时间及烧伤的部位等因素有关，另外，还受心理压力、性格因素及创面处理措施等影响；而慢性期瘙痒症状则与烧伤的深度、瘢痕伴随症状等有关。但仅凭上述因素就判定是否会出现瘙痒症状是不全面的，因为有些患者，即便是小面积烧伤（4% < TBSA）也会出现严重的瘙痒症状而影响日常生活。

瘙痒的机制分为四大类：皮肤源性瘙痒、神经病源性瘙痒（如周围神经病变引起的局部瘙痒）、神经源性瘙痒及精神源性瘙痒（伴有精神紊乱状态）。瘙痒的神经生理学机制尚未明了，但目前可以确定的是：皮肤源性及神经病源性瘙痒多发生于急性瘙痒，而神经源性及精神源性瘙痒多见于慢性瘙痒。

评估

5-D 瘙痒评估量表、视觉模拟评分量表（VAS，10 等级）、Leuven 瘙痒评估量表可以用于评估及监测烧伤后瘢痕瘙痒症状的演变。其中 5-D 瘙痒评估量表应用最为广泛，它包含了瘙痒的持续时间、程度、预后（更加严重，还是逐渐缓解）、造成的功能障碍以及分布范围等等重要的临床信息。对于儿童患者（6 岁以上）可以使用 Itch man scale 进行评估，它将瘙痒程度分为 5 个等级，通过绘制 Likert 量表对患儿瘙痒症状进行切实有效的评估。

视觉模拟评分量表（VAS，10 等级）在评估瘙痒严重程度方面被广泛应用。但亦有不足之处，比如它要求被评估者具有一定的抽象思维能力，因此，评估结果会受到年龄、认知水平以及精神状态等因素的影响；另外，它仅能评估症状严重程度，而对于功能方面的影响则较少涉及，较其他评估表稍显不足。值得一提的是，在使用 VAS 评估表时，必要注意几个问题：①评估的瘢痕状态：比如是现在还是上周的症状；②评估的目的：寻找最严重程度的瘙痒，还是瘙痒范围。

治疗

目前，对于瘙痒的治疗分为药物治疗及非药物治疗两种。药物治疗方面，以抗组胺药物、神经系统药物（加巴喷丁等）以及局部应用的洗剂（恩纳乳膏，胶态燕麦片等）为代表。药物治疗的有效性在创面愈合的不同时期是不同的，比如加巴喷丁在创面愈合的整个过程中均表现出良好的药效，而抗组胺药物仅在初期应用时会起到很好的止痒效果。这可能与急性期瘙痒、慢性期瘙痒不同传导通路有关。

非药物治疗方面，有很多常用的方法，比如硅酮乳膏、贴膜、弹力衣等，但对其确切疗效尚无足够的临床数据。局部应用润滑剂可能是通过闸门控制学说发挥止痒的作用，另外，瘢痕表面乳膏按摩可以起到皮肤脱敏的作用。当然非药物治疗只能在创面完全愈合后才能进行。

常用的治疗包括：局部润滑剂、多赛平、加巴喷丁、抗组胺药物、经皮电刺激治疗、局部降温疗法、激光以及局部按摩，等等。

大部分的药物对于急性期的瘙痒症状能起到很好的疗效，对于晚期症状则效果较差。

非药物治疗方法有如下几种：

◇ 蜂蜡及草本油霜（1级）。

◇ 含有蛋白酶成分的非处方类保湿霜（1级）。

◇ 胶态燕麦片保湿霜（3级）。

◇ 局部压迫治疗，有患者反应比拉伸更能缓解瘙痒（4级）。

◇ 避免瘙痒的诱发因素。

◇ 穿戴弹力套配合瘢痕按摩（2级）。

◇ 按摩治疗（3级）。

◇ 可可脂联合局部按摩（2级）。

◇ 经皮电刺激疗法（4级）。

◇ 脉冲染料激光（3级）。

◇ 低能量激光（3级）。

实施标准

瘢痕皮肤感觉及瘙痒的评估应当包含患者感觉和瘙痒症状加重或是缓减的因素，并提出建议。（B级）

脱敏治疗方案是以改善功能为基础的一种治疗方法，如建议患者避免剧烈活动，日常生活中有效利用可缓减症状的治疗方法。（B级）

按摩、外用保湿剂、电疗可有效降低瘢痕疼痛和瘙痒。（B级）

烧伤后瘢痕的干预治疗

在制订瘢痕干预治疗计划前，不可忽视患者、家庭及环境三方面的因素，因它们可能会加重烧伤后机体结构和功能的损伤，包括活动减少。

影响烧伤后康复的因素：

◇ 伤前的功能状况：儿童生长发育阶段，婚姻状况，职业。

◇ 伤前的健康状况：比如是否患有外周血管疾病等。

◇ 社会心理支持：家人是鼓励支持还是忽视冷漠，周围人对外形改变接纳与否，康复治疗手段采取与否（比如穿着弹力衣）等。

◇ 参加康复训练的能力：能否独立穿戴弹力衣及完成日常生活劳动，是否需要辅助工具。

◇ 患者本人对创伤的接受程度及创伤后应激反应、应对措施。

◇ 亲属对创伤的接受程度及创伤后应激反应、应对措施。

◇ 认知能力：对多种康复治疗手段的必要性和好处理解能力。

◇ 其他限制因素：室温的可控程度（家，学校，工作场所等）；能否门诊定期随访，气候因素（硅酮不建议在炎热的天气下使用）。

目前在烧伤及康复治疗中心，常是多种保守疗法（比如压力疗法、皮肤护理疗法、局部按摩等）与手术治疗相结合；或者结合其他方法，比如化妆技术、激光或光疗法等。

对于病理性瘢痕，积极的预防比瘢痕形成后被动的治疗效果要好得多。由于对病理性瘢痕的发生缺乏有效的预见性，所以对烧伤后伴有高危因素的患者有必要进行积极的预防。创面愈合时间超过 10 ～ 14 天或者曾采取手术干预治疗的患者，尤其需要进行病理性瘢痕的预防。

压力疗法

20 世纪 90 年代开始，压力疗法一直是瘢痕预防与治疗的主要方法。压力疗法是通过穿着紧身的弹力衣或者弹力绷带等对体表产生持续的压力达到治疗的效果。目前对于压力疗法的原理较为公认的一种理论是：持续的压力会使瘢痕或皮肤内的小血管收缩，从而抑制瘢痕的增生以使瘢痕软化。压力治疗包括：量身定做弹力衣、制式弹力衣、黏性弹力绷带等，其中量身定做弹力衣应用最为广泛，相关的机制研究也比较多。尽管目前缺乏相关实验证据，但压力疗法治疗瘢痕已是众多学者的共识。

在瘢痕成熟之前，弹力衣应坚持穿戴，每日至少 23 小时且压力维持在 24 ～ 40mmHg 才能达到有效的效果，当弹力衣弹性下降、压力减小时应考虑调整或者更换。

压力治疗的优点如下：

◇ 压力治疗可以降低瘢痕的厚度（1 ～ 2 级）。

压力治疗的指征及有效证据：

◇ 可减轻瘢痕充血红斑，对此有多种理论但尚无确切的据证（1 ～ 2 级）。

◇ 促进瘢痕软化、增加关节的活动范围，对此亦尚无确切的证据（1 ～ 2 级）。

◇ 压力疗法对于色素沉着并无确切疗效，而且并不能加速或者缩短瘢痕成熟的时间（1 ～ 2 级）。

◇ 每日除洗澡、换药等必要护理外，弹力衣应持续穿戴，每天至少 23 小时；压力治疗需长期坚持，直到瘢痕充血消退、变软、弹性改善，此过程需要坚持 1 ～ 2 年，甚至更长的时间（4 ～ 5 级）。

◇ 压力治疗应尽早开始，一旦愈合创面（改为创面愈合），上皮可耐受弹力衣产生的压力及剪切力，即应开始压力治疗（4 ～ 5 级）。

◇ 正常或者更大的压力（17 ～ 24mmHg）能有效地限制瘢痕增生、促进瘢痕软化及减轻充血反应等（1 ～ 2 级），然而压力大者更容易出现弹性下降及压力减小的情况。

◇ 为了保持稳定有效的压力，一般每隔 2 ～ 3 个月需调整或替换弹力衣。

◇ 量身定做的弹力衣比制式的弹力衣更能产生均匀有效的压力，且效果明确，被推荐为首选。

压力治疗使用禁忌及注意事项：

◇ 目前报道的压力治疗的不足有：局部产生水疱、限制活动、闷热出汗、影响美观，另外部分患者反映其对症状并无明显改善（3 级）。

◇ 面部瘢痕的压力治疗需在医生的指导下进行（1 级）。

◇ 面部压力治疗会导致骨质的异常生长，因此，建议必要时口内需佩戴装置以减轻睡眠障碍及避免牙列过于紧凑等并发症（4 ～ 5 级）。

> **实施标准**
>
> 　　压力疗法减少疤痕厚度。（A 级）
>
> 　　压力疗法对皮肤的干预应在新愈合皮肤可以承受的压力和 / 或剪切力的范围内尽早进行。（B 级）
>
> 　　压力疗法应该使用 23 小时 / 天，直到瘢痕成熟。并且每 2 ～ 3 个月调整压力使压缩力保持或接近毛细管压力（20 ～ 30mmHg）。（B 级）

硅酮制剂

　　硅酮制剂（硅酮乳膏、硅酮肤贴及不含硅酮成分的肤贴）已被广泛用于瘢痕的治疗，常与其他方法联合用于瘢痕的治疗。

　　一篇发表于 2013 年的综述通过循证医学证明硅酮对于预防病理性瘢痕的发生尚无有效的科学证据，其中搜集的关于硅酮研究的文章质量相对较低且存在很大程度的偏倚。

　　目前，硅酮制剂用于瘢痕治疗的研究中，大多限制于真皮层损伤或疾病后所产生的瘢痕，而烧伤后的瘢痕病理损伤层次存在不确定性及方法学限制。常用的硅酮制剂有、硅酮乳膏及硅酮肤贴，另外，还有硅酮气雾剂。硅酮肤贴是一种柔软、自黏、半封闭的贴膜，主要成分为医用硅酮（交联的聚二甲硅氧烷聚合体），外层由硅胶膜包绕增加其持久性及可操作性，多被用于预防新发瘢痕、陈旧性增生性瘢痕及瘢痕疙瘩。硅酮制剂被广泛用于瘢痕的治疗及预防，其具体作用机制尚不明确，有几种假设：①减少皮肤水分的蒸发，增加水合作用，从而避免成纤维细胞的增生；②保温作用使局部温度升高增加胶原酶的活性，促进胶原纤维的溶解；③改变细胞膜的极化状态，影响细胞的活动；④释放硅酮进入角质层增加氧含量，减少组织缺氧的发生；⑤调节肥大细胞的数目加速组织的重塑。

　　不含硅酮成分的肤贴（如水胶体、水凝胶）在瘢痕治疗中多用为硅酮制剂的替代品。水胶体是通过覆盖瘢痕表面增加局部水合作用，减少组织水分的丢失，从而预防瘢痕组织的增生。不足之处是局部可能继发毛囊炎反复发作。

硅酮制剂的优点如下：

◇ 减轻烧伤后瘢痕的疼痛及瘙痒症状（1 级）。

◇ 减轻瘢痕的充血、瘢痕的高度、瘙痒及疼痛（2 级）。

◇ 对于非烧伤后瘢痕同样可以缓解不适症状，并且增加组织柔韧性，但是对于功能活动的改善则微乎其微（1 级）。

硅酮制剂使用的指征及依据：

◇ 愈合过程超过三周的创面建议使用。

◇ 未成熟瘢痕建议使用。

◇ 建议循序渐进使用，增加组织耐受性，比如第一天仅使用几个小时（＞ 4 个小时），此后每天使用时间增加 2 个小时，直至 23 小时 / 天为止。

◇ 建议硅酮制剂边界超出瘢痕边缘 5mm。

◇ 可配合其他方法来固定硅酮制剂，比如弹力绷带、压力疗法。自粘性硅酮制剂也可自主贴覆于体表。

◇ 每日将其取下用不含变应原肥皂及清水进行清洗，佩戴之前将其风干或用无绒布擦干。

◇ 瘢痕成熟应结束硅酮制剂的治疗。

硅酮制剂使用禁忌及注意事项：

◇ 硅酮制剂的不良反应有：皮肤过敏、皮炎、局部瘙痒及皮肤破溃等，其中硅酮肤贴较硅酮乳膏更容易引发不良反应。症状改善、皮肤愈合后，可重新使用硅酮制剂。循序渐进使用硅酮制剂可能增加皮肤组织对其耐受性，避免不良反应的发生（1级，4级）。

◇ 值得注意的是：对于小块的硅酮肤贴应在儿童不能触及的地方安全使用，避免误食导致窒息的发生（5级）。

◇ 硅酮肤贴的不良反应包括：皮肤过敏、皮炎、局部瘙痒及皮肤破溃等，部分患者会出现皮肤浸泡软化现象（5级）。

◇ 不含硅酮成分的肤帖禁用于有明确过敏史的患者；在局部出现不适反应后，只有症状完全改善，才能重新开始使用（2级）。

实施标准

部分证据证明硅酮凝胶可以预防或治疗增生性瘢痕和瘢痕疙瘩。但是，硅酮凝胶只是瘢痕综合性预防和治疗的其中一部分。（B级）

使用非处方的硅胶凝胶、密切监测硅酮凝胶实践以及不良反应的记录应有临床判断。（B级）

患者应受过良好的教育，能够了解硅胶、硅胶片以及亲水胶体的使用注意事项。（B级）

硅酮模具 / 硅酮内衬品

二者多与其他方法联合用于瘢痕的预防及治疗。硅酮内衬品分为两层：柔软有弹性的硅酮黏附于热塑性塑料模片下方，可以通过对热塑性材料进行塑形来增加深层硅酮对体表组织的压力，其多联合其他方法用于瘢痕的治疗。硅酮模具可以通过塑性，在不平整部位，比如腋窝、腘窝、手、锁骨、颈部及面部，产生平均的压力；多放置于压力衣的下方，用于烧伤后增生性瘢痕的治疗。

使用的指征及有效证据：

◇ 硅酮模具在瘢痕形成的初始几周能起到很好的抑制效果，所以要定期更换调整（5级）。

◇ 24 小时持续使用，仅在伤口护理时取下，使用肥皂清洗模具。

◇ 硅酮模具可在创面愈合瘢痕形成的 6 个月内使用，并且可一直使用直至瘢痕颜色淡化成熟。

◇ 硅酮内衬品在手部应用，能够很好地改善皮肤的弹性及柔韧性，抑制瘢痕增生，并增加活动范围（5级）。

使用禁忌及注意事项：

建议在医生指导下使用上述硅酮产品，另外，鉴于瘢痕不断进展的特点，定期门诊随访进行相应的调整至关重要；关节部位使用硅酮模具可能会限制局部活动；局部大量出汗或者产品不卫生也会导致皮肤浸泡软化。

> **实施标准**
>
> 部分证据支持使用硅酮模具和硅酮内衬产品作为预防或治疗增生性瘢痕和瘢痕疙瘩。然而，这只是瘢痕综合性预防和治疗中的一部分。（B级）
>
> 临床医生应确定最合适的穿着方案。（B级）
>
> 患者应受过良好的教育，能预防使用硅酮模具和硅胶内衬产品。（B级）

弹力绷带

目前，已有多种该类产品用于改善瘢痕的外观及缓解功能障碍，比如Kinesio弹力绷带、Micropore及Hypafix等。弹力绷带用于烧伤后位置的保持鲜有报道，对于手术或真皮损伤后瘢痕的预防方面，能起到一定作用。

Kinesio弹力绷带是一种单向动力黏性绷带，具有很强的弹力特性，可以延伸出静止状态下60%的长度。它具有热激发黏性特质，且不含乳胶成分，防水。可24小时持续使用，并持续3～5天之久。

弹力绷带使用的指征及有效证据：

◇ 改善活动范围。

◇ 调节失调。

◇ 保持优势体位。

◇ 促进或抑制肌肉功能活动。

◇ 提供本体感受反馈。

◇ 改善淋巴回流。

◇ 减轻疼痛（2级）。

弹力绷带使用禁忌及注意事项：

◇ 有研究表明，术后线性瘢痕使用弹力绷带能够有效避免增生性瘢痕的产生。Micropore在干洁皮肤上每周定期更换使用，能够有效减轻瘢痕的厚度、改善瘙痒疼痛等不适症状，提高瘢痕的质量（2级）。

◇ Micropore用于剖宫产术后瘢痕时，能有效减轻瘢痕增生，并且在12周有效避免HTS的产生（1级）。

◇ 创面愈合后使用弹力绷带连续12周能有效改善外观及局部感觉，且避免功能障碍的发生（2级）。

弹力绷带使用禁忌及注意事项：

部分患者使用纸胶带的会出现红疹（1级）。

> **实施标准**
>
> 弹力绷带是一种廉价的、非侵入性的方法治疗瘢痕。目前临床上缺乏有效的证据证明弹力绷带能预防和治疗烧伤瘢痕的有效性。因此，推荐听取临床医生的建议。（B级）

瘢痕按摩

瘢痕按摩是指通过手对局部皮肤及皮下组织施以不同程度及形式的压力的操作手法，是烧伤后瘢痕干预治疗的常用方法之一。常与其他的瘢痕干预治疗措施联合应用，比如压力疗法、物理治疗、硅酮制剂等，产生生理及心理方面的治疗作用。瘢痕按摩方法包括皮肤松动、摩擦按摩、促进淋巴回流和皮肤湿化。瘢痕按摩的效果是刺激神经反射（刺激周围神经向中枢神经系统发出信号，使肌肉组织松弛，减轻疼痛，心情愉悦），增加静脉及淋巴的回流，降解纤维组织并使胶原纤维重新排列。

瘢痕按摩的优点如下：

◇ 与压力疗法联合应用，可明显改善局部瘙痒症状；产生心理效应，能有效增进患者与治疗者之间的感情（2级）。
◇ 减轻烧伤后瘢痕的瘙痒疼痛症状，减少焦虑，改善心情（2级）。
◇ 改善皮肤的状态，减轻瘙痒、改善色素沉着、增加柔韧性、改善充血状态等（3级）。
◇ 增进治疗者与患者之间的感情，使其关系更加融洽，改善皮肤及瘢痕质量，缓解神经过敏、瘙痒疼痛等症状（4级）。

瘢痕按摩的指征及有效证据：

◇ 少量非香料抗滑乳膏即可操作（4级）。
◇ 施加的压力应逐渐增强，直至使瘢痕褪色变白（4级）。
◇ 每次按摩治疗15分钟，一周两次，长此坚持5周后，瘢痕的疼痛瘙痒症状及焦虑能得到很好的改善（3级）。
◇ 向患者详细地告知相关事宜，并嘱咐定期随访以便观察瘢痕发展状态（4级）。
◇ 可用于功能锻炼前准备工作或配合压力治疗（2级）。

瘢痕按摩的禁忌及注意事项：

◇ 瘢痕炎症：瘢痕按摩应立即停止（4级）。
◇ 瘢痕脆性增加：局部水合疗法（4级）。
◇ 新愈合的创面要避免按摩，否则容易导致皮肤水泡（Edwards，2003）。

> **实施标准**
>
> 瘢痕按摩可减轻烧伤瘢痕导致的疼痛和瘙痒，尤其是联合其他治疗时效果更好。（B级）
>
> 瘢痕按摩同样有利于心理健康，如减轻焦虑，改善心情并且可增进医患和谐。（B级）

皮肤护理

烧伤及继发的瘢痕增生导致汗腺、毛囊和黑素细胞损伤，进而皮肤的调控温度能力、抗机械损伤能力、抗紫外线辐射能力均会下降（Hultman, et al.，2012）。重要的是，临床医生应该指导患者以最佳方式做好皮肤保湿、防晒及毛囊炎治疗。

瘢痕水化和卫生

应用保湿剂可保护瘢痕皮肤免受干裂和机械性创伤，它是瘢痕治疗的重要组成部分。

这也有助于减少瘢痕按摩时造成摩擦损伤。皮肤应保持充分的清洁以减少残留物在皮肤表面聚集，减轻毛孔堵塞。

瘢痕水化和卫生的包括：

◇ 通过水化角质层，润肤剂和保湿霜都可防止皮肤干燥，保持皮肤光滑湿润（Loden，2003）（5级）。

◇ 保湿剂也可减轻瘙痒症状（Lewis，et al.，2012）（1级）。

瘢痕水化和卫生的指证和有效证据。

◇ 保湿剂应用于烧伤所致皮脂腺分泌受损导致皮肤屏障功能破坏所产生的瘢痕。（Loden，2003）（5级）。

◇ 重要的是要指导患者选择合适的保湿剂类型、剂量和使用的频率。患者通常会使用比需要量更多的保湿剂，其结果将导致毛孔堵塞和炎症。推荐使用无刺激的非芳香型保湿剂。

推荐的保湿产品包括：

◇ 蜂蜡和本草油。

◇ 含蛋白酶的非处方润肤霜。

◇ 胶体燕麦保湿剂。

瘢痕水化及卫生的禁忌证和预防措施：

◇ 使用保湿剂可能会产生一些感觉改变，很少会发生严重的并发症。

◇ 使用水性乳膏作为保湿剂，可刺激皮肤并可减少皮肤厚度。

维生素 E

使用维生素 E 需谨慎。尽管维生素 E 大受欢迎，但没有证据表明其可减轻增生性瘢痕，事实上，使用维生素 E 可能是有害的。系统性应用维生素 E（如口服胶囊），会抑制炎症反应，抑制胶原合成及降低伤口抗张力强度（Atiyeh，2007）。局部外用维生素 E 还可以导致瘢痕发生荨麻疹、湿疹、多形红斑样反应和接触性皮炎的风险（Atiyeh，2007）。尽管减轻炎症反应是烧伤后治疗的一个目标，对瘢痕重塑期有益，但近来的研究表明其结果并非如此，因此并不推荐大量应用维生素 E（Atiyeh，2007）。

防晒

避免日光照射及使用防晒霜可以防止增生性瘢痕的色素沉着。在所有受损部位进行常规防晒是必要的，包括应用防晒霜（例如，SPF50）和防护服。

毛囊炎治疗

毛囊炎是一种烧伤后继发的毛囊部炎症。任何有毛发的区域均易发生毛囊炎，尤其容易与增生性瘢痕伴发。皮肤和头皮均可发生毛囊炎。

治疗毛囊炎的依据和指证：

如果将封闭敷料用于瘢痕治疗，可能会导致毛囊炎复发。这是因为瘢痕生长于毛囊上方，而病原体恰恰存留于毛囊周围，当皮脂腺、毛囊或隐藏的感染灶突破瘢痕组织表面时，就发生了新的感染。

瘢痕相关性毛囊炎的治疗包括：

◇ 强脉冲光（IPL）- 缓解慢性毛囊炎（Hultman, et al., 2012）（4 级）。

◇ 应用含石蜡和 5% 胶体燕麦的沐浴油（Matheson, 2004）（5 级）。

◇ 局部抗菌治疗。

◇ 毛发的剔除，如面部等。

◇ 频繁而柔和的浸浴或淋浴。

> **实施标准**
>
> 有一些证据表明，适当应用保湿剂可以促进瘢痕水化。（B 级）
>
> 应告知患者选择合适的保湿剂类型、使用频率和使用剂量。（B 级）
>
> 应让患者意识到防晒的重要性，包括选择合适的 SPF 指数防晒霜和处理毛囊炎。
> （B 级）

激光治疗

激光和其他光疗已经成为传统治疗瘢痕的辅助治疗方法，可联合压力治疗或硅酮凝胶治疗，也可单独治疗瘢痕。三种主要类型的激光和光疗已有文献报道。（Hultman, et. al, 2012）（4 级）。

◇ 血管特异性脉冲染料激光（PDL）治疗可减轻瘢痕充血和改善增生性瘢痕的结构。

◇ CO_2 点阵激光焕肤可改善烧伤瘢痕的异常结构、厚度和硬度。

◇ 强脉冲光（IPL）改善烧伤疤痕皮肤色泽，减轻慢性毛囊炎。

激光治疗瘢痕的靶组织是血管。脉冲染料激光可减少成纤维细胞的数量和增殖，改善胶原纤维松散紊乱的排列方式（Parrett & Donelan, 2010）（5 级）。低能量激光治疗 12 个月以内的瘢痕具有显著效果。

激光治疗的优点如下：

◇ CO_2 点阵激光——改善成熟的烧伤瘢痕（Qu, et al., 2012）（4 级）。

◇ 铒：YAG 激光——改善浅表瘢痕，对眼部、鼻部、唇部和手指区域瘢痕疗效不佳（Eberlein, et al., 2005）（5 级）；减少充血发红，降低瘢痕厚度，增加瘢痕的弹性（Kawecki, et al., 2008）（3 级）。

◇ 1540 nm 非剥脱点阵激光——瘢痕改善质地（Haedersdal, et al., 2009）（1 级）。

◇ 低能量 400mW 670nm 软激光——改善瘢痕外形，软化瘢痕，缓解瘙痒和疼痛（Gaida, et al., 2004）（3 级）。

◇ 脉冲染料激光——预防瘢痕增生（Liew, et al., 2002）（3 级）；减轻瘢痕红斑和瘙痒，减少瘢痕厚度，改善瘢痕外观（Donelan, et al., 2008; Parrett & Donelan, 2010）（4 级和 5 级），改善瘢痕瘙痒症状（Allison, et al., 2003）（3 级）；改善瘢痕柔韧性和质地，较少充血红斑（Alster & Nanni, 1998）（4 级）。

◇ 强脉冲光——改善瘢痕外观，降低硬度、红斑和高度（Erol, et al., 2008）（4 级）。

激光治疗的指证和依据：

◇ 脉冲染料激光可减少成纤维细胞的数量和增殖，同时改善松散的胶原纤维，降低粗糙程度（Parrett & Donelan，2010）。

◇ 不超过12个月的瘢痕采用低能量激光治疗具有明显的效果（Gaida, et al.，2004）（3级）。

激光治疗的禁忌证和注意事项：

◇ CO_2点阵激光治疗的并发症包括瘢痕增生及外翻，多由于感染、技术不熟练及过度治疗导致，尤其在眼睑、颈部和胸部等敏感区域更是如此（Fife, et al.，2009）（4级）。

◇ 铒YAG激光治疗的并发症包括瘢痕增生和伤口延迟愈合（Eberlein, et al.，2005）（5级）。

> **实施标准**
>
> 有证据表明激光治疗可改善瘢痕外观，减轻瘢痕疼痛和瘙痒，激光治疗可单独施行，也可与其他物理治疗联合进行。不同类型激光治疗的经验和注意事项是非常重要的。（B级）

化妆品

另外，一些治疗方法也可有效地帮助人们适应瘢痕，比如装饰性化妆品、纹身及化妆。

尽管证据有限，但一项研究证明当瘢痕患者进行适当的化妆修饰，保持自信，生活质量会有显著改善，包括社交、训练和外表。（Maskell，2014）（1级）

在一项多烧伤中心调查中显示，只有34%的机构为患者提供化妆训练课程及推荐化妆品。（Serghiou, et al.，2004）（4级）

> **实施标准**
>
> 适当的化妆可提高患者的生活质量，尤其对其参加社会活动有积极影响，临床医生应提供相关指导。（B级）

瘢痕的进一步医疗和手术干预

在瘢痕成熟期或早期，如果有需要进一步医疗或手术治疗指证，AHP应当及时了解和提供指导。由烧伤治疗团队主要负责进一步的治疗措施包括（但不限于此）：

◇ 皮肤软组织扩张器。

◇ 皮瓣。

◇ 瘢痕切除（包括皮肤延伸）。

◇ 真皮支架。

◇ 皮肤磨削术。

◇ 皮质类固醇激素。

皮质类固醇激素

皮质类固醇激素是瘢痕治疗的辅助药物，通过抑制成纤维细胞生长和促进胶原降解而发挥作用,其可看作瘢痕治疗的一线药物(Berman, et al., 2008; Jalali & Bayat, 2007)(5级)。皮质类固醇激素通常应用于局部瘢痕治疗,由于组织对它吸收较差,瘢痕内注射治疗相对浅表的瘢痕可能是有效的(Bloemen, et al., 2009),有效率50%～100%,复发率9%～50%。多个烧伤治疗中心在运用皮质类固醇激素治疗瘢痕时所选用的评估参数不同,但较为一致的认识是在治疗早期瘢痕更有效,每2～6周注射一次,最大可治疗面积约40cm²(Berman, et al., 2008; Bloemen, et al., 2009; Jalali & Bayat, 2007)(4级和5级)。

皮质类固醇的治疗指证和依据:

◇ 多数患者在接受治疗后3个月内即有效果。治疗效果的影响因素包括注射的频率和瘢痕外形评分(higher contour scores)(Ud-Din, et al., 2013)(2级)。

◇ 局部注射皮质类固醇对严重增生性瘢痕质地有明显改善作用(Waibel, et al., 2013)(2级)。

◇ 最近的文献报道显示皮质类固醇激素对小儿烧伤引起的瘢痕治疗效果不及其他形式的瘢痕疙瘩(尤其是较小的瘢痕),对烧伤瘢痕疙瘩效果也不优于一般的瘢痕疙瘩(Patel, et al., 2012)(3级)。

皮质类固醇激素治疗增生性瘢痕复发率较高(Hayashi, et al., 2012; Patel, et al., 2012)(3级)。

对于不伴有挛缩的增生性瘢痕,皮质类固醇应被视为非手术综合治疗的一部分。而发生挛缩的增生性瘢痕,皮质类固醇被视为手术的辅助治疗(Ogawa, 2010)(5级)。

皮质类固醇注射的禁忌证和注意事项:

◇ 瘢痕/皮肤萎缩和变薄,疼痛,痤疮急性期,毛细血管扩张,色素沉着。

◇ 其他系统性副作用,如女性月经功能的紊乱、白内障或青光眼、库兴综合征、肾上腺皮质功能减退等。

实施标准

皮质类固醇激素瘢痕内注射是治疗瘢痕疙瘩和增生性瘢痕的有效手段,被AHP采用作为瘢痕综合治疗的一部分。

实施标准总结

1. 烧伤瘢痕的评估应考虑患者的主观意见。(B级)

2. 烧伤瘢痕的评估应考虑到瘢痕增生的危险因素,包括社会人口统计学因素、烧伤的部位、手术方式和损伤类型。(B级)

3. 瘢痕的评估应至少包括瘢痕的高度、颜色、色素沉着和柔韧性。(B级)

4. 瘢痕的感觉和瘙痒的评估应确定加重和缓解因素,然后提出相应建议。(B级)

5. 脱敏疗法是功能改善的基础,建议患者避免剧烈活动,在日常生活中要注意利用缓解的因素。(B级)

6. 按摩、应用局部保湿剂和电疗可能有利于缓解瘢痕疼痛和瘙痒症状。(B级)

7. 压力疗法可以降低瘢痕厚度。(A级)

8. 当烧伤创面愈合可耐受治疗压力和剪切力时，压力治疗应尽早开始。（B 级）

9. 压力疗法每天持续 23 个小时，直至瘢痕成熟稳定，建议每 2 ～ 3 个月更换调整弹力衣，使压力维持在毛细血管压力（20 ～ 30mmHg）水平。（B 级）

10. 硅胶模具和硅胶内衬产品可作为增生性瘢痕和瘢痕疙瘩预防和治疗方法。（B 级）指导患者掌握其使用方法和注意事项。（B 级）

11. 绑带是一种廉价的、非侵入性的治疗瘢痕的方法，但其有效性证据有限。

12. 按摩可减轻烧伤后瘢痕的疼痛和瘙痒症状。（B 级）

13. 按摩有助于患者心理健康，缓解焦虑，改善情绪，增进医患和谐。（B 级）

14. 应用合适的保湿剂有助于瘢痕水化。（B 级）

15. 应使患者充分认识到保湿剂的重要性。（B 级）

16. 患者应充分认识到防晒和治疗毛囊炎的重要性。（B 级）

17. 激光治疗有助于改善瘢痕预后，缓减烧伤后瘢痕疼痛和瘙痒。（B 级）

18. 适当地应用化妆品可提高生活质量，促进患者社会化活动。（B 级）

19. 皮质类固醇激素瘢痕内注射是治疗瘢痕疙瘩和增生性瘢痕的有效手段，可作为 AHP 瘢痕综合治疗的一部分。

参 考 文 献

Allison K P, et al., 2003. Pulsed dye laser treatment of burn scars. Alleviation or irritation? Burns, 29(3): 207-213.

Alster T S, Nanni C A, 1998. Pulsed dye laser treatment of hypertrophic burn scars. Plast Reconstr Surg, 102(6): 2190-2195.

Anderson J R, et al., 2011. A preliminary investigation of the reinnervation and return of sensory function in burn patients treated with INTEGRA(R). Burns, 37(7): 1101-1108. doi: 10.1016/j.burns.2011.04.002.

Anzarut A, et al., 2009. The effectiveness of pressure garment therapy for the prevention of abnormal scarring after burn injury: a meta-analysis. J Plast Reconstr Aesthet Surg, 62(1): 77-84. doi: 10.1016/j.bjps.2007.10.052.

Atiyeh B S, 2007. Nonsurgical management of hypertrophic scars: evidence-based therapies, standard practices, and emerging methods. Aesthetic Plast Surg, 31(5): 468-492; discussion 493-464. doi: 10.1007/s00266-006-0253-y.

Atkinson Jo-An, et al., 2005. A Randomized, Controlled Trial to Determine the Eficacy of Paper Tape in Preventing Hypertrophic Scar Formation in Surgical Incisions that Traverse Langer's Skin Tension Lines. Plastic & Reconstructive Surgery, 116(6): 1648-1656.

Bell P L, Gabriel V, 2009. Evidence based review for the treatment of post-burn pruritus. J Burn Care Res, 30(1): 55-61. doi: 10.1097/BCR.0b013e318191fd95.

Berman B, et al., 2008. Prevention and management of hypertrophic scars and keloids after burns in children. J Craniofac Surg, 19(4): 989-1006. doi: 10.1097/SCS.0b013e318175f3a7.

Blades B, Mellis N, Munster, A M, 1982. A burn speciic health scale. J Trauma, 22(10): 872-875.

Bloemen M C, et al., 2009. Prevention and curative management of hypertrophic scar formation. Burns, 35(4): 463-475. doi: 10.1016/j.burns.2008.07.016.

Bloemen M C, et al., 2009. Prevention and curative management of hypertrophic scar formation. Burns, 35(4): 463-475. doi: 10.1016/j.burns.2008.07.016.

Bloemen M C, et al., 2011. An objective device for measuring surface roughness of skin and scars. J Am Acad Dermatol, 64(4): 706-715. doi: 10.1016/j.jaad.2010.03.006.

Bombaro K M, et al., 2003. What is the prevalence of hypertrophic scarring following burns? Burns, 29(4): 299-302.

Brusselaers N, et al., 2010. Burn scar assessment: A systematic review of objective scar assessment tools. Burns, 36(8): 1157-1164. doi: 10.1016/j.burns.2010.03.016.

Candy L H, Cecilia L T, Ping Z Y, 2010. Effect of different pressure magnitudes on hypertrophic scar in a Chinese population. Burns, 36(8): 1234-1241. doi: 10.1016/j.burns.2010.05.008.

Carney S A, et al., 1994. Cica-Care gel sheeting in the management of hypertrophic scarring. Burns, 20(2): 163-167.

Casaer M, et al., 2008. Pruritus in patients with small burn injuries. Burns, 34(2): 185-191. doi: 10.1016/j.burns.2007.03.004.

Chang P, et al., 1995. Prospective, randomized study of the eficacy of pressure garment therapy in patients with burns. J Burn Care

Rehabil, 16(5): 473-475.

Cheng S, et al., 1996. Outcome studies for burn patients in Hong Kong: patients' satisfaction. Burns, 22(8): 623-626.

Coutts L, Bamber J, Miller N, 2013. Multi-directional in vivo tensile skin stiffness measurement for the design of a reproducible tensile strain elastography protocol. Skin Res Technol, 19(1): e37-44. doi: 10.1111/j.1600-0846.2011.00604.x.

Daya Mahendra, 2011. Abnormal scar modulation with the use of micropore tape. European Journal of Plastic Surgery, 34(1): 45-51.

Dockery G L, Nilson R Z, 1994. Treatment of hypertrophic and keloid scars with SILASTIC Gel Sheeting. J Foot Ankle Surg, 33(2): 110-119.

Donelan M B, Parrett B M, Sheridan R L, 2008. Pulsed dye laser therapy and z-plasty for facial burn scars: the alternative to excision. Ann Plast Surg, 60(5): 480-486. doi: 10.1097/SAP.0b013e31816fcad5.

Draaijers L J, et al., 2004. Colour evaluation in scars: tristimulus colorimeter, narrow-band simple relectance meter or subjective evaluation? Burns, 30(2): 103-107. doi: 10.1016/j.burns.2003.09.029.

Eberlein A, et al., 2005. Erbium: YAG laser treatment of post-burn scars: potentials and limitations. Burns, 31(1): 15-24. doi: 10.1016/j.burns.2004.06.004.

Edwards J, 2003. Scar management. Nursing Standard, 17(52): 39-42.

Edwards J, 2011. Scar therapies. Journal of Community Nursing, 25(2): 17-24.

Elman S, et al., 2010. The 5-D itch scale: a new measure of pruritus. Br J Dermatol, 162(3): 587-593. doi: 10.1111/j.1365-2133.2009.09586.x.

Engrav L H, et al., 2010. 12-Year within-wound study of the effectiveness of custom pressure garment therapy. Burns, 36(7): 975-983. doi: 10.1016/j.burns.2010.04.014.

Erol O O, et al., 2008. Treatment of hypertrophic scars and keloids using intense pulsed light(IPL). Aesthetic Plast Surg, 32(6): 902-909. doi: 10.1007/s00266-008-9161-7.

Esselman P C, et al., 2006. Burn rehabilitation: state of the science. Am J Phys Med Rehabil, 85(4): 383-413. doi: 10.1097/01.phm.0000202095.51037.a3.

Falder S, et al., 2009. Core outcomes for adult burn survivors: a clinical overview. Burns, 35(5): 618-641. doi: 10.1016/j.burns.2008.09.002.

Fearmonti R M, et al., 2011. The modiied patient and observer scar assessment scale: a novel approach to deining pathologic and nonpathologic scarring. Plast Reconstr Surg, 127(1): 242-247. doi: 10.1097/PRS. 0b013e3181f959e8.

Field D A, Miller S, 1992. Cosmetic breast surgery. Am Fam Physician, 45(2): 711-719.

Field T, et al., 1998. Burn injuries beneit from massage therapy. J Burn Care Rehabil, 19(3): 241-244.

Fife D J, et al., 2009. Complications of fractional CO_2 laser resurfacing: four cases. Lasers Surg Med, 41(3): 179-184. doi: 10.1002/lsm.20753.

Forbes-Duchart L, et al., 2009. Burn therapists' opinion on the application and essential characteristics of a burn scar outcome measure. J Burn Care Res, 30(5): 792-800. doi: 10.1097/BCR.0b013e3181b47cc2.

Gabriel V, 2011. Hypertrophic scar. Phys Med Rehabil Clin N Am, 22(2): 301-310, vi. doi: 10.1016/j.pmr.2011.02.002.

Gaida K, et al., 2004. Low Level Laser Therapy——a conservative approach to the burn scar?Burns, 30(4): 362-367. doi: 10.1016/j.burns.2003.12.012.

Gangemi E N, et al., 2008. Epidemiology and risk factors for pathologic scarring after burn wounds. Arch Facial Plast Surg, 10(2): 93-102. doi: 10.1001/archfaci.10.2.93.

Gankande T U, et al., 2014. Reliability of scar assessments performed with an integrated skin testing device - The DermaLab Combo. Burns. doi: 10.1016/j.burns.2014.01.025.

Godleski M, et al., 2013. Treating burn-associated joint contracture: results of an inpatient rehabilitation stretching protocol. J Burn Care Res, 34(4): 420-426. doi: 10.1097/BCR.0b013e3182700178.

Goutos I, et al., 2009. Pruritus in burns: review article. J Burn Care Res, 30(2): 221-228. doi: 10.1097/BCR.0b013e318198a2fa.

Haedersdal M, et al., 2009. Fractional nonablative 1540 nm laser resurfacing for thermal burn scars: a randomized controlled trial. Lasers Surg Med, 41(3): 189-195. doi: 10.1002/lsm.20756.

Haest C, et al., 2011. Measurement of itching: validation of the Leuven Itch Scale. Burns, 37(6): 939-950. doi: 10.1016/j.burns.2011.04.007.

Hamed K, et al., 2011. Changes in cutaneous innervation in patients with chronic pain after burns. Burns, 37(4): 631-637. doi: 10.1016/j.burns.2010.11.010.

Hayashi, et al., 2012. A new uniform protocol of combined corticosteroid injections and ointment application reduces recurrence rates after surgical keloid/hypertrophic scar excision. Dermatologic Surgery, 38(6): 893-897. doi: http://dx.doi.org/10.1111/j.1524-

4725.2012.02345.x.

Hettrick H H, et al., 2004. Effect of transcutaneous electrical nerve stimulation for the management of burn pruritus: a pilot study. J Burn Care Rehabil, 25(3): 236-240.

Hultman C S, et al., 2012. Shine on: Review of Laser- and Light-Based Therapies for the Treatment of Burn Scars. Dermatol Res Pract, 2012: 243651. doi: 10.1155/2012/243651.

Jalali M, Bayat A, 2007. Current use of steroids in management of abnormal raised skin scars. Surgeon Journal of the Royal Colleges of Surgeons of Edinburgh & Ireland, 5(3): 175-180.

Jansen A C, 2011. The inluence of "pain catastrophizing" and "pain-related anxiety" on posttraumatic stress symptoms among children who have been hospitalized for burns. (Masters), Utrecht University. Retrieved from http: //dspace.library.uu.nl/bitstream/handle/1874/236653/Jansen%20A.C.%203269884.pdf?sequence=1.

Kaartinen I S, et al., 2011. Objective scar assessment——a new method using standardized digital imaging and spectral modelling. Burns, 37(1): 74-81. doi: 10.1016/j.burns.2010.03.008.

Karwacin´ska J, et al., 2012. Effectiveness of kinesio-taping on hypertrophic scars, keloids and scar contractures. Polish Annals of Medicine, 19(1): 50-57. doi: http: //www.kinesiotaping.com.au/?page_id=724.

Kawecki M, et al., 2008. Laser in the treatment of hypertrophic burn scars. Int Wound J, 5(1): 87-97. doi: 10.1111/j.1742-481X.2007.00309.x.

Kwan P, et al., 2009. Scar and contracture: biological principles. Hand Clin, 25(4): 511-528. doi: 10.1016/j.hcl.2009.06.007

Lai C H, Li-Tsang C W, 2009. Validation of the Pliance X System in measuring interface pressure generated by pressure garment. Burns, 35(6): 845-851. doi: 10.1016/j.burns.2008.09.013.

Ledon, et al., 2013. Intralesional treatment for keloids and hypertrophic scars: a review. Dermatologic Surgery, 39(12): 1745-1757. doi: http: //dx.doi.org/10.1111/dsu.12346.

Lewis P A, et al., 2012. A randomized controlled pilot study comparing aqueous cream with a beeswax and herbal oil cream in the provision of relief from postburn pruritus. J Burn Care Res, 33(4): e195-200. doi: 10.1097/BCR.0b013e31825042e2.

Li-Tsang C W, Lau J C, Chan C C, 2005. Prevalence of hypertrophic scar formation and its characteristics among the Chinese population. Burns, 31(5): 610-616. doi: 10.1016/j.burns.2005.01.022.

Li-Tsang C W, Zheng Y P, Lau J C, 2010. A randomized clinical trial to study the effect of silicone gel dressing and pressure therapy on posttraumatic hypertrophic scars. J Burn Care Res, 31(3): 448-457. doi: 10.1097/BCR.0b013e3181db52a7.

Li J Q, et al., 2013. Detection of changes of scar thickness under mechanical loading using ultrasonic measurement. Burns, 39(1): 89-97. doi: 10.1016/j.burns.2012.05.009.

Liew S H, Murison M, Dickson W A, 2002. Prophylactic treatment of deep dermal burn scar to prevent hypertrophic scarring using the pulsed dye laser: a preliminary study. Ann Plast Surg, 49(5): 472-475. doi: 10.1097/01.SAP.0000020057.32759.D8.

Loden M, 2003. Role of topical emollients and moisturizers in the treatment of dry skin barrier disorders. Am J Clin Dermatol, 4(11): 771-788.

Malenfant A, et al., 1996. Prevalence and characteristics of chronic sensory problems in burn patients. Pain, 67(2-3): 493-500.

Malik M, Carr J, 1980. Flexible elastomer moulds in burn scar control. The American Journal of Occupational Therapy, 34(9): 603-608.

Maskell J, et al., 2014. Psychological and psychosocial functioning of children with burn scarring using cosmetic camoulage: a multicentre prospective randomised controlled trial. Burns, 40(1): 135-149. doi: 10.1016/j.burns.2013.04.025.

Matheson J D, Clayton J, Muller M J, 2001. The reduction of itch during burn wound healing. J Burn Care Rehabil, 22(1): 76-81; discussion 75.

Matheson J D, 2004. Folliculitis following burn injury. Wounds, 16(4).

Morellini N M, et al., 2012. Burn injury has a systemic effect on reinnervation of skin and restoration of nociceptive function. Wound Repair Regen, 20(3): 367-377. doi: 10.1111/j.1524-475X.2012.00787.x.

Morris V, et al., 2012. Itch assessment scale for the pediatric burn survivor. J Burn Care Res, 33(3): 419-424. doi: 10.1097/BCR.0b013e3182372bfa.

Munster A M, Horowitz G L, Tudahl L A, 1987. The abbreviated Burn-Speciic Health Scale. J Trauma, 27(4): 425-428.

Mustoe T A, et al., 2002. International clinical recommendations on scar management. Plast Reconstr Surg, 110(2): 560-571.

Nedelec B, et al., 2005. Sensory perception and neuroanatomical structures in normal and grafted skin of burn survivors. Burns, 31(7): 817-830. doi: 10.1016/j.burns.2005.06.007.

Nedelec B, et al., 2012. Double-blind, randomized, pilot study assessing the resolution of postburn pruritus. J Burn Care Res, 33(3): 398-406. doi: 10.1097/BCR.0b013e318233592e.

Nicholas R S, et al., 2012. Patient-related keloid scar assessment and outcome measures. Plast Reconstr Surg, 129(3): 648-656. doi: 10.1097/PRS.0b013e3182402c51.

O'Brien L, Jones D J, 2013. Silicone gel sheeting for preventing and treating hypertrophic and keloid scars. Cochrane Database Syst Rev, 9, CD003826. doi: 10.1002/14651858.CD003826.pub3.

Ogawa Rei, 2010. The most current algorithms for the treatment and prevention of hypertrophic scars and keloids. Plastic & Reconstructive Surgery, 125(2): 557-568. doi: http: //dx.doi.org/10.1097/PRS.0b013e3181c82dd5.

Oliveira G V, et al., 2005. Objective assessment of burn scar vascularity, erythema, pliability, thickness, and planimetry. Dermatol Surg, 31(1): 48-58.

Parlak Gurol A, Polat S, Akcay M N, 2010. Itching, pain, and anxiety levels are reduced with massage therapy in burned adolescents. J Burn Care Res, 31(3): 429-432. doi: 10.1097/BCR.0b013e3181db522c.

Parnell L K, et al., 2012. Assessment of pruritus characteristics and impact on burn survivors. J Burn Care Res, 33(3): 407-418. doi: 10.1097/BCR.0b013e318239d206.

Parrett B M, Donelan M B, 2010. Pulsed dye laser in burn scars: current concepts and future directions. Burns, 36(4): 443-449. doi: 10.1016/j.burns.2009.08.015.

Patel P A, Bailey J K, Yakuboff K P, 2012. Treatment outcomes for keloid scar management in the pediatric burn population. Burns, 38(5): 767-771. doi: http: //dx.doi.org/10.1016/j.burns.2011.11.007.

Patino O, et al., 1999. Massage in hypertrophic scars. J Burn Care Rehabil, 20(3): 268-271; discussion 267.

Pearce P C, et al., 1992. Interactions of the beta carboline abecarnil with the high pressure neurological syndrome in a primate model. Psychopharmacology(Berl), 109(1-2): 163-171.

Penn J W, Grobbelaar A O, Rolfe K J, 2012. The role of the TGF-beta family in wound healing, burns and scarring: a review. Int J Burns Trauma, 2(1): 18-28.

Perry D M, McGrouther D A, Bayat A, 2010. Current tools for noninvasive objective assessment of skin scars. Plast Reconstr Surg, 126(3): 912-923. doi: 10.1097/PRS.0b013e3181e6046b.

Phillips T J, Gerstein A D, Lordan V, 1996. A randomized controlled trial of hydrocolloid dressing in the treatment of hypertrophic scars and keloids. Dermatol Surg, 22(9): 775-778.

Qu L, et al., 2012. Clinical and molecular effects on mature burn scars after treatment with a fractional CO_2 laser. Lasers Surg Med, 44(7): 517-524. doi: 10.1002/lsm.22055.

Rappoport K, Muller R, Flores-Mir C, 2008. Dental and skeletal changes during pressure garment use in facial burns: a systematic review. Burns, 34(1): 18-23. doi: 10.1016/j.burns.2007.07.003.

Rea S M, Goodwin-Walters A, Wood F M, 2006. Surgeons and scars: differences between patients and surgeons in the perceived requirement for reconstructive surgery following burn injury. Burns, 32(3): 276-283. doi: 10.1016/j.burns.2005.11.009.

Roh Y S, et al., 2007. Effects of skin rehabilitation massage therapy on pruritus, skin status, and depression in burn survivors. Taehan Kanho Hakhoe Chi, 37(2): 221-226.

Roques C, 2002. Pressure therapy to treat burn scars. Wound Repair Regen, 10(2): 122-125.

Roques C, Teot L, 2007. A critical analysis of measurements used to assess and manage scars. Int J Low Extrem Wounds, 6(4): 249-253. doi: 10.1177/1534734607308249.

Ryan C M, et al., 2013. Benchmarks for multidimensional recovery after burn injury in young adults: the development, validation, and testing of the American Burn Association/Shriners Hospitals for Children young adult burn outcome questionnaire. J Burn Care Res, 34(3): e121-142. doi: 10.1097/BCR.0b013e31827e7ecf.

Schneider J C, et al., 2006. A descriptive review of neuropathic-like pain after burn injury. J Burn Care Res, 27(4): 524-528. doi: 10.1097/01.BCR.0000226019.76946.5D.

Scott J R, Muangman P, Gibran N S, 2007. Making sense of hypertrophic scar: a role for nerves. Wound Repair Regen, 15 Suppl 1: S27-31. doi: 10.1111/j.1524-475X.2007.00222.x.

Serghiou M A, Holmes C L, McCauley R L, 2004. A survey of current rehabilitation trends for burn injuries to the head and neck. J Burn Care Rehabil, 25(6): 514-518.

Serghiou M, Niszack J, 2011. The use of silicone lined, low temperature thermoplastic in the rehabilitation of pediatric hand burns. Burns, 37: S8.

Sharp P, 2014. Cincinnati Children's Hospital Medical Centre: Best Evidence Statement Use of pressure therapy for management of hypertrophic scarring. BESt 176: 1-11.

Simons M, et al., 2013. Exploring reliability of scar rating scales using photographs of burns from children aged up to 15 years. J Burn Care Res, 34(4): 427-438. doi: 10.1097/BCR.0b013e3182700054.

Sullivan T, et al., 1990. Rating the burn scar. J Burn Care Rehabil, 11(3): 256-260.

Summer G J, et al., 2007. Burn injury pain: the continuing challenge. J Pain, 8(7): 533-548. doi: 10.1016/j.jpain.2007.02.426.

Thompson C M, et al., 2013. Genetic risk factors for hypertrophic scar development. J Burn Care Res, 34(5): 477-482. doi: 10.1097/BCR.0b013e3182a2aa41.

Tyack Z, et al., 2012. A systematic review of the quality of burn scar rating scales for clinical and research use. Burns, 38(1): 6-18. doi: 10.1016/j.burns.2011.09.021.

Tyack Z, et al., 2013. A guide to choosing a burn scar rating scale for clinical or research use. Burns, 39(7): 1341-1350. doi: 10.1016/j.burns.2013.04.021.

Ud-Din, et al., 2013. Identiication of steroid sensitive responders versus non-responders in the treatment of keloid disease. Archives of Dermatological Research, 305(5): 423-432. doi: http: //dx.doi.org/10.1007/s00403-013-1328-7.

van Baar, et al., 2006. Reliability and validity of the Health Outcomes Burn Questionnaire for infants and children in The Netherlands. Burns, 32(3): 357-365. doi: 10.1016/j.burns.2005.10.004.

Van den Kerckhove E, et al., 2001. Silicones in the rehabilitation of burns: a review and overview. Burns, 27(3): 205-214.

Van den Kerckhove E, et al., 2005. The assessment of erythema and thickness on burn related scars during pressure garment therapy as a preventive measure for hypertrophic scarring. Burns, 31(6): 696-702. doi: 10.1016/j.burns.2005.04.014.

van der Wal M B, et al., 2012. Rasch analysis of the Patient and Observer Scar Assessment Scale(POSAS)in burn scars. Qual Life Res, 21(1): 13-23. doi: 10.1007/s11136-011-9924-5.

van der Wal M B, et al., 2012. The modiied patient and observer scar assessment scale: a novel approach to deining pathologic and nonpathologic scarring? Plast Reconstr Surg, 129(1): 172e-174e author reply 174e. doi: 10.1097/PRS.0b013e3182362e9b.

van der Wal M B, et al., 2010. Topical silicone gel versus placebo in promoting the maturation of burn scars: a randomized controlled trial. Plast Reconstr Surg, 126(2): 524-531. doi: 10.1097/PRS.0b013e3181e09559.

van der Wal M B, et al., 2012. A clinimetric overview of scar assessment scales. J Burn Care Res, 33(2): e79-87. doi: 10.1097/BCR.0b013e318239f5dd.

van der Wal M B, et al., 2012. Outcome after burns: an observational study on burn scar maturation and predictors for severe scarring. Wound Repair Regen, 20(5): 676-687. doi: 10.1111/j.1524-475X.2012.00820.x.

van der Wal M, et al., 2013. Objective color measurements: clinimetric performance of three devices on normal skin and scar tissue. J Burn Care Res, 34(3): e187-194. doi: 10.1097/BCR.0b013e318264bf7d.

Vercelli S, et al., 2009. How to assess postsurgical scars: a review of outcome measures. Disabil Rehabil, 31(25): 2055-2063. doi: 10.3109/09638280902874196.

Verhaegen P D, et al., 2011. Objective scar assessment tools: a clinimetric appraisal. Plast Reconstr Surg, 127(4): 1561-1570. doi: 10.1097/PRS.0b013e31820a641a.

Waibel, et al., 2013. Treatment of hypertrophic scars using laser and laser assisted corticosteroid delivery. Lasers in Surgery & Medicine, 45(3): 135-140. doi: http: //dx.doi.org/10.1002/lsm.22120.

Wang X Q, et al., 2009. The evaluation of a clinical scar scale for porcine burn scars. Burns, 35(4): 538-546. doi: 10.1016/j.burns.2008.10.005.

Ward R S, 1991. Pressure therapy for the control of hypertrophic scar formation after burn injury. A history and review. J Burn Care Rehabil, 12(3): 257-262.

Wells M, et al., 2004. Does aqueous or sucralfate cream affect the severity of erythematous radiation skin reactions? A randomised controlled trial. Radiother Oncol, 73(2): 153-162. doi: 10.1016/j.radonc.2004.07.032.

Willebrand M, Kildal M, 2011. Burn Speciic Health up to 24 months after the Burn-A prospective validation of the simpliied model of the Burn Speciic Health Scale-Brief. J Trauma, 71(1): 78-84. doi: 10.1097/TA.0b013e3181e97780.

Williams D, 1996. Silicon, silicone, and silica: the importance of the right ending. Med Device Technol, 7(1): 7-11.

Wood A J, et al., 2012. Burn patients, parents and doctors; are we in agreement?Burns, 38(4): 487-492. doi: 10.1016/j.burns.2012.01.004.

Yagmur C, et al., 2011. The effect of surgical denervation on prevention of excessive dermal scarring: a study on rabbit ear hypertrophic scar model. J Plast Reconstr Aesthet Surg, 64(10): 1359-1365. doi: 10.1016/j.bjps.2011.04.028.

Yasukawa A, Patel P, Sisung C, 2006. Pilot study: investigating the effects of Kinesio Taping in an acute pediatric rehabilitation setting. Am J Occup Ther, 60(1): 104-110.

Zachariah J R, et al., 2012. Post burn pruritus–a review of current treatment options. Burns, 38(5): 621-629. doi: 10.1016/j.burns.2011.12.003.

第13章
面部挛缩管理

本章摘要

头部和颈部烧伤患者的护理，包括烧伤护理团队的所有成员之间的密切合作。评估必须是连续性的，并要注意在本章节中详述的功能意义。这些特殊部位（头颈部）的管理措施也做了相关叙述，包括定位装置，透明面部矫形器、运动制度。

简　介

头部和颈部的任何烧伤都可以影响口腔和面部的运动范围，从而影响到交流，饮食和吞咽功能，以及外形的美观。这个部位的烧伤处理需要语音病理师、职业诊疗师和理疗师之间的密切合作。整牙学和营养学专家也可能需要。考虑个体化原则以确定此领域各团队成员中特定的角色及职责。烧伤（创面）三周内未愈合，建议外科手术治疗（Leon-Villapalos, et al., 2008）（2级）。挛缩常发生于需要植皮或愈合时间超过三周的烧痕（患者）。我们将就口面部结痂的注意事项进行阐述，针对更适当的信息酌情为读者提供资源。

颜面部瘢痕评估

住院医师初步完成一系列的体格检查，烧焦的鼻毛、痰中带煤烟灰、声音嘶哑、水肿或是呼吸系统的损害标志着吸入性损伤的存在（Leon-Villapalos, et al., 2008；Woodson, 2009）（2级和4级）。吸入性损伤的患者可从无明显症状进展为呼吸性窘迫，急需重症监护和气管插管（Madnani, et al., 2006）（5级）。未能及时鉴定眼睛被烧伤可能会产生严重后果，因此，建议在前8个小时内要进行眼科检查和视觉测试（Dancey, et al., 2008）（4级）。在烧伤治疗和恢复期间，AHP评估面部运动的范围，评估是否存在挛缩及其风险以及功能障碍。关键在疤痕活跃期针对口面部挛缩的可能发展进行连续的评估和密切的监测，一直到损伤后两年时间，可动度和疤痕形成稳定（Clayton, et al., 2014）（5级）。畸形的出现可能有小口畸形、上唇内翻、下唇外翻和上睑及下睑外翻。面部挛缩组织具有侵害性，特别是嘴唇和嘴的周围，意味着这些区域需要经常和定期监测。颜面部烧伤创面和瘢痕挛缩畸形的管理富有挑战性（Richard, et al., 2009）并且患者对管理和预防面部挛缩的依从性可能很差（Wust, 2006）。

评估

◇ 评估患者于坐卧位充分暴露的创面情况。

◇ 评估吸入性损伤的证据和它的后遗症（参见第15章呼吸管理）。

◇ 嘱患者完成面部运动以评估关节活动度及活动范围: 张口位（记录垂直和水平开放），

　　闭口并合拢嘴唇，双唇紧闭，闭上眼睛，睁开眼睛，眯着眼睛，颈部拉伸，颈部前屈，侧颈运动，头做圆周运动。

◇ 评估水肿的存在。

◇ 通过面部表情（参考 16 章言语病理学）来评估交际能力。

◇ 评估声音质量（参考 16 章言语病理学）。

◇ 评估口腔和咽部的吞咽能力（参考 16 章言语病理学）。

◇ 具体参考烧伤深度、位置、愈合时间、是否需要手术治疗、植皮的类型以及患者配合治疗的能力来评估挛缩进一步发展的存在和风险。

◇ 评估皮肤的护理 - 水合作用，出现毛囊炎，防晒。

◇ 评估口腔完整性 - 伤口的存在，口腔护理制度。

可能需要以下的设备进行瘢痕的评估

◇ 评估记录表（例如，瘢痕、运动范围）。

◇ 一个透明的方格状有机玻璃。

◇ 压舌板。

◇ 个人防护用品包括：手套、护目镜、隔离服等。

◇ 卷尺或直尺。

◇ 相机。

◇ 镜子。

◇ 纤维内窥镜和 / 或纤维支气管镜检查。

评估程序

◇ 使用客观和主观的方法评估瘢痕或挛缩形成的存在或风险。

◇ 评估线性和水平张口运动范围和（瘢痕）对口头和交际能力的影响。

◇ 评估运用面部表情的能力及其对社会交往的影响（例如，显示出兴趣和惊奇）。

◇ 评估患者疼痛和瘙痒的重要因素、味觉改变、吞咽改变。

◇ 评估瘢痕的敏感性增强和减弱。

> **实施标准**
> 　　AHP 在瘢痕活跃期必须不断地评估和监测颜面部瘢痕挛缩可能的发展进程。（B级）

面部瘢痕的干预治疗

　　面部烧伤非手术治疗与手术治疗相比已被证明具有优越的美观性和功能效果（Fraulin, et al., 1996）。颜面部瘢痕管理应结合口腔器具、压力疗法和按摩以达到锻炼的最佳效果（Dougherty & Warden，2003）（4 级）。压力疗法和按摩在第 12 章瘢痕管理，已经描述。集中在吞咽和味觉的康复干预措施详细的描述在本书第 16 章和 Rumbach 等（2009）列入"补充阅读"中。

　　瘢痕的预防和治疗需要在创面愈合和瘢痕组织发展开始前开始，并且为了了解挛缩发展对口腔和面部运动功能的影响，要定期监测整个瘢痕管理过程（Clayton, et al., 2010）（3级）。面部瘢痕治疗包括压力疗法、硅酮治疗、按摩和面部运动，并且应该尽早开始以减少瘢痕的血管分布和色素沉着，减少瘢痕成熟时间（Parry, et al., 2013）（4级）。口面部的锻炼以保持运用面部表情进行情感交流，进行比简单发音更高级的语言形式，如幽默、讽刺等，嘴唇活动度可促进饮食和口腔部护理。

颜面部瘢痕管理的具体证据和指标包括：

◇ 气管插管超过48小时，78.72%的患者表现出一定程度的拔管后吞咽困难（Cheung, et al., 2013）。

◇ 已经确定患者插管小时数和烧伤面积大小、开始经口进食、有或无补充肠内营养情况下达到与发病前的饮食一致的天数之间呈正相关（Clayton, 2006）。

◇ 应用保湿霜进行按摩促进皮肤愈合。应用压力衣、面罩、硅胶片和正畸夹板的安装和应用以保持连续而均匀的压力（Leon-Villapalos, et al., 2008）（4级）。

◇ 徒手按摩比电动按摩更适用（Serghiou, et al., 2004）（4级）。

◇ 面部瘢痕早期应用压力治疗可改善面部瘢痕血管分布（Parry, et al., 2013）（4级）。

◇ 面部瘢痕早期应用硅制品可改善色素和面部瘢痕血管分布（Parry, et al., 2013）（4级）。

◇ 弹性材料的添加和热塑性塑料的使用，制成了脸部的石膏模具，戴着具有弹性的织物面罩增加了面部中央的压力（Ward, et al., 1991）（5级）。

◇ 烧伤后头颈部瘢痕挛缩主要是皮肤，但面部肌肉骨骼结构也包括在内（Nahlieli, et al., 1995）（4级）。

◇ 烧伤护理人员将其保持直立位，有助于减少脸部的水肿（Leon-Villapalos, et al., 2008）（4级）。

◇ 早期开始面部运动和ROM可改善面部瘢痕血管分布（Parry, et al., 2013）（4级）。

◇ 植皮术后5～7天可进行ROM锻炼，直到手术团队对患者进行夹板治疗之前方可暂停（Clayton, et al., 2014）。

◇ 早期的夹板疗法被认为可减少外科手术重建的需要，并且应持续到瘢痕已经成熟，而且柔软、平坦和褪色（Dougherty & Warden, 2003；Esselman, et al., 2006）（4级和5级）。有证据表明，电烧伤患者早期夹板疗法可以减少手术矫正或口角成形术的需要，并且可改善上唇外观（Esselman, et al., 2006）（5级）。

◇ 进行了气管造口术、单侧或双侧肩关节外展夹板和透明面部矫形器操作的小儿患者或是颈部的瘢痕均需要更早和更频繁的功能重建（Sharp, et al., 2007）（3级）。

◇ 烧伤后第一个12～24个月避免阳光直射以避免进一步损害皮肤和色素沉着（Demling & DeSanti, 1999）（2级）。

◇ 重建手术可以在6个月的随访期内完成，但理想的过程通常是被推迟到瘢痕已经完全成熟（Hoogewerf, et al., 2013）（2级）。

实施标准

　　治疗性干预措施应在手术后瘢痕管理或创面已超过10天未愈合情况下实施。（B级）

　　推荐全方面、多学科的口面部治疗方法，可能包括医药、护理、语言治疗师、职业治疗师、物理治疗师、口腔保健，除了心理支持人员（社会工作、心理学、精神病学）外还有营养师。（B级）

　　面部瘢痕治疗应结合定位装置、运动、压力治疗，接触介质和按摩以达到最佳效果。（B级）在12～24个月内患者应该使用防晒霜，避免阳光直接照射。（B级）

颜面部瘢痕的定位装置

　　口腔用具在拉伸口周组织中的作用，这些设备可以设计为特定的年龄组，并且能够水平、垂直或口周拉伸保持张口防止小口畸形和张口困难（Esselman, et al., 2006; Wust, 2006）（4级和5级）。设备应佩戴至少12个月，专业人士在选择一个设备时需要考虑患者的年龄、牙列、位置和烧伤深度（Dougherty & Warden, 2003）（4级）。夹板可以是静态的、半动态或动态（Koyman, et al., 2009; Wust, 2006）（4级），并应用于改善主动和被动的关节运动范围，然后维持在这个范围（Ridgway & Warden, 1995）（4级）。牙医的介入来提供口内设备是非常宝贵的。设备应该是制作简单、易于使用和患者可耐受（Dougherty & Warden, 2003）（4级）。

文献中有无数的定位和口夹板装置的例子包括如下：

◇ 绑在一起的压舌板。
◇ 牙科摄影装置。
◇ 口外伸展夹板。
◇ 定制的动态、半动态丙烯酸夹板（口腔外和口腔内）。

口夹板的好处包括：

◇ 烧伤后早期夹板治疗可降低外科手术松解的需要（Dougherty & Warden, 2003）。
◇ 采用口内装置的好处是减少睡眠障碍和牙列拥挤（Rappoport, et al., 2008）（4级）。
◇ 如果身体情况不允许，可减少患者对参与主动ROM练习的需求。

口夹板治疗证据和指标包括：

◇ 口腔挛缩可通过早期严格的干预在爆竹引起的烧伤中成功被管理，包括第一天开始主动ROM练习和烧伤后第六天（一个小时，一天两次）开始围口口夹板（用面颊牵开器），持续烧伤后六个月（Clayton, et al., 2010）（3级）。
◇ 逐渐断弃夹板使用是必不可少的（Clayton, et al., 2014）（5级）。
◇ 结合处松解术后应尽快使用夹板治疗，可以每3～4天打开以保持拉力。夹板应使用至少三个月，以防止复发（Koyman, et al., 2009）（4级）。
◇ 拔牙或长时间的颈部支撑具及下巴保护带使用，口内丙烯酸夹板用来维持咬合（Rappoport, et al., 2008; Silfen et al., 2001）（4级）。

口夹板治疗的禁忌证和注意事项包括：

◇ 口夹板治疗的禁忌证包括严重唇水肿或气管插管（Clayton et al., 2014）（5级）。

◇ 植皮术后夹板治疗开始之前应得到手术团队的允许——通常术后5～7天（Clayton, et al., 2014）。

◇ 对定位装置和夹板的使用禁忌证包括由于牙齿的不适应导致口腔结构受损的风险和口腔感染的风险（Wust, 2006）（5级）。

◇ 口腔矫形的并发症可能是皮肤或嘴唇破裂或局部受压，因此优先考虑定制安装装置（Dougherty & Warden, 2003），并且患者的耐受性需要进行临床评估。

实施标准

目前针对小口畸形存在一些口腔用具／矫形器。由于每种装置都有自己独特的优点和缺点，应根据临床判断、患者表现及患者的耐受性进行选择。（B级）

颈部或脸使用压力治疗时应考虑口内装置。（B级）

当指定定位和夹板装置时，推荐临床医生判断他们觉得对每个患者是最好的。（B级）

医疗保健专业人士应该知道定位装置可能影响到发育中的颅颌面特征。（B级）

透明面矫形器

透明的面部矫形器（TFOs）是由硬质、透明高温热塑性制成的面罩，并作为一种瘢痕管理方式进行穿戴。TFOs的制作是需要大量劳力的，可以使用煅石膏、海藻酸制备，或通过表面扫描，并要求获得适当的设备和专业人员来制作（Lin & Nagler, 2003）。

TFOs的益处包括：

◇ 面具的应用减少灌注，HTS的应用减少微循环（Van-Buendia, et al., 2010）（3级）。

◇ 积极的心理效应，提高依从性，提高拟合精度确定面具，作为治疗师能够查看烧伤瘢痕黄化现象（Allely, et al., 2008；Groce, et al., 1999）（3级）。

对TFOs证据和指标包括：

◇ 在取模的过程中可能会受到惊吓，特别是对儿童，可能需要麻醉（Lin & Nagler, 2003；Rogers, et al., 2003）（3级）。

◇ 带子或其他设备通常用于固定TFO到位。为引导患者的软组织形成理想的轮廓，可能会对模具的轮廓进行雕刻或是重塑性热塑材料（Parry, et al., 2013）（4级）。

◇ 一旦考虑瘢痕成熟应停止TFOs。

◇ 一些证据表明织物面压力衣和TFO之间存在很小的压力差异（Groce et al., 1999）（3级）。

禁忌证及注意事项：

◇ 装有TFO，在微笑时，鼻子和下巴的灌注增加（Van-Buendia, et al., 2010）。

◇ 由于热或汗水不适，临床上有依从性降低的报告（Van-Buendia, et al., 2010）。

◇ 通过TFOs获得持续的压力，当用于发育中的面部结构时，可能改变面部骨骼的正常发育和牙齿的位置（Rappoport, et al., 2008）（1级）。

◇ TFOs也可能导致颞下颌关节综合征或睡眠呼吸暂停（Rappoport, et al., 2008）（1级），因此患者应预先由经验丰富的治疗师密切监测。

> **实施标准**
>
> 因为 TFOs 较其他压力装置的一系列优势，透明面部矫形器应当考虑被使用。（B 级）
>
> 医疗保健专业人士应该知道压力治疗可能对发育中的颅面部特征和潜在的患者发生睡眠呼吸暂停的影响，特别是如果他们有预先存在的睡眠呼吸暂停的风险。（B 级）

关节活动度（Range of Motion，ROM）训练

运动可以帮助减少肿胀以及改善面部结构的运动。对于面部烧伤患者，当患者能够参与时应尽快开始针对烧伤的主动和主动辅助 ROM 运动。训练是每天完成 5 次，直到 ROM 的标准已经稳定下来（Clayton，et al.，2014）（5 级）。针对面部全层皮肤深度烧伤，如果患者无法参与主动和主动辅助 ROM 运动或主动 ROM 训练不足以维持 ROM，就要开始被动 ROM 练习。锻炼是每天完成 5 次，直到 ROM 的标准已经稳定或患者能够参与主动和主动辅助 ROM 练习（如果事先给予镇静）（Clayton，et al.，2014）（5 级）。

运动以尽可能减少挛缩的发展可能包括：

◇ 口（尽可能张大嘴；尽可能地微笑；噘唇，鼓起脸颊，在唇的内侧转动舌尖并向外推，把嘴唇拉过牙齿）。

◇ 面（闭紧眼睛，抬起眉毛并睁大眼睛，皱眉，皱鼻子）。

运动的好处包括：

◇ 烧伤康复在抵抗长期卧床肌肉萎缩以及维持 ROM 和防止挛缩中至关重要（Whitehead & Serghiou，2009）（4 级）。

◇ 在减少水肿中的意义（Whitehead & Serghiou，2009）（4 级）。

ROM 练习的证据和指标包括：

◇ 被动和主动锻炼通常在急诊入院 24 小时内开始（Whitehead & Serghiou，2009）（4 级）。

◇ 主动锻炼比被动锻炼更好（Whitehead & Serghiou，2009）（4 级）。

◇ 被动运动是用来维持 ROM，评估关节运动和拉伸组织，并且当患者不能或不愿意积极通过 ROM 训练时被动运动是重要的（Whitehead & Serghiou，2009）（4 级）。

ROM 训练的禁忌证和注意事项包括：

◇ 术后立即行 ROM 训练是不恰当的，应等到植皮术后 5 天，并在开始训练前获得手术团队的允许（Clayton，et al.，2014）（5 级）。

◇ 患者躁动的水平——增加患者和治疗师受伤的风险。考虑使用 S 弯钩，以避免咬伤临床医生（Clayton，et al.，2014）（5 级）。

> **实施标准**
>
> 训练（被动、主动、主动 - 协助）应及早开始，如果患者能够参与，积极主动比被动更好。（B 级）

功能考虑

口周围挛缩可能导致张口受限和颌僵硬，从而导致吃、喝、刷牙、微笑等出现问题（Clayton，et al.，2009）（4 级）。小口畸形（口周肌挛缩后遗症）可能影响插管。需要经鼻插管以实现通气（Ridgway & Warden，1995）。减少进食，注意口腔卫生，进行后续的口腔护理非常重要（Dougherty & Warden，2003）（4 级）。对于口腔挛缩患者吞咽功能的影响包括不能食用大块的食物或液体和餐具入口存在缺陷（DuBose，et al.，2005）。除了受损的关节外，下唇外翻以及红唇重建和潜在的口轮匝肌也可能导致口腔机能不全引起慢性流涎。如果不及时治疗可能影响颜面部烧伤的人的营养和交际。

眼睛周围挛缩可以导致睡觉或眨眼困难。这可以表现在由于缺乏眼睛表面的润滑致严重的眼部状况。

挛缩越过面部剩余正常皮肤，使它很难使用面部表情进行必要的情感沟通（Clayton，et al.，2009）（4 级）。有一个假设的结果指出，把干预措施的重点放在面部重塑训练可提高社会化经验。

实施标准总结

1. AHP 必须不断地评估和监测瘢痕活跃期面部挛缩瘢痕可能的发展情况。（B 级）

2. 治疗性干预措施应在术后瘢痕管理或伤口愈合时间大于 10 天时实施。（B 级）

3. 推荐对面部治疗采用全面的、多学科的方法。（B 级）

4. 面部瘢痕治疗应结合定位装置、运动、压力治疗、接触介质和按摩。（B 级）

5. 患者应该使用防晒霜，避免阳光直接照射 12 ～ 24 个月。（B 级）

6. 一些口腔用具 / 矫形器可应用于人小口畸形。（B 级）

7. 颈部或脸部使用压力治疗时应考虑口内用具。（B 级）

8. AHP 应注意定位装置可能对发育中的颅颌面特征有影响。（B 级）

9. 透明的面部矫形器（TFOs）似乎有一系列的优势超过其他类型的压力传递方法。（B 级）

10. AHP 应该知道压力治疗可能对发育中的颅面部特征和潜在的患者发生睡眠呼吸暂停的影响，特别是如果他们有预先存在的睡眠呼吸暂停的风险。（B 级）

11. 训练（被动、主动、主动 - 协助）应及早开始，如果患者能够参与，积极主动比被动更好。（B 级）

参 考 文 献

Aarabi S, Longaker M T, Gurtner G C, 2007. Hypertrophic scar formation following burns and trauma: new approaches to treatment. PLoS Med, 4(9): e234. doi: 10.1371/journal.pmed. 0040234.

Allison K P, et al., 2003. Pulsed dye laser treatment of burn scars. Alleviation or irritation? Burns, 29(3): 207-213.

Alster T S, Nanni C A, 1998. Pulsed dye laser treatment of hypertrophic burn scars. Plast Reconstr Surg, 102(6): 2190-2195.

Anderson J R, et al., 2011. A preliminary investigation of the reinnervation and return of sensory function in burn patients treated with INTEGRA(R). Burns, 37(7): 1101-1108. doi: 10.1016/j.burns.2011.04.002.

Anzarut A, et al., 2009. The effectiveness of pressure garment therapy for the prevention of abnormal scarring after burn injury: a meta-analysis. J Plast Reconstr Aesthet Surg, 62(1): 77-84. doi: 10.1016/j.bjps.2007.10.052.

Atiyeh B S, 2007. Nonsurgical management of hypertrophic scars: evidence-based therapies, standard practices, and emerging methods.

Aesthetic Plast Surg, 31(5): 468-492; discussion 493-464. doi: 10.1007/s00266-006-0253-y.

Atkinson, et al., 2005. A Randomized, Controlled Trial to Determine the Efficacy of Paper Tape in Preventing Hypertrophic.

Scar Formation in Surgical Incisions that Traverse Langer's Skin Tension Lines. Plastic & Reconstructive Surgery, 116(6): 1648-1656.

Bell P L, Gabriel V, 2009. Evidence based review for the treatment of post-burn pruritus. J Burn Care Res, 30(1): 55-61. doi: 10.1097/BCR.0b013e318191fd95.

Berman B, et al., 2008. Prevention and management of hypertrophic scars and keloids after burns in children. J Craniofac Surg, 19(4): 989-1006. doi: 10.1097/SCS.0b013e318175f3a7.

Blades B, Mellis N, Munster A M, 1982. A burn specific health scale. J Trauma, 22(10): 872-875.

Bloemen M C, et al., 2009. Prevention and curative management of hypertrophic scar formation. Burns, 35(4): 463-475. doi: 10.1016/j.burns.2008.07.016.

Bloemen M C, et al., 2011. An objective device for measuring surface roughness of skin and scars. J Am Acad Dermatol, 64(4): 706-715. doi: 10.1016/j.jaad.2010.03.006.

Bloemen M C, et al., 2019. Prevention and curative management of hypertrophic scar formation. Burns, 35(4): 463-475. doi: 10.1016/j.burns.2008.07.016.

Bombaro K M, et al., 2003. What is the prevalence of hypertrophic scarring following burns? Burns, 29(4): 299-302.

Brusselaers N, et al., 2010. Burn scar assessment: A systematic review of objective scar assessment tools. Burns, 36(8): 1157-1164. doi: 10.1016/j.burns.2010.03.016.

Candy L H, Cecilia L T, Ping Z Y, 2010. Effect of different pressure magnitudes on hypertrophic scar in a Chinese population. Burns, 36(8): 1234-1241. doi: 10.1016/j.burns.2010.05.008.

Carney S A, et al., 1994. Cica-Care gel sheeting in the management of hypertrophic scarring. Burns, 20(2): 163-167.

Casaer M, et al., 2008. Pruritus in patients with small burn injuries. Burns, 34(2): 185-191. doi: 10.1016/j.burns.2007.03.004.

第14章

烧伤的社会心理管理

本章摘要

随着烧伤治疗水平的提高，烧伤患者的死亡率不断降低，烧伤幸存者需面对来自躯体、心理和社会的多种复杂考验。烧伤患者构成复杂，所面临的心理后遗症多样、复杂且持久，对患者、家人和（或）看护人员都会产生不同影响。如果这些社会心理需求得不到解决，可影响患者本人及疾病预后、治疗方案、康复、生活质量以及出院计划等。因此，解决患者及其家人或看护人员的社会心理需求十分必要。本章将概述烧伤对成人及儿童的社会心理影响，以及烧伤后不同阶段烧伤患者的社会心理评估和干预措施实践标准。本章的最后一节将着重介绍非意外烧伤。

简　　介

烧伤是人所能承受的、最具毁灭性的创伤之一。它涉及长期、复杂的医学治疗，给患者及其家人带来巨大的挑战。烧伤恢复过程中的社会心理问题涉及烧伤对患者产生的心理影响以及烧伤对患者的社会环境所造成的影响。尽管各年龄段对烧伤的反应和对烧伤处理的实践标准都比较类似，但学龄前儿童、儿童和青少年之间还是存在显著的区别。婴儿期和青春期是人体快速生长发育的时期，相较于其他各年龄阶段，在烧伤过程中这两个时期需要解决的问题和矛盾更多。因此，在小儿烧伤护理过程中，考虑相应的社会心理评估及治疗方案时将这些发育上的差别牢记于心是十分重要的。

除了烧伤治疗的躯体和医疗因素，在烧伤恢复的各个不同时期，患者及其家人尚需承受烧伤造成的严重的心理和社会后果。因此，本章内容的结构将围绕烧伤恢复的三个主要时期：入院及重症监护阶段、急性期治疗及出院阶段以及康复和重返社会阶段。烧伤的社会心理管理的讲述将贯穿这三个烧伤恢复的重要阶段。

贯穿整个生命阶段的社会心理服务

本章的重点是着眼于专业心理学和社会服务学科的"核心内容"，即社会心理评估及干预（图69）。不过，除心理学和社会服务学科外，烧伤的社会心理影响是多学科烧伤治疗团队中每个成员所关注的重点。此外，烧伤往往多见于远离专业烧伤治疗中心的农村和偏远地区，这些地区所提供的服务中可能不包括心理和社会服务。因此，所用护理模式都应保证多学科团队中的专家有能力鉴定社会心理问题，以及利用合适的社会心理筛查方法，并能根据需要向心理、社会服务或精神病科转诊。所有这些服务应向从烧伤病房出院的患者开放。

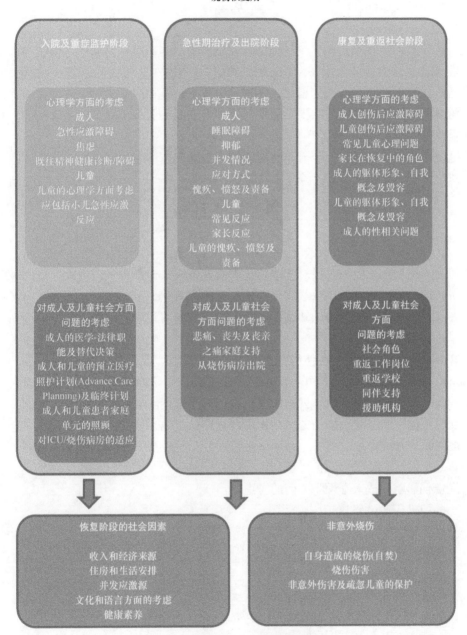

图 69 烧伤的社会心理管理概述

精神病学在烧伤治疗中可发挥重要作用。循证治疗指南强调了心理治疗和药物治疗结合对于轻度到重度心理症状的作用（National Institute for Health and Care Excellence，NIfHaCE，2011）（5级），同时，许多临床症状的诊断都需要精神病学和精神药理学的参与。

◇ 谵妄。

◇ 精神病。

◇ 双相情感障碍（Bipolar affective disorder，BPAD）。

◇ 非特异性情绪病。

◇ 失眠。

虽然推荐心理学和社会服务应紧密结合在烧伤中心的多学科团队中，但精神病学科并不需要被整合在这支团队之中（NIfHaCE，2013）（5级）。咨询联络精神病学服务是目前针对烧伤住院患者的现行医院模式，在这种模式下，精神病学家对于需要精神评估和干预的烧伤案例进行询察并向团队提供意见。这种咨询联络服务也有利于向合适的出院后精神健康服务过渡。

无论使用何种治疗模式，都需要有对于社会心理问题的多学科认知，并且要建立通畅的向心理学科、社会服务和精神科转诊的通道。

恢复阶段

入院及重症监护阶段

烧伤的入院及重症监护阶段对于烧伤患者及其家人来说都是一段令人煎熬的时间。最初的烧伤处理着眼于通过重症医学和外科治疗解除患者生理上的病痛。当烧伤患者和其家人试图去应付各种出乎意料的未知情况时，他们也体验着强烈的疼痛、巨大的创伤、悲痛以及深深的不确定感。

在这个阶段，医护人员避免使用专业、复杂的术语并保持开诚布公是十分重要的（Eckle & MacLean，2001）（3级）。由于在入院及重症监护阶段，烧伤主要是视觉上的冲击，因此患者及其护理人员通常很早就会表现出他们对于远期恢复结果和瘢痕情况的关注。由于烧伤创面可能不断进展，烧伤的严重程度和远期恢复结果往往不可完全预知，这时医护人员的坦诚就十分重要。

本节框架：

◇ 受烧伤影响的成人心理学方面的考虑。

● 急性应激障碍。

● 焦虑。

● 既往心理健康诊断／障碍。

◇ 儿童心理学方面的考虑。

● 成人和儿童的社会学方面的考虑。

● 医学 - 法律能力及成人的替代决策。

● 成人和儿童的预立医疗照护计划（Advance Care Planning）及临终计划。

● 成人和儿童的家庭单元照顾。

● 对 ICU/ 烧伤病房的适应。

成人心理学方面的考虑

在入院及重症监护阶段，早期心理筛查的优点和作用十分明确。心理干预应被视为一种预防手段而非反应性手段，应成为烧伤治疗的常规项目。初级心理治疗涉及识别潜在的、会对在此阶段进行评估和干预造成影响的障碍。这些障碍包括：

◇ 谵妄。

◇ 躁动。

◇ 药物戒断综合征。

◇ 短暂性精神病发作。

◇ 睡眠障碍。

◇ 认知障碍。

◇ 疼痛。

[Blakeney，et al.，2008（5 级）；Watkins，et al.，1988（5 级）]。

此外，语言交流受限会影响心理干预的效果：

◇ 意识丧失。

◇ 吸入性损伤。

◇ 机械通气。

因此，在这一阶段，与精神科医生密切合作对于制订合适的药物治疗方案以缓解症状是大有裨益的。一旦可以进行心理评估，即可能和患者建立密切联系、减少焦虑发生。

在入院之初，患者往往由于疼痛和治疗过程而产生焦虑（Blakeney，et al.，2008）。他们能关注和处理的信息有限。干预的重点是在评估患者情况的同时，及时对患者现有的问题做出反应。可通过以下方法进行：

◇ 帮助患者适应周围环境。

◇ 适当提供多学科团队成员的信息。

◇ 强调合作并帮助患者认识自己目前面临的主要问题。

一旦患者病情稳定，可以进一步完善心理评估。急性应激障碍（acute stress disorder，ASD）、焦虑、抑郁以及患者既往心理健康诊断 / 障碍都应成为这个阶段心理评估的重点。所有烧伤住院患者都应当在可进行交流后 48 小时内（例如，谵妄状态解除后）进行抑郁及急性应激障碍筛查，并在出院前进行至少一次筛查（Gibran，et al.，2013）（5 级）。

急性应激障碍

急性应激障碍可导致创伤后第一个月产生各种症状。它与创伤后应激障碍（post-traumatic stress disorder，PTSD）类似，都特别强调解离经验。它的症状可归类于四个诊断集群：

◇ 分离。

◇ 侵入。

◇ 回避。

◇ 觉醒和反应性的改变。

要诊断急性应激障碍，症状持续时间应在创伤事件发生后的 2 天到 4 周。住院创伤（包括烧伤）成人患者中急性应激障碍的发病率约为 13%～21%（Harvey & Bryant，1999）（4

级），而在烧伤人群中的发病率为19%（Difede，et al.，2002；Lambert，et al.，2004）（4级）。Difede等（2002）发现，被诊断患有急性应激障碍的烧伤患者有更高的风险发展为慢性创伤后应激障碍（本章将会进行讨论），因此急性应激障碍是创伤后应激障碍发生的重要预测因素。尽管应激反应会随着时间进展逐渐减退（Van Loey & Van Son，2003）（5级），但Bryant等（1999）（1级）发现早期对急性应激障碍进行认知行为治疗可明显降低治疗后6个月创伤后应激障碍的发生率。有关烧伤人群急性应激障碍发病率及评估的文献很多，但烧伤患者急性应激障碍干预的报道仍较少。

单次心理疏泄不推荐作为早期干预措施（NIfHaCE，2005）（5级）。

评估

急性应激障碍的早期筛查和评估需借助可靠的手段来完成，如创伤后应激障碍量表民用版[PCL-C]（Weathers，et al.，1993）（3级证据）。

干预

按照澳大利亚国立健康与研究理事会（National Health and Research Council，NHMRC）（2007）（5级）规定，急性应激障碍的循证干预措施应由烧伤病房的心理专家开展。澳大利亚成人急性及创伤后应激障碍治疗指南可在以下网站获取：http：//www.nhmrc.gov.au/（5级）。

> **实施标准**
>
> 急性应激障碍的早期筛查、评估和干预应借助可靠的手段来完成。（B级）
>
> 应建立明确的向精神病科转诊的途径以便于对急性应激障碍患者进行有效的药物干预。（B级）
>
> 单次心理疏泄不推荐作为早期干预措施（Excellence，2005）。

焦虑

焦虑是烧伤患者最常见的长期症状之一（Edwards，et al.，2007；Hulbert-Williams，et al.，2008；Patterson，et al.，1993；Thombs，et al.，2008）（3级）。Van Loey & Van Son（2003）强调：自1990年之后，在发表的烧伤相关研究中，一般性焦虑的问题被大家所忽视。可能是由于方法上的差异，以及关于焦虑症和焦虑症状之间的歧义，为数不多的研究得出的焦虑的发病率也不一致。不管怎样，摒除诸多限制，焦虑在烧伤后2周到3个月的个体中发病率上升至22%，烧伤后12个月的焦虑发病率也达12%（Tedstone & Tarrier，1997；Ter Smitten，et al.，2011）。Wallace & Lees（1988）（3级）发现，创伤之后2年，有26.6%的患者存在焦虑症状。

烧伤患者既往或伤后新发的焦虑症（如社交焦虑、恐慌症、广泛性焦虑症）可同时存在。有两种公认的焦虑的形式：状态焦虑和特质焦虑。状态焦虑是一种应对当前紧张环境的不稳定状态，而特质焦虑是一个人身上稳定存在的性格特征。特质焦虑被认为是产生更严重状态焦虑的易感因素（Spielberger，1983）（5级）。状态焦虑可由烧伤患者的各种经历引发，比如初始的烧伤、随之而来的治疗过程、疼痛、对医院环境的适应过程以及回归社会过程中要面临的诸如社交和独立日常生活活动等新的挑战。因此，准确鉴别患者恢复过程中引发焦虑的关键环节和事件（例如，入院、手术前后和出院过程）并进行适当的干预是十分重要的。

焦虑评估

◇ 焦虑可通过针对烧伤人群的可靠手段来评估，例如：

◇ 医院焦虑抑郁量表 [HADS]（Zigmond & Snaith，1983）（3 级）。

◇ 贝克焦虑量表（Turner，et al.，2006）（Beck & Steer，1993）（3 级）。

◇ 抑郁、焦虑及应激量表 [DASS]（Lovibond & Lovibond，1995）（3 级）。

◇ 状态特质焦虑量表（Hull，et al.，2002）（Spielberger，1983）。

焦虑干预

循证干预措施需与个体应对方式相符合，包括：

◇ 认知行为疗法。

◇ 行为策略。

◇ 放松训练。

◇ 冥想。

◇ 正念内观。

◇ 引导意象或可视化。

◇ 确保安全前提下行渐进式肌肉放松训练（progressive muscular relaxation，PMR）。

◇ 腹式呼吸。

◇ 转移策略。

◇ 分散注意力。

◇ 可视化。

◇ 认知疗法。

◇ 识别并挑战负性思维。

（NIfHaCE，2011，2013；Australian Psychological Society，2010）

实施标准

焦虑的评估及干预应由烧伤病房的心理专家借助循证医学实践完成。（B 级）

既往心理健康诊断／障碍

与其他人群相比，成年烧伤患者在伤前即有更高的精神病理学症状发生率（Klinge，et al.，2009）（3 级）。Dyster-Aas 等（2008）（3 级）发现经历过烧伤的人群中，66% 的患者至少有一项终生的精神病理学诊断。烧伤前精神病理发生率的影响因素是不确定的。然而，病前精神病理学症状与被烧伤的危险有关（Rockwell，et al.，1988）（4 级）。Klinge 等（2009）提出，有伤前精神病理学症状的烧伤患者由于使用药物、神经症和冒险行为导致的认知过程缺陷，可能有更高的危险性导致烧伤相关损伤。有既往精神健康障碍的个体会在承受烧伤之后感受到更大程度的痛苦（Fauerbach，et al.，2005）（3级），这种痛苦也会增加创伤后心理适应不良发生的危险性（Noronha & Faust，2007）（4级）。因此，入院及重症监护阶段评估伤前心理机能以及随后及时的心理评估和干预对于减少创伤后心理性并发症十分必要。

> **实施标准**
>
> 　　烧伤心理团队应进行伤前精神病理学状态的早期评估、定期持续的精神状态筛查和评估，以及及时的循证心理干预以减轻患者痛苦并协助其从烧伤中恢复。（B级）

儿童心理问题

儿童医疗创伤应激（pediatric medical traumatic stress，PMTS）模型有助于理解儿童及其家人对于烧伤及其治疗的典型和非典型反应。儿童医疗创伤应激的定义为："儿童及其家人对于疼痛、创伤、医疗过程和侵入性或可怕的治疗经历产生的一组心理和生理反应"（Health Care Toolbox：Basics of trauma-informed care，2013）（5级）。儿童医疗创伤应激模型对于医疗创伤不同阶段的评估和治疗提供了良好的指导（Kazak，et al.，2006）（5级）。

在入院和重症监护阶段，儿童及其家长可经历多种会导致儿童医疗创伤应激的潜在创伤性事件（potentially traumatic events，PTEs）。包括：

◇ 突然的、痛苦的或威胁生命的创伤。
◇ 看到自己身体的创伤。
◇ 痛苦的、侵入性或可怕的治疗过程。
◇ 看到、听到或经历新的令人恐惧的经历（例如，目睹另一个儿童死亡）。
◇ 与家长或其他家庭成员分离。

成年人对于威胁或创伤的体验可能与儿童大相径庭。比如，家长最大的困扰可能来自感到孩子有生命危险、他们在事故及痛苦的治疗实施过程中所扮演的角色或者担心孩子的创面会留下瘢痕等。而儿童更会因痛苦的医疗过程、与父母分开或需要住院而难过。重点在于，并不是儿童创伤的客观严重程度，而是儿童或家长对于创伤的主观感受导致了发生创伤性应激的危险（Trickey，et al.，2012）（4级）。

附录1为参与儿童烧伤患者治疗的工作人员提供儿童发育相关问题的框架。

儿童患者的干预

在这个阶段进行干预的目的是为了修正对于潜在创伤性事件的主观感受以减少急性应激障碍和持续性创伤应激反应的发生（Kazak，et al.，2006）。可通过提供儿童创伤知情护理达到上述目的（Ko，et al.，2008）（5级）。创伤知情护理包括：

◇ 了解创伤应激在医学治疗中的作用。
◇ 评估并解决既往的应激源、应对资源、危险因素和家庭问题。
◇ 将医护过程中潜在的创伤性事件最小化。

全国儿童创伤应激网络医疗创伤工作组（The Medical Trauma Working Group of the National Child Traumatic Stress Network）为了在急性期进行儿童创伤知情护理提供关键循

证指南，制定了"D-E-F"工作程序（Stuber, et al., 2006）（5 级）。具体为：

◇ D（痛苦）：问询恐惧及担忧，保证充足的操作准备和有效的疼痛管理（见疼痛章节的推荐指南）并关注悲伤和丧失。

◇ E（情感支持）：评估情感支持的需求并能识别可能的阻碍。

◇ F（家庭）：解决可能影响康复的家人的不安以及家庭问题。

更多关于"D-E-F"程序的信息可查询：http://www.healthcaretoolbox.org/

> **实施标准**
>
> 烧伤医护团队的成员应通过确保为儿童提供创伤知情医护，来减轻儿童及家长对潜在的创伤性事件的感知。（B 级）

对成人及儿童患者社会学方面的考虑

医学 - 法律职能及成人的替代决策

一些重要决定应在入院及重症监护阶段就要做好。这些决定包含健康、财产和法律等事宜。澳大利亚法律认为，一个个体有能力对自己的健康保健问题做出决策，这也是个体维护自身固有尊严的基础。这些概念在国家法律之中已得到定义，例如，1998 年律师法（旧版）和 2000 年监护人及行政法（旧版）。在医疗环境中，评估患者是否有能力做出决策是必要的。为做出判断，健康专家需判断个体是否有能力完成如下事项：

◇ 理解自己所做决定的本质和作用（包括拒绝治疗的后果）。

◇ 自由并自愿地做出决定。

◇ 通过某种方式表达自己的决定。

患者即将要做的决定的种类和复杂性也应确定（例如，患者同意使用抗生素治疗，而不同意进行手术治疗）。如果患者被认为不具备做出决定的能力，那么专业医护人员应确立一名替代决策者。在某些州，还涉及是否需要由外部机构如昆士兰民事行政法庭（QCAT）指派预先医疗护理指示（advance health care directive）监护人，是否已有全权代理委托书或持久授权书。

以家庭为中心的护理使得健康医护团队与患者家庭共享决策成为可能。这包括确定恰当的决策者和定期的交流（Huffines, et al., 2013）（2 级）。有时，社工可以帮助或协助患者通过支持网络向有关部门申请指派一个监护人负责个人或健康问题，和 / 或一名行政人员负责经济问题。这一过程需要成人具有决策能力，如果需要的话，可指派一名能负责任的成人部分或全部决定经济或法律方面问题，从而使患者的权利得以保护。

> **实施标准**
>
> 当无决策能力的患者尚未经过正规渠道被指派健康律师时，决策应包括确定一名合适的法定健康律师。详询当地法律。（B 级）

成人和儿童的预先医疗护理指示及临终计划

虽然烧伤的死亡率有所改善，但仍有一些患者面临医疗无效的情况。对于医疗提供者，确认成人患者早前的愿望并与患者及其家庭成员联络以决定预先医疗护理指示和临终护理计划十分重要。

成人

正如本章前面提到的，在患者丧失决策能力时，确认烧伤患者是否有现存正式文件、记录与医疗决定有关的预期对于烧伤护理团队是十分重要的。这种文件可能以医疗护理事前指示或持久委托书的形式存在，具体何种形式取决于国家的法律规定。烧伤医护团队与患者讨论医疗护理事前计划肯定是有益的（Bloomer，et al.，2011）（5级）。特别是当住院期间病情突然恶化或发生预料之外的并发症时。这对于将来患者意愿或看法发生变化而需更新相关文件时也有参考意义。

虽然罕见，但烧伤患者坚持或撤销维持生命治疗的情况时有发生。在这些情况下，提供专业的社会心理支持，评估医学 - 法律职能及患者的心理健康程度，并就此做出知情决定对于烧伤护理团队十分重要。

针对烧伤患者的积极治疗措施在医学上被评估为无效时，应制定临终护理准则（Ismail，et al.，2011）（4级）。虽然在这种情况下患者往往失去意识，也无法参与决策，但仍应尽可能进行咨询和告知。当患者无行为能力时，必须征求患者的替代决策者的意见（Pham，et al.，2012）（2级）。尽管最终不良临床结局很难预测，医疗无效的认定也非常困难，但临终护理同生命维持护理同等重要（Bloomer，et al.，2011；Coffey，et al.，2011，5级；Hemington- Gorse，et al.，2011，4级；Ismail，et al.，2011；Pham，et al.，2012）。它标志着临床治疗目标的改变，即从延长生命到提高剩余生命质量并给予患者一个受尊重的、有尊严的、以症状控制为主的、家庭成员参与的死亡过程（Hemington-Gorse，et al.，2011；Ismail，et al.，2011）。应将临终护理，或称为"舒适护理"，与主动缩减生命或加快死亡过程区分开来（Hemington-Gorse，et al.，2011）。在非烧伤人群中，临终护理已被证实可减轻患者家属的丧亲之痛（Hemington-Gorse，et al.，2011；Veerbeek，et al.，2008）（2级）。

一个完善的临终护理计划工具的例子是利物浦护理路径（Bloomer et al.，2011；Marie Curie Palliative Care Institute，2014）（5级），已被接受用于英国的烧伤人群（Hemington-Gorse，et al.，2011；Ismail，et al.，2011）。此路径关注多种因素，包括"临终护理的生理、心理、精神、社会和宗教因素，患者及其护理者的信息需要，以及在患者生前和逝后对患者家庭的照护"等（Bloomer，et al.，2011）。

儿童

与成年烧伤患者类似，如果积极的治疗措施在医学上被评估为无效时，应启动执行临终护理准则。然而，由于患者处于生长发育阶段以及由于他们的疾病状态，儿童患者常不能参与决策。治疗团队与家人进行讨论时需要向家人提供全部的医疗信息并告知家人治疗无效。这些讨论进行时烧伤社工需在场以提供帮助。需告知患者家属决策共享过程应不断跟进，所做的任何临终决定都不应仅限于他们一方。在这种情况下应让家长感受到：他们已竭尽所能为孩子的治疗，他们并没有放弃孩子，亲子关系也会在孩子死时和死后一直保持下去。与成人死亡一样，儿童的死亡也应是被尊重的、有尊严的、症状控制的，以及全家庭参与的（包括兄弟姐妹）。制造回忆可使儿童的死亡成为整个家庭的事情并帮助家人在面临儿童死亡时仍继续照顾他们。

制造回忆可包括：

◇ 家庭照片。

◇ 指纹、趾纹、手印和脚印。

◇ 一绺头发。

◇ 为儿童洗澡。

◇ 为儿童穿衣。

注意：每种回忆的选择取决于烧伤创面的情况，并要根据各案例的情况确定哪种是可行的。

应鼓励所有维持亲子关系的行为，例如，花时间陪着孩子并讲故事以及在可能的情况下让父母陪在孩子的床旁。死后，也应让父母和孩子的遗体在一起，并参与葬礼的安排以及孩子遗体从医院的转运。有时尚需要进行验尸。烧伤病房的社工帮助患儿家长度过这段时间也很重要。

实施标准

烧伤治疗团队应与患者严肃讨论预先医疗护理指示。（B级）

针对烧伤患者的积极治疗措施在医学上被评估为无效时，应制订临终护理准则。（B级）

针对儿童烧伤患者的积极治疗措施在医学上被评估为无效时，应制订临终护理准则，包括维持亲子关系直至逝后以及尽可能地制造回忆。（B级）

临终护理中，社工应扮演联络家人与患者的核心角色，帮助召开家庭会议、进行协同决策以及抚慰悲恸。（B级）

烧伤病房的社工应适宜地协助家人进行"制造回忆"、葬礼安排以及度过验尸过程。（B级）

所有决定和交流过程都应清晰、恰当地记录在患者的医疗记录中。（B级）

成人和儿童家庭单元护理

无论是成人还是儿童的入院，都会对其家庭产生创伤性损伤（Caplan，1964，5级；Rosenberg，et al.，2012，5级）。相较于进入普通烧伤病房的患者家人，入住重症监护病房的患者的家人对于个人的需求、信息上的需求以及经济上支持的需求都更为强烈（Thompson，et al.，1999）（3级）。

家人将经历以下事件（Phillips，et al.，2007，3级；Thompson，et al.，1999）：

◇ 对于患者损伤程度及是否能存活的不确定感。

◇ 对于患者病情及诊断的信息需求。

◇ 对于患者的情感反应及疼痛的关切。

◇ 对于例如交通、食物等实际问题的关注。

在整个恢复阶段，向家庭提供支持至关重要，因为这可以促使家庭对遭受急性烧伤的患者予以必要的支持。

烧伤儿童的照顾者往往对于进入医院感到十分痛苦。目睹医护团队对孩子进行评估和治疗，会使患儿的照顾者难以面对急诊复苏区域。对于急诊治疗团队来说，需在所有的治疗阶段将具体的治疗及时告知照顾者。通常，当所有的医护人员此时都将重心放在孩子身上时，烧伤病房或急诊室社工可承担起这一责任。家长出现在复苏现场对于他们自己和孩子对情况的应对都是有益的（MacLean，et al.，2003）（4级）。

此外，患儿的照顾者在到达医院时往往未得到其他帮助，而且还有一些外部问题需要解决，例如，患儿其他兄弟姐妹目前身处何处。另外，可能还有家长在工作而不知道现在发生的危急情况。这时，社工还可以做：

◇ 向在医院的家长收集信息。

◇ 联系 / 通知其他家长。

◇ 联系 / 通知其他家庭成员（他们可通过看护患儿的兄弟姐妹和 / 或到医院提供帮助从而协助应对目前紧急情况）。

对 ICU/ 烧伤病房的适应

在入院之初，医院环境对于住院患者及其家人都是不小的挑战。烧伤医护团队成员应帮助患者及其家人适应医院环境、日常流程和医疗资源。帮助患者做好由 ICU 向烧伤病房转移的准备同样十分重要。

入住儿童重症监护病房（PICU）或烧伤病房的儿童，应尽可能由照顾者陪同。如果患儿非常警觉，照顾者应协助烧伤医护团队安抚患儿。PICU 或者烧伤病房的环境对于患儿及其家人可能会是触目惊心的，提前向照顾者描述这些环境也十分重要。

干预措施

◇ 社工通过对患者及其家人的社会心理评估获取有关烧伤前功能和其他可能影响患者恢复的信息。

◇ 评估患者 / 家人的心理困扰、危险因素以及社会心理支持需求。

◇ 使患者及其家人适应 ICU/ 烧伤病房和医院的环境。

◇ 多提供信息并更新关于预后和治疗计划的内容。

◇ 提供实际的帮助。

（Blakeney，et al.，2008；Rosenberg，et al.，2012，5级；Sundara，2011，5级）

附录 2 是社工对成人及儿童烧伤患者社会心理评估的案例。

实施标准

在复苏及入住儿童重症监护病房或烧伤病房阶段保持与家人充分、透明的交流。（B级）

烧伤入院时由社工进行的初始危机干预应包括对于既往应激原和实际问题的评估。（B级）

由烧伤治疗团队中的社工帮助提供对烧伤患者及其家人的支持。（B级）

社工在患者入院时即提供支持，并与患者家庭建立联系、配合治疗。（B级）

社工的社会心理评估和管理计划在患者入院时即应建立，以解决可能阻碍患者康复的家庭内部社会心理问题。（B级）

急性期治疗及出院阶段

这一阶段烧伤的特点是：持续的换药、频繁的手术、强化治疗措施、制动以及自烧伤病房出院，这些因素会使烧伤患者产生可能影响其终生的进行性疼痛、沮丧、焦虑及恐惧。治疗往往是痛苦的，患者也会不断地挣扎以配合治疗计划的强度。与烧伤和正在进行的治疗相关的心理困扰会随之产生。患者及其家人所经历的社会心理挑战往往需要专业的评估、治疗及干预，从而使他们做好出院和重返社会进行康复的准备。

本节框架：

◇ 烧伤成人心理学方面的考虑：

◇ 睡眠障碍。

◇ 抑郁。

◇ 并发疾病。

◇ 应对方式。

◇ 愧疚、愤怒及责备。

◇ 烧伤儿童的心理学方面的考虑：

◇ 常见反应。

◇ 家长反应。

◇ 愧疚、愤怒及责备。

◇ 成人及儿童的社会学方面考虑：

◇ 悲痛、丧失及丧亲之痛。

◇ 家庭支持。

◇ 从烧伤病房出院。

成人心理学方面的考虑

睡眠障碍

尽管超过 50% 的烧伤患者存在睡眠障碍（Lawrence, et al., 1998）（3 级），但关于解决成年烧伤人群睡眠障碍的指南仍少之又少。睡眠质量差对于愈合过程及健康心态的负面影响是确定的（Lawrence, et al., 1998; Masoodi, et al., 2013）（4 级）。虽然睡眠障碍是情绪困扰的预兆，但很多烧伤相关因素也可以影响睡眠。

影响睡眠的因素包括：

◇ 谵妄。

◇ 焦虑。

◇ 抑郁。

◇ 疼痛。

◇ 药物。

◇ 反复手术。

◇ 环境。

◇ 伤前生理 / 心理情况。

因此，在生物 - 心理 - 社会范畴定义睡眠障碍最有意义，并可通过紧密连接的多学科途径结合适当的药物或非药物方法对其进行治疗。

针对烧伤患者的心理干预应个体化。需要牢记，根据患者的医疗状况，许多非药物干预手段在入院时急性或危重期、治疗期可能都不够有效。此阶段，药物干预手段可能会有益，应考虑应用最简单的方法最大程度地缓解患者症状和体征（Masoodi，et al.，2013）。

睡眠障碍干预

睡眠卫生有助于减少妨碍睡眠的行为，形成有助于良好持续睡眠的有益行为。应该在烧伤患者中推广睡眠卫生（Jaffe&Patterson，2004）（5级）。

睡眠卫生包括：

◇ 鼓励患者尽快形成规律的睡眠 / 清醒周期。

◇ 创造有益睡眠的适宜环境。

◇ 避免睡前刺激（上网、看激烈的动作片）。

◇ 避免刺激性饮料、食物和药物（例如，咖啡因、尼古丁）。

尽管推荐对睡眠障碍者实施睡眠卫生（Bartlett，2014）（5级），但若不能结合烧伤治疗及医院环境限制的实际，其中一些措施会使烧伤患者面临挑战。比如推荐患者在不睡觉时下床活动。

失眠认知行为治疗（CBT-I）可以改善睡眠障碍（Morin，et al.，2006）（4级）。行为干预包括放松，有助于减轻患者因入睡困难或夜醒而产生的焦虑。

放松包括多种形式：

◇ 冥想。

◇ 正念内观。

◇ 引导想象或视觉化。

◇ 渐进式肌肉放松——如有肌肉损伤则不宜进行。

◇ 绝大部分放松技术中含有呼吸控制的内容，提倡腹式呼吸。

Bartlett（2014）（5级）强调：认知治疗对于确定和纠正那些有可能影响失眠认知行为效力的错误观念意义重大。认知治疗可提供有关睡眠标准、随年龄改变而发生的睡眠变化以及烧伤对睡眠节律影响的正确信息。

> **实施标准**
>
> 睡眠障碍应在生物 - 心理 - 社会框架内概念化。（B级）
>
> 睡眠障碍的管理可同时考虑药物性和非药物性干预。（B级）
>
> 睡眠障碍的心理学干预应个体化，适合患者的状况及其所处的环境。（B级）
>
> 睡眠障碍的心理干预应包括睡眠卫生和认知行为治疗。（B级）

抑郁

抑郁，因其广泛的认知、情感、动机、社会和心理等特征而不利于烧伤患者的康复（Esselman，et al.，2006）（5级）。伤后 12 个月和伤后 2 年内烧伤患者抑郁症的发生率分别高达 17% 和 27%（Fauerbach，et al.，1997，3级；Wisely&Tarrier，2001，4级）。然而，由于研究方法学的差异，抑郁症和抑郁症状定义的模糊，以及评估时相和症状的病源学因素（某些躯体症状是抑郁症状或仅是因为健康状态不良所致），抑郁的报告发生率变异较大。

影响抑郁发生的生物心理社会因素包括：

◇ 发病前患者的抑郁易感性。

◇ 生理状况。

◇ 外形毁损。

◇ 疼痛。

◇ 悲伤反应。

◇ 长期住院（Wiechman, Ehde, Wilson &Patterson, 2000）（4 级）。

◇ 原有功能丧失。

此外，对烧伤的应对策略会影响抑郁的发生（Wallis, et al., 2006）（4 级）。与单用一种或轮流应用上述两种应对措施的患者相比，烧伤住院期间，同时以逃避形式（心理解脱）和发泄形式（情感宣泄）应对的患者，出院和出院两个月后抑郁症状的表现程度明显加重（Fauerbach, et al., 2002; Fauerbach, et al., 2002）（1 级）。

了解烧伤患者面临的诸多挑战和他们的抑郁症状之间的相互影响有助于在病程的特定阶段对患者进行相应的心理干预。如入院早期，患者需调整自己适应新的环境、持续的创面疼痛以及对未来不确定性的担心。可能会经历愧疚、无用感、绝望、无助和其他抑郁症状，并需要进行心理干预。出院患者亦可因对待困难的调整、躯体功能受限和外形毁损等因素而出现抑郁症状。心理干预应结合患者个体情况、患者对烧伤的应对策略和不同的康复阶段而有针对性地进行。

评估

对抑郁的筛查应通过有效的评估方法完成，包括：

◇ 患者健康问卷 [PHQ-9]（Spitzer, et al., 1999）（3 级）。

◇ 白氏抑郁症量表（第二版）[BDI-II]（Beck, et al., 1996）（3 级）。

◇ 院内焦虑和抑郁指数 [HADS]（Zigmond & Snaith, 1983）（3 级）。

干预

烧伤病房的心理治疗师应制订包括心理教育、认知行为疗法、行为活化和心理动力学治疗等一系列针对抑郁症的循证干预措施，相关文件包括：

◇ 健康与医学研究理事会（NHMRC）会议（2011）"临床实践指南: 青少年和青年抑郁症"具体参见 www.nhmrc.gov.au.（5 级）。

◇ NIfHaCE（2009）抑郁症：成年人抑郁症的治疗和管理（更新版）。英国国家健康与临床优化学会（NICE）临床指南 90，具体参见 www.nice.org.uk/ CG90.（5 级）。

实施标准

烧伤患者抑郁症的筛查和干预必须由烧伤病房的心理治疗师应用有效的评估方法来进行。（B 级）

对于需用药物进行干预的抑郁症患者，需与精神科之间建立明确的转诊路径。（B 级）

并发疾病

癫痫、外周神经病变（糖尿病导致的）和其他躯体、认知障碍的患者更易发生烧伤（Kishikova, et al., 2013，5级；Peck，2011，5级；Pruitt, et al., 2012，4级）。伴有并发疾病的烧伤患者增加趋势明显（Kishikova, et al., 2013），这给烧伤治疗提出了特殊的挑战（Dissanaike & Rahimi, 2009）（5级）。由于并发疾病对烧伤愈后及转归的影响目前尚不完全明确，因此，烧伤治疗团队评估患者除烧伤外的其他疾病情况对烧伤治疗护理和康复的潜在影响十分重要。（Schneider, et al., 2013）（4级）。

有神经系统缺陷烧伤患者的康复有其特殊性。已有证据显示烧伤患者发生以下认知损伤的概率要高于其他康复人群（Purohit, et al., 2014）（4级），包括：

◇ 记忆力（高度相关）。
◇ 解决问题能力。
◇ 社会交往。
◇ 语言表达。
◇ 语言理解。

上述问题可对以下内容产生影响：

◇ 理解、记忆烧伤治疗团队提供的有关其伤情和治疗情况等信息的情况。
◇ 自我情绪和心理调节的困扰，在病房环境中可表现为执拗、敌意或好斗等行为。
◇ 对治疗的依从性。
◇ 对出院后随访的参与情况。

成人流行病学调查表明，吸烟、酗酒和药物滥用人群烧伤发生率明显增高。戒断和戒毒问题应纳入多学科烧伤综合治疗范畴。出院患者重新滥用药物会对治疗的依从性和烧伤最终转归产生不良影响。

> **实施标准**
> 早期发现认知缺陷可以优化烧伤患者的治疗目标和转归。（B级）
> 解决住院期间药物的戒断和戒毒问题，确保出院随访过程中关注酒精和药物使用情况。（B级）

应对模式

经历创伤者会采取一系列策略去应对其面临情境的特殊要求（Valentiner, et al., 1996）（3级）。尽管烧伤会带来一系列心理困境，它也会启动患者适应性的应对机制和人格特质。包括变得更为乐观、自我效能感（self-efficacy）和对社会支持的感知等，都能帮助患者更好的自我调整、改善预后（Wallis, et al., 2006）（4级）。

反之，出现与创伤后应激障碍综合征相关的过度神经质、性格外向性减弱（Fauerbach, et al., 2005）（3级）以及习得性无助和对他人过度依赖等症状则提示该烧伤患者的远期预后不良（Blakeney, et al., 2008）。烧伤患者如果采用压抑性应对技巧和过分地一厢情愿来应对烧伤，则其主观的身体疼痛、心理痛苦、焦虑和抑郁的发生程度均明显增加（Wallis, et al., 2006）。

专注情绪与宣泄（approach-coping strategie）与慢性损伤相关性抑郁（chronic injury-related distress，IRD）密切相关，患者如过分依赖此应对策略可阻碍其他适应性应对策略的发展（Felton, et al., 1984）（4级）。Tedstone, et al.（1998）（3级）发现伤后两周内采用这种策略的患者，伤后三个月时更有可能发展为创伤后应激障碍症状。当然，这种应对策略也有其作用（例如，一定时间的哀伤可使患者接受其丧失而向前看。Carver, et al., 1989，4级）。以逃避作为应对策略的烧伤患者伤后三个月时心理健康情况更差，焦虑、抑郁和逃避行为发生的比例更高（Willebrand, et al., 2004）（3级）。长远来看，创伤后适度使用逃避性策略以减轻情感痛苦有助于患者远期积极的应对策略。然而，无限制地、过度使用逃避和解脱行为会增加精神痛苦且扼杀其他更加有效的应对反应（Carver, et al., 1983；Mattlin, et al., 1990）（3级）。

评估

推荐早期明确患者的应对策略，以应对不同患者不同的需要（Valentiner, et al., 1996）（3级）。

干预

◇ 烧伤病房的心理治疗师应将心理干预手段与患者的应对方式匹配起来。

◇ 治疗性干预手段应致力于促进患者情感的表达，从患者自我力量模型中寻找积极的含义和工作（Smith, et al., 2006）（5级）。

◇ 并发心理障碍（如焦虑、创伤后应激障碍和抑郁）应予明确诊断并给予适宜的干预措施，以调节并发疾病、人格因素（神经质）以及压抑性的应对策略之间的相互影响。

> **实施标准**
> 烧伤病房的心理治疗师应完成对患者的早期评估以及针对新的形势需求下患者应对策略的干预措施。（B级）
> 标准的心理和社会福利工作的评价应探究患者对自责和愧疚感的感知。（B级）
> 社会心理学干预应致力于将患者的自责转化为最大程度的自我效能感，并使之在烧伤幸存者的康复过程中占主导地位。（B级）

愧疚，愤怒和责备

成年人的愧疚

成年烧伤患者中与此相关的最新研究较少。愧疚和自责是烧伤人群中常见的情绪反应。据 Kiecolt-Glaser & Williams（1987）（4级）的研究，烧伤患者对烧伤事件发生的愧疚感一直以来都被认为与患者住院期间抑郁和焦虑发生率增加相关。更有甚者，如果患者自觉烧伤事件本可避免，那么患者发生自责的比例会显著增加，进而导致对治疗的依从性降低，痛知觉加深。也有报道显示有精神疾病史的烧伤患者住院期间更易发生自责，抑郁发生率也更高。

以下情况发生时烧伤幸存者会感到愧疚：

◇ 认为对烧伤事件的发生负有责任。

◇ 住院治疗对其家庭和朋友造成影响。

◇ 火灾中生命和财产受到损失——幸存者愧疚与严重的创伤后应激障碍显著相关（Hull，et al.，2002）（4级）。

愤怒

患者在烧伤恢复和康复过程中情绪不稳定很常见，时常会感到愤怒。愤怒可由以下情况产生：

◇ 抑郁。

◇ 焦虑。

◇ 创伤后应激障碍。

◇ 悲恸。

◇ 疼痛。

◇ 调整。

◇ 药物戒断。

很多因素可解释为什么烧伤患者会感到愤怒，但患者躯体和社交上的局限性使他们不能自然地表达出愤怒感，特别是患者往往处于卧床状态的重症监护时期。愤怒经常会转移到其他人身上（比如：家人、朋友、同事）或者表现为行为退化（Blakeney，et al.，2008）。可以把它认作是一种应对措施（情感宣泄）。

尽管愤怒是一种外向型表达，也能被内在化，导致感知控制缺失和随后而来的绝望、无助感和穷思竭虑，这会使人更易罹患抑郁（Blakeney，et al.，2008）。在烧伤恢复和康复过程中绝望感可由以下因素激发：

◇ 住院时长。

◇ 疲乏。

◇ 疼痛。

◇ 康复目标未达成。

此外，鉴于烧伤人群伤前精神病理学和并发疾病的高发（Klinge，et al.，2009）（3级），器官损害或由并发疾病引起的心理障碍会导致部分烧伤患者躁动、具攻击性。例如：

◇ 药物戒断症状。

◇ 谵妄。

◇ 获得性脑损伤（Acquired Brain Injury，ABI）。

◇ 人格障碍。

因此，要采取常规风险评估，并向医务人员提供管理棘手行为的建议，包括必要的药物和非药物干预。

干预

◇ 对愤怒和其适应性表达的心理教育，包括证实痛苦。

◇ 减少绝望和无助情绪。

◇ 通过设立可达成的目标和自我克制手段，建立积极的正强化原则。

◇ 由病房心理医生采取常规风险评估。

◇ 对多学科团队成员进行应对及管理风险行为的培训。

◇ 设定明确的精神科转诊路径以进行患者的风险评估和药物干预。

> **实施标准**
>
> 　烧伤病房心理医生应针对不稳定情绪，尤其是愤怒，提供持续的评估和干预。（B级）

烧伤儿童心理学方面的考虑

儿童急性期照顾是指早期急性心理应答症状开始变得明显且呈持续和不断进展的状态。在这期间，儿童医疗创伤应激可影响创面愈合、治疗依从性、疼痛管理和其他健康预后（Kazak，et al.，2006）。

评估

此阶段最关键的目标是评估。大部分患儿的症状都会随病程进展而减轻，因此，现有指南推荐在创伤后一段时期进行"观望"，或在创伤后提供正式心理学治疗前先行监测（国际精神健康合作中心，2005）（5级）。筛查作为一种简单的方法，推荐用于鉴别那些需要监测其风险或需转诊治疗的人群（国际精神健康合作中心，2005）（5级）。但是，虽然一些筛查工具已被发展和确认用于有创伤后应激障碍风险的儿童，幼儿的选择仍很少。此外，筛查项目作为儿童医院常规诊疗一部分的有效性仍待确定。

附录3概括了目前可用于这一人群的小儿评估措施和筛查工具。

干预

这一阶段干预治疗的目标应该是预防和减少儿童医疗创伤应激（表11）。现有的研究集中于评估儿童烧伤后普适性预防干预及针对性预防干预。普适性的预防干预是"阶梯治疗"模型的第一层，对所有烧伤后儿童和家庭都适用。针对烧伤儿童及父母的研究支持在伤后的最初几周内进行提供信息为基础的干预手段（如：口头讨论、打印材料和网站等）以促进恢复（Cox，et al.，2010，1级）；Kenardy，et al.，2008，1级；Marsac，et al.，2011，2级）。

表11　常见反应

所有年龄	幼儿	学龄儿童和青少年
◇ 睹物生忧	◇ 易怒	◇ 情感麻木
◇ 噩梦	◇ 侵略性行为	◇ 幸存者愧疚
◇ 回避	◇ 对立行为	◇ 药物滥用
◇ 睡眠困难	◇ 分离焦虑	◇ 自杀意念
◇ 易激惹和愤怒	◇ 发育技能倒退（例如，说话和如厕）	◇ 对自身死亡的新意识
◇ 注意力集中困难	◇ 与事件无关的新的恐惧	
◇ 高度警觉		

提供的信息应包括：

◇ 心理教育和可能性反应的标准化。

◇ 强化现存和新出现的应对措施。

◇ 掌握何时需进一步帮助的征象。

◇ 怎样寻求进一步帮助的建议。

附录 4 包含一系列推荐用于提供给儿童和父母心理教育材料的资源和网址。

针对性的预防干预是针对那些被认为是"处于发生持续性创伤反应危险中"（如经筛查工具确认）的受伤儿童。这应在阶梯疗法的第二阶段完成（Kazak，et al.，2006）。近期的一篇综述（Kramer & Landolt，2011）（1 级）认为在创伤事件后基于早期干预的认知行为疗法在急性期可能有效。

作者推荐早期干预应包括：

◇ 心理学教育。

◇ 促进积极应对策略。

◇ 父母参与。

◇ 对创伤相关记忆的安全暴露。

然而，对于应该接受早期干预的人群和最优时间窗口、内容和需要次数的指南，特别是针对六岁以下儿童者尚未完全建立。

心理疏导和药物治疗不应该作为儿童创伤后预防性干预的内容（澳洲创伤后精神健康中心，2013）（5 级）。

实施标准

筛查作为一种简单的方法，推荐用于鉴别那些需要进行风险监测或转诊治疗的儿童及其父母。（B 级）

对于烧伤儿童和父母提供信息为基础的干预手段应被整合入"阶梯治疗"方法中。（B 级）

对儿童的目标性早期干预在烧伤发生的最初四周内可能有帮助。干预应包括父母并采用发育敏感的创伤 - 聚焦的行为认知治疗原则。（B 级）

心理学疏导不应作为儿童烧伤后预防性干预的内容。（A 级）

药物治疗不应作为儿童烧伤后预防性干预手段。（B 级）

家长反应

子女受伤后父母也同样会经历急性应激反应、抑郁、焦虑和过度愧疚的感情（De Young，et al.，2014）（3 级）。这些反应会影响儿童的治疗（如表现为不治疗或不依从治疗）和他们的应对能力。因此，筛查父母的痛苦并给他们提供之前提到的普适或针对性干预也很重要。

愧疚，愤怒和自责

父母亲对孩子的爱都是独一无二的。对父母而言，最重要的事情是：

◇ 照顾他们的孩子。

◇ 安慰他们的孩子。

◇ 保证他们安全。

父母会发现，目睹孩子遭受疼痛和痛苦 / 尤其是与烧伤和烧伤治疗相关时，是最不可忍受的事情。他们既想保护孩子免于治疗的疼痛和痛苦，又知道治疗的重要性，因此，感到特别无助。此外，父母经常会对所发生事情感到愧疚。愧疚、悲伤、愤怒、责备和狂暴的情绪都可能存在。当评估受伤情形时切记：照顾者的反应通常与其作为父母对孩子的责任感相关，而不应当作是他们故意对子女造成了伤害，且不必要是因为他们本可避免事件的发生。（Cook，1983）（3级）

若父母亲怀有过度的愧疚感，他们可能会无意中增加子女的无助感和依赖性。相反，当孩子经历创伤性事件时，孩子们很有可能发生行为倒退或表现出不当行为。此时应鼓励父母在给予孩子关爱和支持时有一定的限度，这能在康复过程中帮助孩子们更好成长的同时，给予父母一个更加清晰的角色定位。

患儿经历烧伤时，责备和愤怒也是常见的看护者的情绪反应。当创伤事件发生在父母离异，而其中一位负责照看孩子时这类反应更加明显。因此，收集烧伤事件详细的信息以及进行全面的评估对烧伤治疗单位的社工来说非常重要。小儿烧伤一般是意外发生，平息患儿父母的责备和愤怒很重要。同样，将烧伤事件转化为一个普通的事件，给予父母中被责备的一方相应的支持也很重要。这种支持不仅鼓励看护者从长远的角度看待整个事件，也能使他们支持子女、彼此支持共同度过孩子的康复过程。

对成人和儿童的社会方面的考虑

丧亲，丧失和悲恸

尽管这些词汇经常被交互使用，但他们其实有不同的定义和含义。丧亲是指亲人逝去时的社会心理感受。丧失是指失去曾经依赖的事物。悲恸是因丧失或丧亲而导致的社会心理感受。若有人在烧伤事件中死亡，烧伤幸存者会经历丧亲。所有烧伤幸存者在伤后都会感受到某种形式的丧失。可能会是身体的丧失、收入丧失、安全、可预测性、自由和自主感、家庭和财产的丧失，功能丧失甚至生命丧失。（Difede，et al.，2009；Rosenberg，et al.，2012）（5级）

成人

因个体环境、文化、经历和性格特点的不同，悲恸会以不同的方式影响个人。悲恸并无定式。一些记录在案的不尽相同的悲恸理论尝试去界定和理解悲恸调节（Attig，1991，5级；Klass，et al.，1996，5级；Kubler-Ross，1969，5级；Kumar，2005，5级；Mikulincer，2008，5级；Neimeyer，2001，5级；Parkes，1986，5级；Stroebe & Schut，1999，5级；Tonkin，1996，5级；Worden，2002，5级）。尽管如何对烧伤幸存者进行有效的悲痛治疗的证据很少，还是有一些有效的方法的报道（Difede，et al.，2009）。包括：

◇ 心理教育——提供预期的悲痛反应的有关信息，使痛苦的情绪效应和心理学效应正常化。

◇ 提高自我控制、掌控和自我效能。

◇ 认知重构和重塑。

◇ 支持移情——给患者提供倾诉其恐惧、愤怒和绝望等情绪的机会。

大多数经历丧亲、苦闷和悲伤情绪的人可以不经正式的心理咨询就适应和恢复

（Stroebe，et al.，2007）（5级）。也有部分经历丧亲者存在罹患抑郁、其他精神健康疾病和复杂持久哀伤障碍（complicated or prolonged grief disorder，PGD）的风险，发生率约为15%（Horowitz，et al.，1997）（4级）。危险因素包括亡故者年龄较小，与亡故者亲密度高、依赖性大，新近死亡以及性别等。女性患持久哀伤障碍的风险更高（Kristjanson，et al.，2006）（1级）。

父母的去世对儿童来说是一种极度痛苦的体验。然而，有证据表明75%～80%的儿童能较好的适应（Lin，et al.，2004）（4级）。另一种极度痛苦的体验是儿童和父母经历他们兄弟姐妹的死亡，上述两种情况要给予同样的关注。儿童从丧亲经历中恢复与以下因素有关（Lin，et al.，2004）：

家庭因素：
◇ 看护者给予足够的关怀。
◇ 看护者给予足够的训导。
◇ 看护者精神健康问题较少。

儿童因素：
◇ 强应对能力。
◇ 认为应激事件对自身健康的影响较小。

为承认、尊重和理解潜在的宗教和习俗规定，还需特别关注文化背景。原住民家庭对于丧恸可能有特殊的需求。所以建议烧伤医护团队，有条件的话，可将原住民联络官纳入服务项目。

儿童

除了经历丧亲之痛的儿童，烧伤患儿和他们的看护者也会经历产生悲恸反应的其他丧失。这些丧失包括但不仅限于：

父母因素

◇ 原有生活方式的丧失。
◇ 工作和收入的丧失。
◇ 如果烧伤是源于房屋火灾，则有失去住宅和财物（包括身份证明、银行卡和文件）的可能。
◇ 失去健康的孩子，包括截肢和瘢痕等对身体功能的长期影响。
◇ 失去经常被人用"他/她很可爱"称赞的可爱孩子。
◇ 失去同伴支持（经常在事故发生的早期明显，而在危机结束时倾向于恢复）。也有父母报告朋友和家人会对孩子烧伤后的外貌产生特殊的反应，且会因为对孩子的外观感到不适而倾向不愿给予支持。
◇ 丧失认为这个世界是相对安全的想法。

儿童因素

◇ 失去成长过程中的里程碑事件。
◇ 失去正常生活和既往生活方式。
◇ 由于烧伤瘢痕和截肢，的影响失去对外貌和身体形象的认知。
◇ 由于长期住院和离校，失去同龄人支持及社交网络。

◇ 不再认为世界是个相对安全有保护的地方。

对受烧伤影响的青少年和即将进入青春期的伴有瘢痕的烧伤患儿而言，最后两点需要特别关注。这在需要培养独立性的发育阶段具有普遍的挑战性。此时同龄人的接纳非常重要，而来自于自己和他人的接纳经常是建立在躯体外观上的（Rumsey & Harcourt，2007）（5级）。

家庭支持

当意外的、具有创伤性的烧伤发生时，来自于家人、朋友和同龄人的坚强稳定的支持体系对患者必不可少。许多对儿童和成人烧伤的研究文献都强调作为伤后良好恢复预测因素的高质量支持体系的重要性（Rumsey & Harcourt，2007；Sheridan，et al.，2012，1级；Tagkalakis & Demiri，2009，5级）。这里将讨论家庭支持，而另一类的社会支持——同龄人支持，将在接下来的烧伤康复阶段中讨论。

> **实施标准**
>
> 烧伤病房的社工应参与存在丧亲的情况，评估悲伤反应并提供与年龄相应的、照顾到文化特点的干预来达到最优化的调整。（B级）
>
> 烧伤病房的社工应该参与丧失父母和/或兄弟姐妹的儿童的评估和干预，并安排将患儿转诊至社区机构的专家处。（B级）
>
> 烧伤病房的社工应承担入院时全面的社会心理评估任务，且在住院期间及时更新，以评估丧失对患者、看护者和大家庭的影响，并按需给予支持性建议。（B级）

鲜有文献报道是什么构成了高质量的家庭支持，但是研究强调有独特家庭特征的正常家庭对良好的恢复是很有帮助的。

与烧伤儿童恢复良好相关的功能性家庭特质包括：

◇ 稳定的住所。

◇ 超越家庭的支持。

◇ 无药物滥用。

◇ 不存在儿童保护问题。

◇ 适度参与儿童教育。

（Sheridan，et al.，2000）（4级）。

与积极的社会心理恢复相关的家庭特点包括：

◇ 家庭凝聚力。

◇ 主动的娱乐配合（active-recreational orientation），即参与社交和娱乐活动的程度。

◇ 促进成长和独立性。

◇ 家庭结构。

◇ 家庭冲突最小化。

◇ 家庭提供机会帮助儿童发展适用于更广社会环境的社会技能。

（Rumsey & Harcourt，2007；Sheridan，et al.，2012）

很多研究调查了家庭支持的影响，发现积极的家庭支持对患儿的身体形象、自我感知、健康相关的生存质量和心理调节包括减轻抑郁等都有积极影响。（Blakeney, et al.,1990,4级;

Blakeney，et al.，2008；Landolt，et al.，2002，4 级；LeDoux，et al.，1998，4 级；Orr，et al.，1989，4 级；Sheridan，et al.，2000，4 级）。相反，家庭冲突与心理调节不良密切相关，对于烧伤的青少年尤为突出（Rosenberg，et al.，2007）（4 级）。

> **实施标准**
>
> 　　烧伤社会心理治疗团队应对家庭关系以及家庭成员提供高质量家庭支持的能力进行全面的评估。（B 级）
>
> 　　出现家庭冲突时，烧伤病房社工应提供辅导，鼓励解决冲突，并通过心理教育使患儿家庭理解一个支持和团结的家庭对烧伤幸存者康复所产生的积极影响。（B 级）

出院

出院阶段对患儿家庭会是一段焦虑的时期，可能与以下因素有关。

◇ 家庭角色的转换。
◇ 对于家庭要承担患者出院后的大量护理工作的预期（Sundara，2011），并因要面对重新开始日常生活的焦虑所加强（Blakeney，et al.，2008）。
◇ 因烧伤后身体限制导致的应对困难。
◇ 目睹他们所爱的人的痛苦和不适（Phillips，et al.，2007）。
◇ 对于重返社会并与更多家人、朋友交往的矛盾心理（Blakeney，et al.，2008）。

干预

◇ 做好患者和家庭的出院准备，使患儿出院后可能遇到潜在的问题常态化。
◇ 减少烧伤治疗团队的日常护理，使患儿和家人在家中也能继续进行必需的照护。
◇ 发现和解决家人关心的问题，因为他们将转变为最主要的照护者。
◇ 给"社区"，如大家庭、社会团体和工作场所等，提供烧伤以及如何恰当应对烧伤的基本常识，以利于患者个体的融入。

> **实施标准**
>
> 　　从患者入院伊始，持续的社会心理支持和信息提供就应有家人共同参与，以减轻家庭的焦虑、保证出院后成功的家庭护理。（B 级）

康复与重返社会阶段

康复与重返社会阶段开始于创面愈合基本完成之时。这一阶段的重点在于功能恢复，并将重新融入家庭和社会作为康复的目标（Davoodi，et al.，2008）（5 级）。融入不良会造成严重的社会心理障碍，以及不良的远期社会心理预后；因此，这一阶段需要强有力的支持（Arceneaux & Meyer，2009）（5 级）。无论是对成人还是儿童，一个健康的、有凝聚力的家庭环境和社会支持对患者积极的应对、调适和重返社会都发挥着关键的作用（Arceneaux & Meyer，2009；Landolt，et al.，2002，4 级；Phillips，et al.，2007）。因此，下一章将概述主要的心理学和社会学方面的考虑，以及为提高长期、良好的社会心理恢复需由烧伤治疗团队进行的干预。

内容概要：

◇ 成人和儿童的社会心理学方面的考虑，包括烧伤带来的问题：

● 创伤后应激障碍。

● 身体形象、自我感知和外形毁损。

● 性问题。

◇ 成人和儿童的社会学方面的考虑包括：

● 社会角色。

● 重返工作岗位。

● 重返学校。

● 同龄人支持。

● 援助机构。

成人和儿童社会心理学方面的考虑

成人创伤后应激障碍

经历过烧伤事件的患者，创伤后应激障碍症状的发生率高达 15% ～ 45%（Bryant，1996；Ehde，Patterson，Wiechman & Wilson，2000；J. A. Fauerbach, et al., 1997；Gardner，2010；Perry, et al., 1992；Van Loey & Van Son，2003）。正如在《诊断统计手册》第 5 章中（American Psychiatric Association，2013b）的描述，创伤后应激障碍一般认为是"创伤和应激相关的障碍"（5 级）。

创伤后应激障碍的症状可分为四类：

◇ 创伤性再体验症状。

◇ 逃避。

◇ 认知和情绪的负性调节。

◇ 警觉性和反应的改变。

慢性创伤后应激障碍始于创伤性事件发生四周后，但在创伤后四周内个体可经历急性应激障碍。慢性创伤后应激障碍与工作效率降低（Kessler & Frank，1997）（4 级）、躯体健康不佳（Deykin, et al., 2001）（4 级）和其他精神障碍的高共病率相关（Breslau，2001）（5 级）。出院后短期内出现创伤后应激障碍症状与伤后两年内躯体和社会心理障碍显著相关（Corry, et al., 2010）（3 级）。Browne 等（2011）（4 级）发现 14% 的烧伤患者的创伤后应激障碍症状持续时间长达 11 年之久。此外，女性更容易发生创伤后应激障碍（Olff, et al., 2007）（5 级）。

这些发现使在烧伤人群中早期发现创伤后应激障碍并进行临床干预变得非常必要，以防止患者进一步进展为慢性创伤后应激障碍（Difede, et al., 2002）（3 级）并导致与其相关的不良躯体与社会心理学预后。

烧伤病房的复杂性使基于循证医学证据的治疗措施的实施较为困难。对于大多数创伤后应激障碍患者而言，门诊治疗可以给患者提供一个不受打扰的安全治疗环境，可能是最适宜的。而对于部分合并精神疾患和躯体疾病、需进行强化心理或者精神干预者则需住院治疗。因此必须进行早期筛查，并进行药物和心理学的循证医学干预。

评估

◇ 采用有效的评估方法，如创伤后应激障碍量表 - 民用版（posttraumatic stress disorder checklist-civilian PCL-C）进行早期创伤后应激障碍的筛查（Weathers，et al.，1993）（3 级）

◇ 戴维森创伤量表（Hahn，et al）（Davidson，1996）（3 级）。

◇ 事件影响量表 - 修订版（IES-R）（Weiss & Marmar，1995）（3 级）。

干预

对创伤后应激障碍患者的循证医学干预措施应由烧伤病房的心理医师制订，详见下列文献：

◇ 澳大利亚心理委员会（2007）：澳大利亚成人急性应激障碍和创伤后应激障碍治疗指南。www.nhmrc.gov.au/。（5 级）

◇ NIfHaCE（2005）创伤后应激障碍：成人和儿童创伤后应激障碍的一级和二级保健，英国国立健康与临床优化研究所（National Institute for Health and Clinical Excellence，NICE）临床指南 26. www.nice.org.uk/CG26。（5 级）

住院烧伤患者的干预

◇ 评估创伤后应激障碍的症状。

◇ 针对患者症状的简单干预措施。

◇ 出院患者转诊至心理治疗机构进行后续治疗。

门诊烧伤患者的干预

◇ 对创伤后应激障碍的综合评估。

◇ 对创伤后应激障碍的循证医学干预。

◇ 标准的支持性心理咨询策略不能有效预防创伤后应激障碍的发生（Bryant，et al.，1998；Bryant，et al.，1999）（3 级）。

> **实施标准**
>
> 烧伤病房的心理医师应采用可靠的方法对创伤后应激障碍进行早期筛查、评估和干预。（B 级）

儿童创伤后应激障碍

在这一阶段，大部分儿童可能已经或者正在恢复至烧伤前的功能水平。但约 10%～30% 的儿童可能会经历一段时间的心理困扰，如果不处理的话可能会转变为慢性持续的心理困扰。（De Young，et al.，2012，5 级；Le Brocque，et al.，2010，3 级）

创伤后应激障碍是儿童烧伤后最易发生的身心功能失调，目前大多数的相关研究也聚焦于此。最近，DSM-5（美国精神病学会 2013a，2013b）中的诊断标准有了明显的改变。一个重要的变化是增加了年龄相关的创伤后应激障碍亚型——学龄前儿童的创伤后应激障碍，将 6 岁以下的儿童纳入了该诊断标准。最新的一项针对烧伤儿童的研究也证实该诊断标准的发育敏感性和有效性（De Young，et al.，2011）（5 级）。值得注意的是，那些不完全符合创伤后应激障碍诊断标准的学龄前儿童、儿童以及青少年，仍有可能存在功能障碍，在应对和解决这些创伤性应激反应的过程中他们可能依然需要帮助。

儿童创伤后应激障碍与下列情况有关：

◇ 精神性合并疾病发生率高（De Young, et al., 2012）。
◇ 治疗依从性差（Shemesh, et al., 2000）（4 级）。
◇ 健康相关的生活质量下降（HRQ0L）（Landolt, et al., 2009, 4 级；Martin-Herz, et al., 2012, 5 级）。
◇ 功能障碍（Zatzick, et al., 2008）（3 级）。
◇ 脑功能改变（Carrion, et al., 2009）（5 级）。

儿童常见的心理性并发疾病

儿童烧伤后也可以出现焦虑、心理以及行为障碍（Bakker, et al., 2013）（3 级）。并发疾病与创伤后应激障碍同时发生非常常见，尤其是学龄前儿童（De Young, et al., 2012）。表 12 是各年龄组最常见的并发心理疾病情况（澳大利亚创伤后精神健康中心，2013）（5 级）。当烧伤后出现新的焦虑或者行为症状时，评估潜在的精神创伤症状非常重要，特别是对于低龄儿童。这是因为创伤的行为表现（如暴怒、攻击性行为和过度活跃）可能被错误的解读为"不良行为"、注意力缺陷的多动障碍或者是反抗行为，从而导致错误的治疗。

表 12 常见的并发心理疾病状况

学龄前儿童	小学生	青少年
◇ 对立违抗性障碍（oppositional defiant disorder, ODD） ◇ 分离焦虑障碍（separation anxiety disorder, SAD） ◇ 注意缺陷多动障碍（attention deficit hyperactivity disorder, ADHD） ◇ 抑郁 ◇ 特定恐惧症	◇ 焦虑症 ◇ 重性抑郁 ◇ 注意缺陷多动障碍	◇ 焦虑症 ◇ 重性抑郁 ◇ 物质依赖 ◇ 自杀意念或自残

个体间的创伤反应存在巨大差异。因此，保健辅助人员需要注意，不但要关注表现出行为问题的儿童，也要对那些更为安静、沉默寡言的孩子多加注意。

父母在儿童康复中的角色

研究证实，监护人在他们的孩子烧伤后也会经历一系列的心理后遗症，包括创伤后应激障碍、抑郁、焦虑和紧张（Bakker, et al., 2013, 3 级；De Young, et al., 2014, 3 级）。这些不良心理反应可能会对小孩的康复进程造成不利影响，也可导致孩子与父母，以至整个家庭关系恶化。这反过来会显著影响儿童创伤症状的形成和持续（De Young, et al., 2014）。由于父母的心理反应会对儿童创伤精神症状的发展产生不利影响，以及心理反应对父母本身所造成的痛苦，应及时发现和管理父母的心理问题。

评估

March 等（2012）（5 级）对一些用于儿童和青少年创伤后应激障碍以及并发疾病状态进行评估的经验性工具进行了详细的综述。当选择评估工具时，应着重考虑儿童年龄、评估要求和评估所耗时间。推荐使用临床访谈而非调查问卷方式来明确诊断。调查问卷有益于重复评估以监测治疗进展（澳大利亚创伤后精神健康中心，2013）。此外，考虑到父母—孩子对创伤症状判断一致的可能性较低，所以推荐尽可能对孩子和父母分别进行评估。评估时应同时考虑父母孩子的亲密程度，并可直接询问父母是否正在经历任何相关的症状。

附录 3 汇总了推荐用于该人群的评估方法。选择这些评估方法时兼顾了他们的心理测量学特性及临床可行性。

干预

这一时期的干预目标是减轻或治疗已存在的外伤后应激反应。聚焦创伤的认知行为治疗（trauma-focused cognitive behavior therapy，TF-CBT）已获得最强的实证支持，是儿童和青少年创伤后应激障碍治疗的推荐方案（澳大利亚创伤后精神健康中心，2013；Cohen，et al.，2010，5 级）。除了减轻创伤后应激障碍的临床症状，聚焦创伤的认知行为治疗还可以改善患者的抑郁、焦虑、行为问题、羞愧感、自责、悲恸和适应功能。最近的研究支持将修改的聚焦创伤的认知行为治疗用于治疗患创伤后应激障碍的 3～6 岁儿童患者（Scheeringa，et al.，2010）（1 级）。学龄前儿童创伤后应激障碍的治疗手册可在网页上免费下载（http：//www.infantinstitute.org/measures-manuals/）。已有少量的研究调查了心理动力学和依恋导向的方法在创伤儿童家庭中的使用情况。这些手段展现了一定的应用前景。特别是同时包含行为认知疗法、依恋和心理动力学内容的儿童—父母心理治疗方法（Lieberman，et al.，2005）（1 级）。不过，这种干预非常耗时，在烧伤患者中的疗效尚未被证实。

对创伤后应激障碍儿童的治疗须在亲子关系的环境中进行，尤其是年龄较小的儿童。如果发现父母也存在心理困扰，那么也应对患儿父母提供适当的心理支持或者选择转诊治疗。可能的话，患儿父母也应参与孩子的心理治疗过程（澳大利亚创伤后精神健康中心，2013）。最后，考虑到创伤后应激障碍与精神性疾病并发的高发生率，评估和治疗方案应遵循为共病状态制订的治疗指南。

附录 4 是提供访问资源和培训、支持卫生从业人员进行创伤相关治疗的网页列表。

实施标准

儿童烧伤病房的心理医师应当对创伤后应激障碍及并发的精神疾病、创伤病史和精神疾病史进行全面评估。评估需在父母—儿童的亲子环境下进行。（B 级）

专业人员应意识到即使是幼儿，在创伤暴露后也确有可能发展为创伤后应激障碍。（B 级）

评估手段应为发育敏感的、已获实证验证的评估方法。推荐使用临床访谈而非调查问卷方式来明确诊断。调查问卷有益于重复评估以监测治疗进展。（B 级）

鉴于父母与孩子间一致性较低，应尽可能对父母和孩子分别进行评估。（B 级）

聚焦创伤的认知行为治疗应用于学龄前、儿童以及青少年创伤后应激障碍的治疗。（B 级）

推荐父母尽可能参与其子女的心理治疗。（B 级）

目前证据不支持药物治疗作为一线治疗，或作为聚焦创伤的认知行为治疗的辅助疗法。（B 级）

成人的身体形象、自我感知和毁容

与身体形象痛苦相关的社会心理问题包括：

因容貌毁损引起的消沉、丧失社交网络、孤独和忧伤（Bernstein，1988）（5级）。出院后一年，对身体形象不满意是烧伤患者社会心理功能的最重要的预测因子（Thombs，et al.，2008）（3级）。此外，出院后增强的身体形象焦虑与患者的接纳或回避应对方式有关，随后也会增加损伤相关焦虑和心理障碍的风险（Tedstone，et al.，1998，3级；Willebrand，et al.，2004，3级）。

患者应学会管理自己对烧伤引起的容貌毁损和行动受限产生的反应。在从伤前的自我认识向已发生形体变化的新的自我认识转变的过程中，要做出一系列的调整（Blakeney，et al.，2008）。这个过程会有短期的情绪不稳定和悲伤。

患者同样需要应对社会环境。研究发现，外貌毁损患者在社会环境中发生焦虑是报告发生最多的问题（Corry，et al.，2009b）（5级）。在社会环境中，对别人或对自己的行为应对困难可能影响患者的社会功能，进而影响其社会技能，导致社交障碍（Corry，et al.，2009b）。

调整初期，患者对身体形象的关注会较明显（Blakeney，et al.，2008）。研究发现，女性或大面积烧伤患者一年后对身体的关注会不断增加（Thombs，et al.，2008）。

对形象严重不满意的预测因素有：

◇ 女性。
◇ 烧伤面积。
◇ 对外貌的重视程度（Thombs，et al.，2008）。
◇ 接纳或回避应对策略（Tedstone，et al.，1998；Willebrand，et al.，2004）。
身体形象评估方法：
◇ 缺陷主观问卷（Lawrence，et al.，2006）（3级）。
◇ Derriford 形象量表（Carr，et al.，2000）（3级）。
◇ 身体自尊量表（Franzoi & Shields，1984）（3级）。
◇ 社会舒适度问卷（Lawrence，et al.，2006）（3级）。
◇ 外貌满意度量表（Lawrence，et al.，1998）（3级）。

干预措施

◇ 给予强调患者能力而弱化畸形和局限性的真实而乐观的评价。
◇ 增加其希望。
◇ 制订目标（Blakeney，et al.，2008）。
◇ 更多有同样遭遇人的言传身教。
◇ 直面社会。
◇ 克服羞怯。
◇ 让他人了解自己受到的伤害。
◇ 坚定正面地应对负面反应（Partridge，1994）（5级）。
◇ 心理教育。
◇ 训练社会技能（SST）。

◇ 行为认知疗法（CBT）（Newwell & Marks，2000）（4级）。
◇ 支持团队。
◇ 接受与承诺疗法（ACT）。
◇ 正念治疗。

> **实施标准**
>
> 多学科烧伤治疗团队应注意并重视烧伤幸存者的身体体验。（B级）
> 烧伤病房的心理学家应提供与身体形象调整相关的循证评估及干预。（B级）
> 支持团队可能对一些烧伤患者的社会心理有益。（B级）

儿童的身体形象、自我感受和畸形

导致瘢痕的烧伤对儿童和青少年心理的社会心理的影响尚未完全明了。然而，烧伤瘢痕造成的影响被认为是三种最常见烧伤后心理障碍的诱因：身体形象差、社会性焦虑和抑郁（Lawrence，et al.，2012）（3级）。近期，一篇关于烧伤瘢痕的流行病学及社会心理负担的系统综述概括到：对于瘢痕和社会心理问题之间的关系的理解仍处于起步阶段，未来的研究将使用心理测量方法为烧伤幸存者划定临界值（Lawrence，et al.，2012）。然而，近期来自烧伤患者和文献的证据表明，烧伤幸存者会在身体形象、自我感知、生活质量和社会焦虑等方面存在心理和社会心理方面的障碍（Corry，et al.，2009a）（5级）。而这些将对心理产生深远的负面影响（Phillips，et al.，2007；Rumsey & Harcourt，2004，5级）。社交焦虑的发生往往与如何应对他人的反应有关，这些反应通常都是负面的（Blakeney，et al.，2007）（5级）。成人和儿童都会发生这种情况。然而，由于其他孩子可能会对患儿的外形毁损表现出更多的负面态度，所以存在可见瘢痕的儿童在与同伴相处的过程中会出现更多的问题。一些研究已发现烧伤患儿的可见瘢痕与自尊的联系，同时，家长对于患儿外形的评分、幸福感和满意度都会随着可见瘢痕数量的增加而下降（Abdullah，et al.，1994）（4级）。其他方面则未受影响，这说明有可见瘢痕的孩子也许表面上能很好地适应，但是在内心深处，会因与自己的外表和整体自我感知有关的想法及感觉而挣扎。

自我感知在介导社会支持对青少年情感和行为的正性调节中起着重要的作用（DuBois，et al.，2002）（3级）。把青少年烧伤幸存者纳入社会支持的一部分对于提升他们的自尊、身体形象以及全面调整尤为重要（Fauerbach，et al.，2002，3级；Rosenberg，et al.，2006，4级）。

直接与烧伤儿童和青少年探讨自我感知、身体形象和对外表的认识是十分重要的，如果可能的话，还要同他们的看护者一起进行。由于儿童倾向于接受看护者对于身体形象和外表的认识，因此，看护者的参与尤为重要。无论孩子年龄大小，看护者需要在住院和重症监护阶段、急救及出院阶段对自己关于外表的想法、价值观和着重点进行探寻。看护者对孩子自我意识的形成，包括外形感知有极大影响。有必要为看护者及其孩子提供关于自我认同和自我意识的心理教育，将烧伤和瘢痕评估作为他们整体认知的一部分，促进正面认知的形成。心理教育还包括训练社会技能，以应对年轻的患者在公共社会方面可能面对的不良议论。

筛查工具

◇ 青少年自尊量表（BES）（Mendelson，et al.，2001）（4级）。

◇ 青少年社会性焦虑量表（SAS-S）（La Greca & Lopez，1998）（4级）。

◇ 缺陷认知问卷（PSQ）（Lawrence，et al.，2010）（4级）。

干预措施

◇ 社会技能训练计划。

◇ 同龄人支持小组。

◇ 个体治疗。

◇ 在线支持网络。

◇ 加入烧伤团体。

> **实施标准**
>
> 在住院和康复阶段的心理评估（包括筛查工具的使用）应包括调查患儿及其看护者对身体形象和外表的想法和价值观，以及他们对于烧伤和形成终生性瘢痕可能性的反应。（B级）
>
> 应为患儿和看护者提供心理和社会心理干预，鼓励其适应并接受烧伤瘢痕并作为自身认知的一部分。（B级）

成人的性问题

遭受烧伤的成年人经常会遇到各种各样的性问题。有证据表明，伤后12个月内，诸如烧伤面积、年龄和性别（女性负面影响较大）等因素都会给包括性兴奋、性兴趣和爱慕的表达等性问题带来更大影响（Connell，et al.，2013）（3级）。

有研究发现与男性相比，性满意度降低更多见于女性。这项研究显示对身体形象不满、性满意度和长期心理调整之间存在相互作用。然而，目前尚未提出解决性调整问题的干预方法或策略（Connell，et al.，2013）（3级）。但其他探索儿时遭受烧伤的青年人性态度和性行为的研究结果与一般人群的结果具有可比性（Meyer，et al.，2011）（3级）。

证据显示，烧伤科的医务人员常表示与烧伤幸存者讨论性和性行为等问题的阻力很大，同时，很少有烧伤机构提出针对解决烧伤恢复和适应过程中这方面问题的方案（Piccolo，et al.，2011；Rimmer，et al.，2010）（3级）。

> **实施标准**
>
> 性和身体形象是烧伤患者非常关注的问题，应该在康复过程中得到处理。（B级）
>
> 应为烧伤健康护理专业人员设立关于性及亲密关系的教育计划。（B级）

社会因素对成人和儿童的影响

社会角色

烧伤对患者及其家庭的社会关系和社会角色变化的长期影响已很明确。社会角色的限制可能与生理局限、疼痛、社会功能和心理影响有关（Xie，et al.，2012）（3 级）。患者及其家属可能经历以下情况：

◇ 传统看护角色责任的转变。

◇ 家庭成员由于随后产生的身体限制而要承担护理责任。

◇ 在回归正常的、对个体认知、社会角色和社会形象很重要的工作或教育机构中出现的困难（Ciofi-Silva，et al.，2010，4 级；Esselman，2007，5 级；Phillips，et al.，2007）。

◇ 恢复及休闲活动过程中出现的困难（Ciofi-Silva，et al.，2010）。

在回顾关于烧伤长期预后的文献中，Blakeney 等（2008）表示大多数烧伤幸存者对其生活质量普遍感到满意。关键是，对患者社会心理方面的早期持续关注可以促进患者对创伤损伤、痛苦的治疗和永久畸形产生积极的心理适应。

> **实施标准**
>
> 烧伤病房社工应全面评估患者的伤前功能并鉴定与重返原社会角色困难相关的社会心理危险因素。（B 级）
>
> 烧伤多学科团队应帮助提升患者应对社会环境、促进交流和承担社会风险的能力，并将此作为促进患者适应和恢复其社会角色的中心。（B 级）
>
> 为了支持烧伤幸存者及其家庭适应社会角色的变化，患者家人也应该接受社会心理护理。（B 级）

重返工作

烧伤康复的目的是为了使功能恢复和社会参与度达到最佳。因此，重返工作就成为康复的首要目标。

◇ 烧伤患者会面临众多妨碍其重返工作的挑战：

- 瘢痕。
- 疼痛。
- 虚弱。
- 挛缩。
- 截肢。
- 身体形象问题。
- 压力。
- 焦虑。

（Mason，et al.，2012，3 级；Quinn，et al.，2010，3 级）

◇ Mason 等人（2012）的研究证据显示，相当一部分患者最终成功重返工作。约 72% 的患者伤后 41 个月内都可恢复工作，一年内恢复工作的也很多。

◇ 部分患者需要改变其工作性质：

- 其中 37% 伴有手部烧伤。
- 其中 25% 伴有面部烧伤。

◇ 重返工作延迟可见于以下情况：

- 烧伤面积大。

- 三度烧伤比例高。
- 住院时间长。
- 手术次数多。
- 高龄，尤其是年龄超过 50 岁。
- 感受到的疼痛等级。
- 伤前健康状况。
- 需要更多的健康护理服务者。
- 社会心理因素。
- 体力劳动者而非白领。

◇ 促进重返工作的因素：
- 行动力。
- 设定目标。
- 意志力。
- 毅力。
- 学会与缺陷共存。
- 调整工作环境和任务。

◇ 重返工作的障碍有：
- 中断止痛药物。
- 初级医疗机构缺乏创面护理知识。
- 缺少心理支持。
- 缺少个体化的康复计划。

（Mason，et al.，2012；Oster，et al.，2010，3 级；Quinn，et al.，2010）

实施标准

烧伤患者可能迟迟无法重返工作，甚至不能重返工作。对这些患者尤其要关注职业康复以确保他们能在烧伤后重返工作岗位。

回归学校

烧伤会影响功能水平（Winthrop，et al.，2005）（3 级）。受伤前独立的儿童或青少年会因为不能像从前一样参与一些活动（如：自己穿衣、在操场上玩耍）而质疑自我价值。相反，一些研究推测烧伤儿童可能会过于乐观并采取否认的应对机制（LeDoux，et al.，1996）（4 级）。这一群体对烧伤可能会产生愧疚感和心理负担，这会影响其自尊。考虑如上情况，认识到生活的各个方面都不能回到受伤之前（如：长期瘢痕造成的外貌变化、在学校的孤立）会导致自我感知的改变。因此，在整个过渡过程中，为孩子及其家长提供心理教育和支持对于保证支持性的、有组织的重返过程十分重要。

在重返校园过程中，阶段性重返是有益的。可使孩子、家长以及学校以一个可控的节奏逐步回归正常。

◇ 住院期间，安排孩子和学校互通卡片及信件。

◇ 鼓励 1～2 个学校好友到医院探望。

◇ 为学校和代课老师提供烧伤教育资源，因此，老师可以开始给学生讲授烧伤和治疗的相关知识。

◇ 住院期间首先安排孩子和老师的沟通交流，可能的话，随后安排孩子和班级的沟通。可能的话，烧伤治疗团队可造访学校。烧伤治疗团队应与孩子及其父母协商孩子是否可以参与这次活动。主题应包括：

◇ 烧伤急救。

◇ 医院经历。

◇ 瘢痕形成和瘢痕治疗的目的。

◇ 谨慎但全面地讨论关于差异和接受差异。

◇ 确认两三名了解孩子烧伤后需要的关键朋友，并且在孩子重返学校后可以作为他的"伙伴"。

◇ 出院后安排孩子初次返校并逐渐延长在校时间至半天，当孩子身体和情感上都做好准备时可延长至整天

http：//www.phoenix-society.org/programs/schoolreentry/ 网站提供了相关的有用资源，包括发展重返学校项目的教程等。

> **实施标准**
> 烧伤治疗团队应该提供服务帮助孩子重返学校。（B 级）

同伴支持

同伴支持指的是由有类似情况的人提供的社会、情感及实质性的帮助，以带来期待中的社交或个人的变化（Solomon，2004）（5 级）。同伴支持项目是成人烧伤患者宝贵的康复资源（Kornhaber，et al.，2012）（3 级）。同伴支持可以是正式或非正式的，并且各种健康和以社区为基础的项目都可用于烧伤患者。已有文献强调，为获得最优的服务质量，同伴支持提供者应接受适当的培训、筛选和支持。然而，尚缺乏证据总结性地说明这些项目的效果或确定提供同伴支持服务的最佳时机（Kornhaber，et al.，2012）。

成人

对于成人烧伤幸存者，同伴支持给他们提供了有益的支撑、信息、希望、信心、安慰和归属感（Acton，et al.，2007，5 级；Badger & Royse，2010a，3 级；2010b，4 级；Williams，et al.，2002，2 级）。

成人同伴支持时机的例子包括：

◇ 烧伤幸存者探望住院患者。

◇ 朋友 / 同事了解关于烧伤和烧伤治疗知识。

◇ 通过社交媒体联系和交流。

◇ 参加营会活动，与其他烧伤幸存者联系。

儿童

小儿烧伤后同伴支持对其心理社会康复也是有益的，在青少年时期尤为重要。因为青少年时期是他们发展个性和自我意识的阶段，被同伴接受对青少年来说至关重要。年轻

烧伤患者感受到更多来自朋友和同伴的社会支持与积极的自我感知、身体形象、个性发展和较少的心理问题有关。（Orr，et al.，1989，4级；Rumsey & Harcourt，2007，5级；Russell，et al.，2012，4级；Sheridan，et al.，2012，3级）。

对年轻的烧伤幸存者，同伴支持可以分为两个部分：接受非烧伤同伴的支持和接受其他烧伤同伴的支持。

非烧伤同伴的支持：

◇ 理解并接受他们朋友的烧伤经历。

◇ 同伴通过回应对烧伤儿童的负面评论保护他们。

◇ 用幽默和杜撰的故事来解释烧伤瘢痕形成。

◇ 伙伴关系使烧伤幸存者不再感到孤单。

其他烧伤同伴的支持：

◇ 分享烧伤经历。

◇ 参加烧伤夏令营。

◇ 参与烧伤支持网络。

◇ 儿童同伴支持的例子包括：

◇ 朋友探望住院儿童。

◇ 朋友了解关于烧伤和烧伤治疗的知识。

◇ 通过社交媒体联系和交流。

◇ 与儿童学校联系。

◇ 可能的话安排参观学校。

> 实施标准
>
> 烧伤病房社工应当与烧伤儿童和护理者一起评估同伴支持网络。（B级）
>
> 一旦做出评估，烧伤病房社工应当在住院期间鼓励和促进同伴支持的机会。（B级）
>
> 烧伤病房社工也应为烧伤儿童和其护理者提供现有的烧伤支持网络信息，包括当地的烧伤夏令营。（B级）

保障机构

在澳大利亚、新西兰和国际上很多烧伤科有个体化服务、同伴支持介入和资源以及其他通常由烧伤夏令营或者休养院组成的支持项目，也有许多保障机构提供烧伤特殊服务。

附录5是一些机构的列表。这个列表并不详尽而且所列服务并没有经作者审核和确认。

康复期社会因素

现已证实：社会经济地位（socio-economic status，SES）低与成人和儿童的烧伤风险有关。许多社会经济地位因素被认为有预测价值，例如，低收入或贫穷、缺乏教育、失业、住房条件差、居住在乡下或偏远地区以及种族差异（Edelman，2007）（5级）。下列社会因素可以影响烧伤患者对他们烧伤治疗的有效参与和依从。烧伤科社工应当完成全面的心理社会评估以确定烧伤患者的特殊社会环境以及社会环境对他们个体烧伤治疗的影响。

本节概括了以下可能影响服务提供以及成人和儿童患者烧伤治疗体验的社会因素：
◇ 收入和经济来源。
◇ 住房和居住安排。
◇ 并发应激原。
◇ 文化和语言因素。
◇ 健康素养。

收入和经济来源

成年人

一部分烧伤患者在受伤前即已因低收入、失业或"就业不足"、存在大量债务或未付罚款等因素而存在经济困难。尽管州立卫生部门会提供部分补助，但烧伤仍可能会因为下述因素进一步加重他们的经济负担：失去收入、对减少的福利金的依赖、家庭成员可能不得不搬到烧伤中心附近导致生活费用的增加、医院停车场和交通费用。因家庭成员受伤住院导致的经济压力十分严峻，且与患者年龄无关。烧伤科社工可以联系紧急救援机构及其他支持服务部门，对于那些经济困难的烧伤患者，非常有帮助。

儿童

因儿童烧伤住院会给家庭带来巨大的经济压力。如果烧伤是源于房屋着火且家庭住房和财产均被波及，那么情况就更严重。

对于烧伤儿童，多数看护者在急性期会经历很多困难。这些困难是由于他们对健康护理服务的期望以及看护者对自己必须在医院支持他们的孩子克服烧伤和治疗所带来的痛苦和创伤的期望共同造成的。这通常意味着当他们的孩子住院时看护者不能继续工作。另外，在那些不只一个孩子的家庭里，除了住院的孩子，看护者不得不照顾孩子的兄弟姐妹。在双亲家庭中，这通常意味着在急性治疗阶段父母都不能出去工作。在最开始的几周里一些看护者可以申请休假，而在假期用完后，经济压力陡增。在另一方面，也有很多家庭没有工作、依赖社会福利，住院对于这些家庭的影响巨大。

在这些困难情形中，评估这些家庭是否需要经济支持应成为社工社会心理评估的重要部分，以帮助建立管理家庭财务和解决就业压力的能力并提供必要的支持。这种支持可以包括预算支持及与看护者一起解决问题；提供有关休假的信息；研究其他经济支持项目包括领取保险、获得社区服务机构帮助（例如 Salvation Army）和申请政府收入补助。

也有很多机构为那些因创伤事件而经历严重经济困难的家庭提供经济帮助。可联系烧伤治疗团队的社工获得更多信息和推荐。

如果需要借助空调来调节体温、缓解疼痛或其他直接由烧伤引起的不适，烧伤幸存者可能需要长期在家开空调，造成额外花费，这时他们也许有资格申请电力退税。澳大利亚各州的相关信息可在该网站找到：http：//www.energyaustralia.com.au/residential/account-tools/manage-your-account/concessions-rebates。

住房和生活安排

乡村和偏远地区的居民被烧伤的风险更大（Edelman，2007；Rayner & Prentice，2011，5级）。通常他们的预后也会稍差（Australian Institute of Health and Welfare，2008）（3

级）。评估出院回到乡村和偏远地区的烧伤患者及其家庭出院时可以获得的帮助和支持是很重要的。由于当地公共交通设施有限或缺乏私人交通工具，他们参加烧伤科的随访经常会遇到困难。

房屋被火灾毁坏的患者和家庭需要额外的社会工作干预，特别是那些没有保险的患者。

部分烧伤患者在烧伤前已无家可归或因烧伤导致无家可归。无家可归包括那些"露宿者"、暂时寄居他处、在临时住所居住、帐篷、寄宿处、大篷车停车场、收容所、招待所、夜间避难所以及其他类型的应急住所。居住条件差与损伤风险增加和远期健康预后不良有关，这一点具有社会心理含义（Turner，et al.，2006）（5级）。这也适用于儿童烧伤，因为儿童烧伤患者往往是承受各种经济压力而不得不居住于多位于郊区或偏远地区的政府、出租或应急的住所的家庭成员之一。由于距离和交通限制，这些因素也影响看护者回医院复查。与考虑成人烧伤患者的出院计划一样，这些因素也需一并考虑，以确保儿童能得到干净、安全并可参与门诊治疗计划的合适居住安排，推荐社工评估患者的生活安排和制订早期出院计划。

并发应激原

烧伤中极少见独立发生的应激原。许多烧伤患者在烧伤之前已经历相当多的应激和压力。通常和以下因素有关：

◇ 与现在或以前的合作伙伴、家庭成员或其他朋友同事关系紧张、冲突。

◇ 犯罪史，缓刑/假释报告责任。

◇ 药物依赖。

◇ 如前讨论的经济紧张。

◇ 已有儿童保护机构参与。

◇ 如本章前文讨论的已存的精神障碍。

在儿童患者中，看护者也可能在孩子烧伤之前就已经历相当的应激和压力。这些并发的应激因素可以影响儿童的治疗，例如，依从性和坚持性、儿童应对压力事件的能力，以及父母应对和支撑孩子经历这些遭遇的能力。

> **实施标准**
>
> 烧伤病房社工应当完成全面的社会心理评估，记录社会因素：例如，经济来源、生活安排和并发应激原，以便为出院计划和改善社会心理预后制订恰当的干预措施。（B级）

文化和语言注意事项

健康专家有责任对有原住民或托雷斯海峡岛民背景和有其他文化和语言多样化（culturally and linguistically diverse，CALD）背景的患者家庭提供合适的人文健康服务。目的是确保健康医疗服务能被来自所有背景的人接受，并取得最佳效果。众所周知，CALD人群健康情况悬殊，较难获得健康服务（Flores，2005，5级；Henderson，et al.，2011，1级）。同时那些英语不太熟练的人对于他们自身状况理解差，更有可能不遵从需要的治疗或药物治疗，对治疗的满意度整体较低（Karliner，et al.，2007）（5级）。

已证实原住民在烧伤人群中占多数（Gabbe，et al.，2012，5级；Harrison & Steel，2006，5级）。烧伤医护团队应有能力给原住民和／或托雷斯海峡岛民患者和家庭提供具人文意识的健康护理。例如，一些原住民和托雷斯海峡人可能有以下情况：

◇ 由于在地理上与家人和"国土"分离而很难适应医院。

◇ 对造成健康不佳和创伤的原因有独特的精神信念，有时涉及巫术和"黑色魔法"，后者在一些地区被称为"Pouri-pouri"。

◇ 为示尊重，有时会有很多家庭和社区成员出来拜访，也有一些由于对医院存有偏见以及离家距离远而少有访客和支持者。

◇ 感到询问和获取他们对医护需求的信息比较困难。

对非原住民缺乏信任或非常警惕。

（Queensland Health，2012）（5级）。

有独特文化、宗教和语言背景的难民和移民社区在澳大利亚越来越多。因此，烧伤医护团队要了解他们从前的文化体验、治疗预期、信仰以及对损伤和健康护理的态度。此外，还可能存在虐待、创伤或多重损失，这些都会影响烧伤幸存者的治疗、康复和恢复情况，对其家庭也会产生影响。

医护人员理解患者内在的差异、特殊的关注点并尊重所有患者的精神和文化需求十分重要。人文意识实践包括但并不限于以下几点：

◇ 承认并尊重在健康、幸福、住院和死亡等问题上与"主流"意识不同的观点。

◇ 确保有效、透明和公开的交流，以建立信任、取得最优的医护结果。

◇ 有效利用当地人文服务，例如，原住民联络官员、原住民和托雷斯海峡岛民健康工作者、社区领导、特殊文化组织、双语社团健康工作者和多元文化健康联络官员。

◇ 对于那些可能有个人宗教信仰和观点的个体，在应用一般性的、潜在刻板的文化或宗教规范时要特别谨慎（Truong，et al.，2014）（1级）。

> **实施标准**
>
> 烧伤治疗团队成员应有相应的文化感受能力或通过培训来提高提供不同文化相适宜服务的能力。（B级）
>
> 烧伤病房社工应进行全面的社会心理评估以明确文化或宗教信仰、经历和风俗习惯对烧伤治疗的影响。（B级）
>
> 烧伤医护团队应确保对当地原住民和托雷斯海峡岛民医院联络官员和／或健康工作者和其他文化上合适的机构的使用。（B级）

翻译的使用

当患者和家人英语不熟练或要求翻译服务时，最好避免患者的家庭成员或朋友作为临时翻译。证据表明，非正式的翻译会导致信息的省略、曲解沟通、翻译出错的发生率更高，从而产生不良临床后果（Dysart-Gale，2007）（5级）。也存在对与熟悉的翻译者分享信息而侵犯患者保密权的担忧（Smith，2008）（5级）。使用专业翻译服务，患者的满意度、诊所出席情况、处方药购买、预防筛查率（Flores，2005）、临床预后和服务的利用率都更高（Flores，2005）。

> **实施标准**
>
>   当治疗英语不熟练的患者时，烧伤医护团队应该使用专业翻译服务而不是临时的或患者熟悉的翻译者，以提供高质量的健康护理，提高临床效果。（A级）
>
>   烧伤治疗团队应该增加他们的文化知识，通过与双语社区的健康工作者合作，和来自具有文化语言差异背景的患者交流，使这些患者得到更多的健康服务。（A级）

健康素养

健康素养是一个人提升公共健康的术语表达能力，涉及一个人的认知和社会技能，并被用来判定人们"获得、理解和利用信息以促进和维持身体健康"的能力（Nutbeam，2000）（5级）。健康素养不仅仅是指患者有充分的读写技能来利用健康宣教手册、教育素材和药物，它也涉及患者对这些工具的熟悉水平，如用日历或日记按事情优先顺序安排好自己的时间，如期参加健康预约。健康素养可以影响烧伤患者遵从或依从推荐的康复治疗方案的能力。多学科烧伤医护团队应逐例评估烧伤幸存者的健康素养，优化患者对康复治疗方案的依从性。理想的情况下，要在对患者及其支持体系的公开咨询中培育其健康素养，使患者更好地为自身健康护理负起基本的责任。

患者健康素养评估可以由团队任一成员承担，也可以常规并入社工烧伤心理社会评估（评估形式举例见附录2）。健康素养也与烧伤儿童有关，但是关注点在于看护者的健康素养水平，因为它对烧伤儿童的健康预后有重大影响。在儿童烧伤科，不但应对处于适当发育期的孩子，例如，较大的儿童和青少年，进行健康素养评估，也应对其看护者进行评估。

> **实施标准**
>
>   应评估成人患者和儿童看护者的健康素养以提高患者对康复计划的依从性。（B级）

非意外烧伤

这一章节介绍非意外烧伤管理的临床实践背景和推荐规范。非意外烧伤可在躯体和精神上对个体造成毁灭性的打击。与意外烧伤患者相比，这一烧伤亚群有不同的人口学和烧伤特征，会更集中、长期地占用医院健康护理资源（Steljes，et al.，2005；Thombs，et al.，2008）。有三种类型的非意外烧伤：自残、被他人攻击和由于疏忽引起的。在儿童虐待和疏忽事件中烧伤治疗的主要挑战是烧伤评估和管理以及同时发生的冗长而复杂的儿童保护调查。总的来说，这一非意外烧伤亚群对于工作人员是棘手的挑战，因为烧伤治疗和康复过程经常会被创伤时情况、既往和当前出现的精神疾病和复杂的社会状况之间的相互作用扰乱（Tarrier，et al.，2005；Wiechman，et al.，2000）（4级）。

自焚烧伤

自焚这一术语通常指故意造成自己烧伤。这种行为可有多种动机，包括模仿他人的象征行为、心理学疾病、政治抗议和宗教自杀仪式（Ahmadi，2007）（4级）（表13）。

表 13　自焚烧伤患者与意外烧伤患者的特征比较 *

自焚烧伤	意外烧伤
较年轻	年龄较大
烧伤面积（TBSA）较大	烧伤面积（TBSA）较小
三度烧伤面积（TBSA）较大	三度烧伤面积（TBSA）较小
患精神疾病可能性更大	患精神疾病可能性较小

* Thombs, et al.，2008。

全球范围内，自焚烧伤患者占烧伤科住院患者比例大约为4%，不同国家之间发生率有显著差异，发展中国家发生率更高（Laloe，2004）（4级）。发展中国家烧伤的死亡率也较高，可能提示专业烧伤医护资源更加有限（Laloe，2004）。文化和精神因素与自焚有关（Zarghami & Khalilian，2002）（4级），在心理评估中应予考虑。

自焚包括从反复自残到有自杀意图的焚烧自己的一系列行为（Thombs，et al.，2008）。因此，来自这一患者群的复杂和独特的挑战在于：他们不仅表现有生理上的创伤，而且有多种复杂的心理并发疾病。对这类患者的治疗将耗费大量的医学和经济资源（Steljes，et al.，2005）并需要专业的临床技能。

由于自焚者数量较少、文化因素和方法学上的差异，确定自焚的自焚社会人口学危险因素很困难（Thombs，et al.，2008）。排除国家和社会因素，自焚相似点包括高比例的精神异常和环境压力，如婚姻不和谐（McKibben，et al.，2009）（4级）。

已有研究对自焚和意外烧伤以及有自杀倾向的自焚和自残进行区分（Sonneburn & Vanstraelen，1992）（3级）（表14）。明确区分非常重要，因为动机和精神诊断的不同将导致心理评估和干预的不同。

表 14　自焚和有自杀意图的自伤特征的比较 *

自焚性烧伤	有自杀意图自伤
较年轻	年龄相对较大
烧伤损害较轻	严重烧伤比例和死亡率较高
多伴有显著的人格障碍	多为精神分裂症

* Sonneburn & Vanstraelen，1992。

干预

这类烧伤患者的异质性较高，标准化干预手段有限，推荐的干预手段也多为非特异性（Hahn，et al.，2014）（4级）。但心理学家仍应该评估、优先考虑并实施循证干预，以处理相应的心理症状或心理障碍。

对于自焚者的干预手段包括：

◇ 处理烧伤急性反应。

◇ 治疗已存的心理疾病。

◇ 明确转诊途径，以进行精神疾病的药物治疗。

◇ 制订出院后治疗计划。

（Stoddar，1993）（5级）。

◇ 对参与治疗的多学科工作人员进行心理教育、支持及培训。

◇ 患者痛苦的控制和验证。

◇ 定期风险评估。

◇ 联系社区心理健康服务。

实施标准

自焚患者的精神/心理的综合评估应由烧伤病房的心理医师或精神病科医师承担。（B级）

烧伤治疗团队应意识到文化和/或宗教因素对自焚行为的影响。（B级）

应评估有自杀意图的自焚行为和自残行为的区别。（B级）

烧伤心理治疗团队应对自焚患者进行定期风险评估。（B级）

烧伤治疗单位心理医师应对自焚患者的心理障碍实施循证心理干预。（A级）

烧伤心理治疗团队应联系并将自焚患者转诊至社区心理卫生服务机构进行出院后随访。（B级）

烧伤心理治疗团队应确定清晰的转诊途径，以满足自焚患者精神状况检查、潜在的立法需要、药物干预、风险评估和心理健康随访的需求。（B级）

烧伤治疗团队心理医师应支持多学科团队工作，必要的话可提供培训，处理由自身原因造成烧伤并有复杂心理健康问题的患者。（B级）

烧伤伤害

因被人袭击而烧伤的事件发生较少，占发达国家烧伤比例1%左右，但其对受害者生理和心理造成的影响却非常巨大。

◇ 这些犯罪事件通常源于家庭暴力、虐待老人和敌对商业活动，且患者多与攻击者熟识。

◇ 药物和/或酒精成瘾以及社会-经济地位较低者，被袭击烫伤的风险更高。

◇ 由于攻击者意图杀死或对受害者造成严重伤害，这类损伤通常程度更为严重、烫伤面积更大，常需在重症监护病房进行治疗。

◇ 这类烧伤患者伤后存在长期心理困扰和抑郁的比例更高。

（Dorn，et al.，2001，4级；Ho，et al.，2001，4级；Kaufman，et al.，2007，3级；O'Halloran，et al.，2013，4级；Peck，2012，5级）。

实施标准

对烧伤伤害患者，应针对损伤对抑郁、创伤和心理困扰的影响进行心理学评估，并提供持续的矫正治疗来消除事件对患者心理的明显影响。（B级）

针对有家庭暴力和虐待老人的情况，社工应参与提供有关虐待的关系动态和家庭暴力周期的心理教育。（B级）

儿童非意外损伤的保护和儿童疏忽

"伤害，针对一个孩子，是对他生理、心理或情绪健康的最坏的影响。"
（Child Protection Act，1999，旧版，p.30）（5级）
伤害可由以下原因引起：

◇ 生理、心理或精神虐待。

◇ 疏忽。

◇ 性虐待和性剥削。

（Child Protection Act，1999，旧版，第9节）。

烧伤是一种公认的虐童形式（Dissanaike & Rahimi，2009）（4级），导致非意外性烧伤可能性的人口因素在本指南的前面章节已有提及。蓄意烧伤的致伤原因包括火焰、接触伤、香烟、炉具、加热器、熨斗、吹风机、化学药品和烫伤。曾有非故意烧伤史的儿童，其遭遇进一步虐待或疏忽的可能性是对照组的7倍，变成"需要帮助儿童"的可能性是对照组的2倍（James-Ellison，et al.，2009）（3级）。疏忽，作为另一种伤害形式，可因孩子缺乏父母监管、父母不能提供安全的家庭环境（例如，让孩子远离易燃物品）、吞食腐蚀剂和家庭环境嘈杂等因素而发生，在儿童烧伤损害中也要考虑到。

尽管仅小部分儿童烧伤被确认有主观故意，但出于对儿童的保护，烧伤病房的社工和烧伤治疗团队应对此进行常规筛查。应做到：

◇ 所有烧伤儿童都应进行评估，以确保其损伤有合理的解释，且烧伤类型与该解释相符合。

◇ 评估应遵循生态模式框架（ecological framework），兼顾风险和保护因素

◇ 如果怀疑存在身体虐待或疏忽，则应进行完整的临床儿童保护和风险评估（Kemp，et al.，2014）（1级）。

◇ 遵循适当的报告程序。监护人和儿童在该过程中应始终受到相应地支持

> **实施标准**
>
> 　　对于烧伤儿童，烧伤病房社工和烧伤治疗团队需常规进行儿童保护问题筛查。（B级）
>
> 　　如果怀疑存在虐待或疏忽，烧伤治疗单位社会工作者和烧伤治疗团队应遵循法定的儿童保护程序。（B级）

结论

烧伤后社会心理后遗症情况复杂，可对患者造成终身影响。正如本章所阐述，处理此类烧伤患者时要考虑多种心理和社会因素。对于儿童、青少年和成年烧伤患者，尚需进一步对患者及其家庭进行全面评估。完成评估后，烧伤治疗团队应该给烧伤患者及其家庭提供适宜的循证医学干预，以期实现社会心理意义上的痊愈和康复。由于患者的社会功能与其积极的社会心理康复密切相关，因此，在整个康复过程中，由烧伤治疗团队提供的所有社会心理干预，应与患者、患者家庭及其他相关人员密切合作。总之，卫生专业人员对于烧伤患者的治疗不仅要治疗烧伤本身，对烧伤相关的社会心理影响也需一并治疗。

延 伸 阅 读

急性应激障碍

1. Bryant R A. Harvey A G，2000 Acute Stress Disorder. A Handbook of Theory，Assessment and Treatment. American Psychological Society. Washington.

焦虑

2. Wells A，1997. Cognitive Therapy for Anxiety Disorders. A Practice Manual and Conceptualisation. London：John Wiley & Sons.
3. NICE，2013. Social Anxiety Disorder：Recognition，assessment and treatment. NICE clinical guideline 159. London. Available at www.nice.org.uk/cg159

抑郁

4. Beck A T，et al.，1979. Cognitive Therapy for Depression. Guildford Press. Washington.
5. Gilbert P，1997. Overcoming Depression. A self-help guide using cognitive behavioral techniques. Constable and Robinson. Ltd. London.
6. Greenberger M，Padesky C，1995. Mind Over Mood. Change how you feel by changing how you think. The Guildford Press.
7. Leahy R L，et al.，2000 Treatment Plans and Interventions for Depression and Anxiety Disorders. Guildford.
8. Zettle R D，2007. ACT for Depression. A clinician's guide to using commitment and acceptance therapy in treating depression. New Harbinger Publications Inc. Oakland.

创伤后应激障碍

9. Zayfert C，Becker C B，2007. Cognitive Behavioral Therapy for Post Traumatic Stress Disorder：A Case Formulation Approach. New York：Guilford Press.

非意外性烧伤损害

边缘型人格障碍（borderline personality disorder，BPD）

10. NHMRC，2012. Clinical Practice Guideline for the Management of Borderline Personality Disorder. Canberra，National Health and Medical Research Council.
11. NICE，2014. Psychosis and Schizophrenia in Adults：Treatment and Management. NICE Clinical Guideline 178. NICE. London. www.nice.org.uk/cg178.
12. NICE，2009. Borderline Personality Disorder：Treatment and Management. Clinical Guideline 78. London. The British Psychological Society and The Royal College of Psychiatrists. Available at www.nice.org.uk/cg78.
13. NICE，2006. Bipolar Disorder：The Management of Bipolar in adults，children and adolescents in primary and secondary care. NICE Clinical Guideline 38. NICE. London. Available at www.nice.org.uk/cg38.

参 考 文 献

Abdullah A, et al., 1994. Visible scars and self-esteem in pediatric patients with burns. J Burn Care Rehabil, 15(2): 164-168.
Acton A R, Mounsey E, Gilyard C, 2007. The burn survivor perspective. J Burn Care Res, 28(4): 615-620. doi: 10.1097/BCR.0b013E318093E4DB.
Ahmadi A, 2007. Suicide by self-immolation: comprehensive overview, experiences and suggestions. J Burn Care Res, 28(1): 30-41. doi: 10.1097/BCR.0b013E31802C8878.
American Psychiatric Association, 2013a. Diagnostic and statistical manual of mental disorders(5th ed.): Arlington, VA: American Psychiatric Publishing.
American Psychiatric Association, 2013b. Diagnostic and statistical manual of mental disorders(5th Edition)(Vol. 5). Arlington VA: American Psychiatric Publishing.
Arceneaux L L, Meyer W J, 3rd. 2009. Treatments for common psychiatric conditions among children and adolescents during acute rehabilitation and reintegration phases of burn injury. Int Rev Psychiatry, 21(6): 549-558. doi: 10.3109/09540260903343984.
Attig T, 1991. The importance of conceiving of grief as an active process. Death Studies, 15(4): 385-393. doi: 10.1080/07481189108252443.
Australian Center for Posttraumatic Mental Health, 2013. Australian Guidelines for the Treatment of Acute Stress Disorder and Posttraumatic Stress Disorder: ACPMH, Melbourne, Victoria.
Australian Institute of Health and Welfare, 2008. Rural, regional and remote health indicators of health status and determinants of health. AIHW, Canberra.
Australian Psychological Society, 2010. Evidence based psychological interventions in the treatment of mental disorders. A literature

review. Melbourne: APS.

Badger K, Royse, D, 2010a. Adult Burn Survivors' Views of Peer Support: A Qualitative Study. Social Work in Health Care, 49(4): 299-313. doi: 10.1080/00981380903493095.

Badger K, Royse D, 2010b. Helping Others Heal: Burn Survivors and Peer Support. Social Work in Health Care, 49(1): 1-18. doi: 10.1080/00981380903157963.

Bakker A, et al., 2013. Psychological consequences of pediatric burns from a child and family perspective: a review of the empirical literature. Clin Psychol Rev, 33(3): 361-371. doi: 10.1016/j.cpr.2012.12.006.

Bartlett D, 2014. Managing insomnia: What we've learned in the last 10 years. Insight, 36: 10-13.

Beck A T, Steer R A, 1993. Beck Anxiety Inventory Manual. San Antonio: Harcourt Brace and Company.

Beck A T, Steer R A, Brown G K, 1996. Manual for the Beck Depression Inventory-II. San Antonio, Texas: Psychological Corporation.

Bernstein N R, Breslau A J, Graham J A, 1988. Coping Strategies for burn survivors and their families(1 ed. Vol. 1). New York: Praeger Publishers.

Blakeney P, Partridge J, Rumsey N, 2007. Community Integration. Journal of Burn Care and Research, 28(4): 598-601.

Blakeney P, Portman S, Rutan R, 1990. Familial values as factors influencing long-term psychological adjustment of children after severe burn injury. J Burn Care Rehabil, 11(5): 472-475.

Blakeney P E, et al., 2008. Psychosocial care of persons with severe burns. Burns, 34(4): 433-440. doi: 10.1016/j.burns.2007.08.008.

Bloomer M J, Moss C, Cross W M, 2011. End-of-life care in acute hospitals: an integrative literature review. Journal of Nursing and Healthcare of Chronic Illness, 3(3): 165-173. doi: 10.1111/j.1752-9824.2011.01094.x.

Breslau N, 2001. The epidemiology of posttraumatic stress disorder: what is the extent of the problem? J Clin Psychiatry, 62 Suppl 17: 16-22.

Browne A L, et al., 2011. Persistent pain outcomes and patient satisfaction with pain management after burn injury. The Clinical Journal of Pain, 27(2): 136-145.

Bryant R A, 1996. Predictors of post-traumatic stress disorder following burns injury. Burns, 22(2): 89-92.

Bryant R A, et al., 1998. Treatment of acute stress disorder: a comparison of cognitive-behavioral therapy and supportive counseling. J Consult Clin Psychol, 66(5): 862-866.

Bryant R A, et al., 1999. Treating acute stress disorder: an evaluation of cognitive behavior therapy and supportive counseling techniques. Am J Psychiatry, 156(11): 1780-1786.

Caplan G, 1964. Principles of preventative psychiatry. New York: Basic Books.

Care N N f B, 2013. National Burn Care Standards. London: National Network for Burn Care.

Carr T, Harris D, James C, 2000. The Derriford Appearance Scale(DAS-59): A new scale to measure individual responses to living with problems of appearance. British Journal of Health Psychology, 5(3): 201-215.

Carrion V G, et al., 2009. Converging evidence for abnormalities of the prefrontal cortex and evaluation of midsagittal structures in pediatric posttraumatic stress disorder: An MRI study. Psychiatry Research: Neuroimaging, 172(3): 226-234. doi: 10.1016/j.pscychresns.2008.07.008.

Carver C S, et al., 1983. Effects of self-directed attention on performance and persistence among persons high and low in test anxiety. Cognitive Therapy and Research, 7: 333-354.

Carver C S, Scheier M F, Weintraub J K, 1989. Assessing coping strategies: a theoretically based approach. J Pers Soc Psychol, 56(2): 267-283.

Child Protection Act, 1999. Queensland Government, . Brisbane, Australia.

Ciofi-Silva C L, et al., 2010. The life impact of burns: the perspective from burn persons in Brazil during their rehabilitation phase. Disabil Rehabil, 32(6): 431-437. doi: 10.3109/09638280802532555.

Coffey R, Everett S, Miller S, Brown J, 2011. End of life in the Burn/Trauma unit: A nursing perspective. Int J Crit Illn Inj Sci, 1(2): 129-131. doi: 10.4103/2229-5151.84799.

Cohen J A, et al., 2010. Practice parameter for the assessment and treatment of children and adolescents with posttraumatic stress disorder. Journal of the American Academy of Child & Adolescent Psychiatry, 49(4): 414-430.

Connell K M, et al., 2013. A literature review to determine the impact of sexuality and body image changes following burn injuries. Sexuality & Disability, 31(4): 403-412.

Connell K M, Coates R, Wood F M, 2013. Sexuality following burn injuries: a preliminary study. J Burn Care Res, 34(5): e282-289. doi: 10.1097/BCR.0b013e31827819bf.

Cook J A, 1983. A death in the family: Parental bereavement in the first year. Suicide & life-threatening behavior(0363-0234), 13(1): 42.

Corry N, Pruzinsky T, Rumsey N, 2009a. Quality of life and psychosocial adjustment to burn injury: social functioning, body image, and health policy perspectives. Int Rev Psychiatry, 21(6): 539-548. doi: 10.3109/09540260903343901.

Corry N, Pruzinsky T, Rumsey N, 2009b. Quality of life and psychosocial adjustment to burn injury: social functioning, body image, and health policy perspectives. International Review of Psychiatry, 21(6): 539-548. doi: 10.3109/09540260903343901.

Corry N H, Klick B, Fauerbach J A, 2010. Posttraumatic stress disorder and pain impact functioning and disability after major burn injury. J Burn Care Res, 31(1): 13-25. doi: 10.1097/BCR.0b013e3181cb8cc8.

Cox C M, Kenardy J A, Hendrikz J K, 2010. A randomized controlled trial of a web-based early intervention for children and their parents following unintentional injury. J Pediatr Psychol, 35(6): 581-592.

Dahlquist L M, et al., 2007. Active and passive distraction using a head-mounted display helmet: effects on cold pressor pain in children. Health Psychol, 26(6): 794-801. doi: 10.1037/0278-6133.26.6.794.

Davidson J, 1996. Davidson Trauma Scale(DTS)Tonawanda, New York: Multi-Health Systems Inc.

Davoodi P, Fernandez J M, Seung-Jun O, 2008. Postburn sequelae in the pediatric patient: clinical presentations and treatment options. J Craniofac Surg, 19(4): 1047-1052. doi: 10.1097/SCS.0b013e318175f4df [doi]. 00001665-200807000-00031 [pii].

De Young A C, et al., 2014. Prospective evaluation of parent distress following pediatric burns and identification of risk factors for young child and parent posttraumatic stress disorder. J Child Adolesc Psychopharmacol, 24(1): 9-17. doi: 10.1089/cap.2013.0066.

De Young A C, Kenardy J A, Cobham V E, 2011. Diagnosis of posttraumatic stress disorder in preschool children. Journal of Clinical Child & Adolescent Psychology, 40(3): 375-384. doi: 10.1080/15374416.2011.563474.

De Young A C, et al., 2012. Prevalence, comorbidity and course of trauma reactions in young burn-injured children. Journal of Child Psychology & Psychiatry, 53(1): 56-63. doi: 10.1111/j.1469-7610.2011.02431.x.

Deykin E Y, et al., 2001. Posttraumatic stress disorder and the use of health services. Psychosom Med, 63(5): 835-841.

Difede J, et al., 2009. Treatments for common psychiatric conditions among adults during acute, rehabilitation, and reintegration phases. International Review of Psychiatry, 21(6): 559-569. doi: doi: 10.3109/09540260903344081.

Difede J, et al., 2002. Acute stress disorder after burn injury: a predictor of posttraumatic stress disorder? Psychosom Med, 64(5): 826-834.

Dissanaike S, Rahimi M, 2009. Epidemiology of burn injuries: highlighting cultural and sociodemographic aspects. Int Rev Psychiatry, 21(6): 505-511. doi: 10.3109/09540260903340865.

Dorn T W, et al., 2001. Assault by burning——a retrospective review with focus on legal outcomes. J Burn Care Rehabil, 22(5): 334-336.

DuBois D L, et al., 2002. Getting by with a little help from self and others: self-esteem and social support as resources during early adolescence. Dev Psychol, 38(5): 822-839.

Dysart-Gale D, 2007. Clinicians and medical interpreters: negotiating culturally appropriate care for patients with limited English ability. Fam Community Health, 30(3): 237-246. doi: 10.1097/01. fch.0000277766.62408.96.

Dyster-Aas J, et al., 2008. Major depression and posttraumatic stress disorder symptoms following severe burn injury in relation to lifetime psychiatric morbidity. J Trauma, 64(5): 1349-1356. doi: 10.1097/TA.0b013e318047e005.

Eckle N, MacLean S L, 2001. Assessment of family-centered care policies and practices for pediatric patients in nine US emergency departments. Journal of emergency nursing: JEN: official publication of the Emergency Department Nurses Association, 27(3): 238-245.

Edelman L S, 2007. Social and economic factors associated with the risk of burn injury. Burns, 33(8): 958-965. doi: 10.1016/j.burns.2007.05.002.

Edwards R R, et al., 2007. Symptoms of Depression and Anxiety as Unique Predictors of Pain-Related Outcomes Following Burn Injury. Annals of Behavioral Medicine, 34(3): 313-322.

Ehde D M, et al., 2000. Post-traumatic stress symptoms and distress 1 year after burn injury. J Burn Care Rehabil, 21(2): 105-111.

Erickson E H, 1950. Childhood and Society. London: Vintage Books. Esselman, P. C.(2007). Burn rehabilitation: an overview. Arch Phys Med Rehabil, 88(12 Suppl 2): S3-6. doi: 10.1016/j.apmr.2007.09.020.

Esselman P C, et al., 2006. Burn rehabilitation: state of the science. Am J Phys Med Rehabil, 85(4): 383-413. doi: 10.1097/01.phm.0000202095.51037.a3.

Fauerbach J A, et al., 2002. Coping with Body Image Changes Following a Disfiguring Burn Injury. Health Psychology, 21(2): 115-121.

Fauerbach J A, et al., 1997. Preburn psychiatric history affects posttrauma morbidity. Psychosomatics, 38(4): 374-385. doi: 10.1016/s0033-3182(97)71445-2.

Fauerbach J A, et al., 2002. Coping with the stress of a painful medical procedure. Behav Res Ther, 40(9): 1003-1015.

Fauerbach J A, et al., 2005. Burden of burn: a norm-based inquiry into the influence of burn size and distress on recovery of physical and psychosocial function. J Burn Care Rehabil, 26(1): 21-32.

Fauerbach J A, et al., 2005. Burden of burn: a norm-based inquiry into the influence of burn size and distress on recovery of physical and psychosocial function. J Burn Care Rehabil, 26(1): 21-32. doi: 10.1097/01. BCR.0000150216.87940.AC.

Felton B J, Revenson T A, Hinrichsen G A, 1984. Stress and coping in the explanation of psychological adjustment among chronically ill adults. Soc Sci Med, 18(10): 889-898.

Flores G, 2005. The impact of medical interpreter services on the quality of health care: a systematic review. Med Care Res Rev, 62(3): 255-299. doi: 10.1177/1077558705275416.

Franzoi S L, Shields S A, 1984. The Body-Esteem Scale: Multidimensional structure and sex differences in a college population. Journal of Personality Assessment, 48, 173-178.

Gabbe B, et al., 2012. Bi-National Burns Registry Annual Report: Australian and New Zealand Burn Association.

Gardner P, Knittel-Keren D, Gomez M, 2010. Poster 113: Posttraumatic stress disorder and burnrelated injury in a rehabilitation hospital. Arch Phys Med Rehabil, 91(10): e39-e39.

Gibran N S, et al., 2013. American Burn Association consensus statements. J Burn Care Res, 34(4): 361-385. doi: 10.1097/BCR.0b013e31828cb249.

Gilboa D, 2001. Long-term psychosocial adjustment after burn injury. Burns, 27(4): 335-341. doi: S030541790000125X [pii].

Hahn A P, et al., 2014. Selfinflicted burns: a systematic review of the literature. J Burn Care Res, 35(1): 102-119. doi: 10.1097/BCR.0b013e31828b0a46.

Harrison J, Steel D, 2006. Burns and scalds: Australian Institute of Health and Welfare: National Injury Surveillance Unit.

Harvey A G, Bryant R A, 1999. Dissociative symptoms in acute stress disorder. J Trauma Stress, 12(4): 673-680. doi: 10.1023/a: 1024773202939.

Health Care Toolbox: Basics of trauma-informed care, 2013. Children's Hospital of Philadelphia website. Retrieved 11 September 2013, from www.healthcaretoolbox.org.

Hemington-Gorse S J, et al., 2011. Comfort care in burns: the Burn Modified Liverpool Care Pathway(BM-LCP). Burns, 37(6): 981-985. doi: 10.1016/j.burns.2011.03.012.

Henderson S, Kendall E, See L, 2011. The effectiveness of culturally appropriate interventions to manage or prevent chronic disease in culturally and linguistically diverse communities: a systematic literature review. Health Soc Care Community, 19(3): 225-249. doi: 10.1111/j.1365-2524.2010.00972.x.

Ho W S, et al., 2001. Assault by burning——a reappraisal. Burns, 27(5): 471-474.

Horowitz M J, et al., 1997. Diagnostic criteria for complicated grief disorder. Am J Psychiatry, 154(7): 904-910.

Huffines M, et al., 2013. Improving family satisfaction and participation in decision making in an intensive care unit. Crit Care Nurse, 33(5): 56-69. doi: 10.4037/ccn2013354.

Hulbert-Williams N J, et al., 2008. Anxiety in recovery from severe burn injury: an experimental comparison. Psychol Health Med, 13(2): 162-167. doi: 10.1080/13548500701352701.

Hull A M, Alexander D A, Klein S, 2002. Survivors of the Piper Alpha oil platform disaster: longterm follow-up study. The British Journal of Psychiatry, 181(5): 433-438. doi: 10.1192/bjp.181.5.433.

Ismail A, et al., 2011. End of life decisions and care of the adult burn patient. Burns, 37(2): 288-293. doi: 10.1016/j.burns.2010.08.009.

Jaffe S E, Patterson D R, 2004. Treating sleep problems in patients with burn injuries: practical considerations. J Burn Care Rehabil, 25(3): 294-305.

James-Ellison J, et al., 2009. Social Health Outcomes following thermal injuries: a retrospective matched cohort study. Archives of Disease in Childhood, 94: 663-667.

Karliner L S, et al., 2007. Do professional interpreters improve clinical care for patients with limited English proficiency? A systematic review of the literature. Health Serv Res, 42(2): 727-754. doi: 10.1111/j.1475-6773.2006.00629.x.

Kaufman M S, et al., 2007. Burns as a result of assault: associated risk factors, injury characteristics, and outcomes. J Burn Care Res, 28(1): 21-28; discussion 29. doi: 10.1097/bcr.0b013e31802c896f.

Kazak A E, et al., 2006. An integrative model of Pediatric Medical Traumatic Stress. J Pediatr Psychol, 31(4): 343-355.

Kemp A M, et al., 2014. Bruising in children who are assessed for suspected physical abuse. Archives of Disease in Childhood, 99(2): 108-113. doi: 10.1136/archdischild-2013-304339.

Kenardy J A, et al., 2008. Information-provision intervention for children and their parents following pediatric accidental injury. European Child & Adolescent Psychiatry, 17(5): 316-325.

Kessler R C, Frank R G, 1997. The impact of psychiatric disorders on work loss days. Psychol Med, 27(4): 861-873.

Kiecolt-Glaser J K, Williams D A, 1987. Self-blame, compliance, and distress among burn patients. J Pers Soc Psychol, 53(1): 187-193.

Kishikova L, Odeyinde S, Dheansa B, 2013. Have co-morbid conditions changed in today's burn patients? Burns, 39(6): 1325-1326. doi:

10.1016/j.burns.2013.03.001.

Klass D, Silverman P R, Nickman S L, 1996. Continuing Bonds: New understandings of grief. Philadelphia: Taylor & Francis.

Klinge K, et al., 2009. Psychological adjustments made by postburn injury patients: an integrative literature review. J Adv Nurs, 65(11): 2274-2292. doi: 10.1111/j.1365-2648.2009.05138.x.

Klinge K, et al., 2009. Psychological adjustments made by postburn injury patients: An integrative literature review. Journal of Advanced Nursing, 65(11): 2274-2292. doi: http://dx.doi.org/10.1111/j.1365-2648.2009.05138.x.

Ko S J, et al., 2008. Creating trauma-informed systems: Child welfare, education, first responders, health care, juvenile justice. Professional Psychology: Research and Practice, 39(4): 396.

Kornhaber R, et al., 2012. Severe Burn Injury Patients' 'Lived Experience' of Peer Support in Rehabilitation. Paper presented at the Australia and New Zealand Burns Association Annual Scientific Meeting 2012, Hobart, Tasmania.

Kramer D N, Landolt M A, 2011. Characteristics and efficacy of early psychological interventions in children and adolescents after single trauma: A meta-analysis European Journal of Psychotraumatology, 2, 7858. doi: 10.3402/ejpt.v2i0.7858.

Kristjanson L, et al., 2006. A systematic review of the literature on complicated grief. Churchlands: Edith Cowan University.

Kubler-Ross E, 1969. On Death and Dying. London: Routledge.

Kumar S M, 2005. Grieving Mindfully - A compassionate and spiritual guide to coping with loss. Oakland: New Harbinger Publications.

La Greca A M, Lopez N, 1998. Social anxiety among adolescents: linkages with peer relations and friendships. J Abnorm Child Psychol, 26(2): 83-94.

Laloe V, 2004. Patterns of deliberate self-burning in various parts of the world. A review. Burns, 30(3): 207-215. doi: 10.1016/j.burns.2003.10.018.

Lambert J F, et al., 2004. The relationship of attribution of responsibility to acute stress disorder among hospitalized burn patients. J Nerv Ment Dis, 192(4): 304-312.

Landolt M A, et al., 2009. Brief report: Quality of life is impaired in pediatric burn survivors with posttraumatic stress disorder. J Pediatr Psychol, 34(1): 14-21.

Landolt M A, Grubenmann S, Meuli M, 2002. Family impact greatest: predictors of quality of life and psychological adjustment in pediatric burn survivors. J Trauma, 53(6): 1146-1151. doi: 10.1097/01.TA.0000033763.65011.89.

Lawrence J W, et al., 1998. The 1998 Clinical Research Award. Sleep disturbance after burn injury: a frequent yet understudied complication. J Burn Care Rehabil, 19(6): 480-486.

Lawrence J W, et al., 2006. The reliability and validity of the Perceived Stigmatization Questionnaire(PSQ)and the Social Comfort Questionnaire(SCQ)among an adult burn survivor sample. Psychol Assess, Mar, 18(1): 106-111.

Lawrence J W, et al., 1998. Development and validation of the Satisfaction With Appearance Scale: Assessing body image among burn-injured patients. Psychological Assessment, 10: 64-70.

Lawrence J W, et al., 2012. Epidemiology and impact of scarring after burn injury: a systematic review of the literature. J Burn Care Res, 33(1): 136-146. doi: 10.1097/BCR.0b013e3182374452.

Lawrence J W, et al., 2010. Perceived stigmatization and social comfort: validating the constructs and their measurement among pediatric burn survivors. Rehabil Psychol, 55(4): 360-371. doi: 10.1037/a0021674.

Le Brocque R M, et al., 2010. The course of posttraumatic stress in children: Examination of recovery trajectories following traumatic injury. J Pediatr Psychol, 35(6): 637-645.

LeDoux J, Meyer W J 3rd, 1998. Relationship between parental emotional states, family environment and the behavioral adjustment of pediatric burn survivors. Burns, 24(5): 425-432. doi: S0305417998000382 [pii].

LeDoux J M, et al., 1996. Positive self-regard as a coping mechanism for pediatric burn survivors. J Burn Care Rehabil, 17(5): 472-476; discussion 471-472.

Lieberman A F, et al., 2005. Toward evidence-based treatment: Child-parent psychotherapy with preschoolers exposed to marital violence. Journal of the American Academy of Child and Adolescent Psychiatry, 44(12): 1241-1248. doi: 10.1097/01.chi.0000181047.59702.58.

Lin K K, et al., 2004. Resilience in parentally bereaved children and adolescents seeking preventive services. J Clin Child Adolesc Psychol, 33(4): 673-683. doi: 10.1207/s15374424jccp3304_3.

Lovibond S H, Lovibond P F, 1995. Manuscript for the Depression Anxiety Stress Scales(2nd ed.). Sydney, NSW: The Psychology Foundation of Australia Inc.

MacLean S L, et al., 2003. Family presence during cardiopulmonary resuscitation and invasive procedures: Practices of critical care and emergency nurses. Journal of emergency nursing: JEN: official publication of the Emergency Department Nurses Association, 29(3): 208-221.

March S, et al., 2012. Assessing trauma-related symptoms in children and adolescents. In G. J. Beck & D. M. Sloan(Eds.), The Oxford

Handbook of Traumatic Stress Disorders.(pp. 262-281). New York, NY, US: Oxford University Press.

Marie Curie Palliative Care Institute, 2014. Liverpool care pathway for the dying patient [Internet]. Retrieved 31 March 2014.

Marsac M L, et al., 2011. After the injury: initial evaluation of a web-based intervention for parents of injured children. Health Educ Res, 26(1): 1-12. doi: 10.1093/her/cyq045.

Martin-Herz S P, et al., 2012. Health-Related Quality of Life in Children and Adolescents Following Traumatic Injury: A review. Clinical Child and Family Psychology Review, 15: 192-214. doi: 10.1007/s10567-012-0115-x.

Mason S T, et al., 2012. Return to work after burn injury: a systematic review. J Burn Care Res, 33(1): 101-109. doi: 10.1097/BCR.0b013e3182374439.

Masoodi Z, et al., 2013. Changes in sleep architecture after burn injury: 'Waking up' to this unaddressed aspect of postburn rehabilitation in the developing world. Can J Plast Surg, 21(4): 234-238.

Mattlin J A, Wethington E, Kessler R C, 1990. Situational determinants of coping and coping effectiveness. J Health Soc Behav, 31(1): 103-122.

McKibben J B, et al., 2009. Epidemiology of burn injuries II: psychiatric and behavioral perspectives. Int Rev Psychiatry, 21(6): 512-521. doi: 10.3109/09540260903343794.

Mendelson B K, et al., 2001. Body-esteem scale for adolescents and adults. J Pers Assess, 76(1): 90-106.

Meyer W J, et al., 2011. Sexual attitudes and behavior of young adults who were burned as children. Burns, 37(2): 215-221. doi: 10.1016/j.burns.2010.07.002.

Mikulincer M, 2008. An Attachment Perspective on Disordered Grief Reactions and the Process of Grief Resolution. Grief Matters: The Australian Journal of Grief and Bereavement, 11(1): 34-37.

Morin C M, et al., 2006. Epidemiology of insomnia: prevalence, self-help treatments, consultations, and determinants of help-seeking behaviors. Sleep Med, 7(2): 123-130. doi: 10.1016/j.sleep.2005.08.008.

NHMRC, 2007. Australian Guidelines for the Treatment of Adults with Acute Stress Disorder and Posttraumatic Stress Disorder. Canberra: National Health and Medical Research Council Retrieved from www.nhmrc.gov.au/.

NHMRC, 2011. Clinical Practice Guidelines: Depression in Adolescence and Young Adults. Canberra: National Health and Medical Research Council Retrieved from www.nhmrc.gov.au.

National Collaborating Center for Mental Health, 2005. Post-traumatic stress disorder(PTSD): The management of PTSD in adults and children in primary and secondary care.(Clinical Guideline 26). London: National Institute for Clinical Excellence.

National Institute for Health and Care Excellence, 2005. Posttraumatic Stress Disorder(PTSD): The Management of PTSD in Adults and Children in Primary and Secondary Care. NICE Clinical Guideline 26. London: National Institute for Health and Care Excellence Retrieved from www.guidance.nice.org.uk/CG26.

National Institute for Health and Care Excellence, 2009. Depression: The Treatment and Management of Depression in Adults(Update) Clinical Guideline 90. London: Retrieved from www.nice.org.uk/cg90.

National Institute for Health and Care Excellence, 2011. Common Mental Health Disorders: Identfication and Pathways to Care. Clinical guideline 123. London: National Institute for Health and Care Excellence Retrieved from www.nice.org.uk/cg123.

National Institute for Health and Care Excellence, 2013. Social Anxiety Disorder: Recognition, Assessment and Treatment. Clinical Guideline 159. London: National Institute for Health and Care.

Neimeyer R A, 2001. Meaning reconstruction and the experience of loss. Washington D.C.: American Psychological Society.

Newwell R, Marks I, 2000. Phobic nature of social difficulty in facially disfigured people. Br J Psychiatry, 176: 177-181.

Noronha D O, Faust J, 2007. Identifying the variables impacting post-burn psychological adjustment: a meta-analysis. J Pediatr Psychol, 32(3): 380-391. doi: 10.1093/jpepsy/jsl014.

Nutbeam D, 2000. Health literacy as a public health goal: a challenge for contemporary health education and communication strategies into the 21st century. Health Promotion International, 15(3): 259-267. doi: 10.1093/heapro/15.3.259.

O'Halloran E, et al., 2013. In the media: Burns as a method of assault. Burns, 39(6): 1311-1315. doi: 10.1016/j.burns.2013.03.004.

Olff M, et al., 2007. Gender differences in posttraumatic stress disorder. Psychol Bull, 133(2): 183-204. doi: 10.1037/0033-2909.133.2.183.

Orr D A, et al., 1989. Body image, self-esteem, and depression in burn-injured adolescents and young adults. J Burn Care Rehabil, 10(5): 454-461.

Oster C, Kildal M, Ekselius L, 2010. Return to work after burn injury: burn-injured individuals' perception of barriers and facilitators. J Burn Care Res, 31(4): 540-550. doi: 10.1097/BCR.0b013e3181e4d692.

Parkes C M, 1986. Bereavement: Studies of grief in adult life. Harmondsworth: Penguin Books.

Partridge J, 1994. Changing Faces: The challenge of facial disfigurement(1 ed.). London: Changing Faces.

Patterson D R, et al., 1993. Psychological effects of severe burn injuries. Psychol Bull, 113(2): 362-378.

Peck M D, 2011. Epidemiology of burns throughout the world. Part I: Distribution and risk factors. Burns, 37(7): 1087-1100. doi: 10.1016/j.burns.2011.06.005.

Peck M D, 2012. Epidemiology of burns throughout the World Part II: Intentional burns in adults. Burns, 38(5): 630. doi: 10.1016/j.burns2011.12.028.

Perry S, et al., 1992. Predictors of posttraumatic stress disorder after burn injury. Am J Psychiatry, 149(7): 931-935.

Pham T N, et al., 2012. Early withdrawal of life support in severe burn injury. J Burn Care Res, 33(1): 130-135. doi: 10.1097/. BCR.0b013e31823e598d.

Phillips C, Fussell A, Rumsey N, 2007. Considerations for psychosocial support following burn injury——a family perspective. Burns, 33(8): 986-994. doi: 10.1016/j.burns.2007.01.010.

Piccolo M S, et al., 2011. Sexuality after burn in Brazil: survey of burn health-care workers. Burns, 37(8): 1411-1418. doi: 10.1016/j.burns.2011.04.003.

Pruitt B A, et al., 2012. Epidemiological, demographic, and outcome characteristics of burn injury. In D. N. Herndon(Ed.), Total Burn Care 4 ed. Edinburgh: Saunders Elsevier: 15-45.

Purohit M, et al., 2014. Cognition in Patients with Burn Injury in the Inpatient Rehabilitation Population. Arch Phys Med Rehabil. doi: 10.1016/j.apmr.2014.01.029.

Queensland Health, 2012. Sad news, sorry business: Guidelines for caring for Aboriginal and Torres Strait Islander people through death and dying. Brisbane: Queensland Health.

Quinn T, et al., 2010. An examination of factors that affect return to work following burns: a systematic review of the literature. Burns, 36(7): 1021-1026. doi: 10.1016/j.burns.2009.10.001.

Rayner R, Prentice J, 2011. Pediatric burns: A brief global review. Australian Wound Management Association Journal, 19(1): 39-46.

Rimmer R B, et al., 2010. Burn care professionals' attitudes and practices regarding discussions of sexuality and intimacy with adult burn survivors. J Burn Care Res, 31(4): 579-589. doi: 10.1097/BCR.0b013e3181e4d66a.

Rockwell E, et al., 1988. Preexisting psychiatric disorders in burn patients. J Burn Care Rehabil, 9(1): 83-86.

Rosenberg L, et al., 2007. The importance of family environment for young adults burned during childhood. Burns, 33(5): 541-546. doi: S0305-4179(06)00748-0 [pii]. 10.1016/j.burns.2006.11.005 [doi].

Rosenberg L, et al., 2012. Psychosocialrecovery and reintegration of patients with burn injuries. In D. N. Herndon(Ed.), Total Burn Care. 4 ed. Edinburgh: Saunders Elsevier: 743-753.

Rosenberg M, et al., 3rd, Meyer W 3rd. 2006. Quality of life of young adults who survived pediatric burns. J Burn Care Res, 27(6): 773-778. doi: 10.1097/01. BCR.0000245477.10083.BC [doi]. 01253092-200611000-00003 [pii].

Rumsey N, Harcourt D, 2004. Body image and disfigurement: issues and interventions. Body Image, 1(1): 83-97. doi: S1740-1445(03)00005-6 [pii]. 10.1016/S1740-1445(03)00005-6 [doi].

Rumsey N, Harcourt D, 2007. Visible difference amongst children and adolescents: issues and interventions. Dev Neurorehabil, 10(2): 113-123.

Russell W, et al., 3rd, 2012. Self-Perceptions of Young Adults Who Survived Severe Childhood Burn Injury. J Burn Care Res. doi: 10.1097/BCR.0b013e3182700198.

Scheeringa M S, et al., 2010. Traumafocused cognitive-behavioral therapy for posttraumatic stress disorder in three through six year-old children: A randomized clinical trial. Journal of Child Psychology and Psychiatry, 52(8): 853-860. doi: 10.1111/j.1469-7610.2010.02354.x.

Schneider J C, et al., 2013. The impact of comorbidities and complications on burn injury inpatient rehabilitation outcomes. Pm r, 5(2): 114-121. doi: 10.1016/j.pmrj.2012.07.014.

Shemesh E, et al., 2000. A pilot study of posttraumatic stress and nonadherence in pediatric liver transplant recipients. Pediatrics, 105(2): e29. doi: 10.1542/peds.105.2.e29.

Sheridan R L, et al., 2000. Long-term outcome of children surviving massive burns. JAMA, 283(1): 69-73. doi: joc81463 [pii].

Sheridan R L, et al., 2012. The effect of family characteristics on the recovery of burn injuries in children. J Trauma Acute Care Surg, 73(3 Suppl 2): S205-212. doi: 10.1097/TA.0b013e318265c81f.

Smith H C, 2008. Bridging the gap: therapy through interpreters. Therapy Today, 19(6).

Smith J S, Smith K R, Rainey S L, 2006. The psychology of burn care. J Trauma Nurs, 13(3): 105-106.

Solomon P, 2004. Peer Support/Peer Provided Services Underlying Processes, Benefits, And Critical Ingredients. Psychiatric Rehabilitation Journal, 27(4): 392-401.

Sonneburn C K, Vanstraelen P M, 1992. A retrospective study of self-inflicted burns. Gen Hosp Psychiatry, 14(6): 404-407.

Spielberger C, et al., 1983. Manual for the StateTrait Anxiety Inventory(Vol. 1). Palo Alto CA: Consulting Psychologists Press.

Spitzer R L, et al., 1999. Validation and utility of a self-report version of PRIME-MD: the PHQ primary care study. Journal of American

Medical Association, Nov 10, 282(18): 1737-1744.

Steljes T P, et al., 2005. Epidemiology of suicide and the impact on Western trauma centers. J Trauma, 58(4): 772-777.

Stoddard F J, 1993. A psychiatric perspective on self-inflicted burns. J Burn Care Rehabil, 14(4): 480-482.

Stroebe M, Schut H, 1999. The dual process model of coping with bereavement: rationale and description. Death Stud, 23(3): 197-224. doi: 10.1080/074811899201046.

Stroebe M, Schut H, Stroebe W, 2007. Health outcomes of bereavement. Lancet, 370(9603): 1960-1973. doi: 10.1016/s0140-6736(07)61816-9.

Stuber M L, et al., 2006. The medical traumatic stress toolkit. CNS spectrums, 11(2): 137-142.

Sundara D C, 2011. A review of issues and concerns of family members of adult burn survivors. J Burn Care Res, 32(3): 349-357. doi: 10.1097/BCR.0b013e318217f6cb.

Tagkalakis P, Demiri E, 2009. A fear avoidance model in facial burn body image disturbance. Ann Burns Fire Disasters, 22(4): 203-207.

Tarrier N, et al., 2005. The influence of pre-existing psychiatric illness on recovery in burn injury patients: the impact of psychosis and depression. Burns, 31(1): 45-49. doi: http: //dx.doi.org/10.1016/j.burns.2004.06.010.

Tedstone J E, Tarrier N, 1997. An investigation of the prevalence of psychological morbidity in burninjured patients. Burns, 23(7-8): 550-554.

Tedstone J E, et al., 1998. An investigation of the factors associated with an increased risk of psychological morbidity in burn injured patients. Burns, 24(5): 407-415.

Ter Smitten M H, et al., 2011. Prevalence and co-morbidity of psychiatric disorders 1-4 years after burn. Burns, 37(5): 753-761. doi: 10.1016/j.burns.2010.12.018.

Thombs B D, et al., 2008. From survival to socialization: a longitudinal study of body image in survivors of severe burn injury. J Psychosom Res, 64(2): 205-212. doi: 10.1016/j.jpsychores.2007.09.003.

Thompson R, et al., 1999. A qualitative analysis of family member needs and concerns in the population of patients with burns. J Burn Care Rehabil, 20(6): 487-496.

Tonkin L, 1996. Growing around grief—another way of looking at grief and recovery. Bereavement Care, 15(1): 10-10. doi: 10.1080/02682629608657376.

Trickey D, et al., 2012. A meta-analysis of risk factors for post-traumatic stress disorder in children and adolescents. Clinical Psychology Review, 32(2): 122-138. doi: 10.1016/j.cpr.2011.12.001.

Truong M, Paradies Y, Priest N, 2014. Interventions to improve cultural competency in healthcare: a systematic review of reviews. BMC Health Serv Res, 14(1): 99. doi: 10.1186/1472-6963-14-99.

Turner J V, et al., 2006. Socioeconomic distribution of environmental risk factors for childhood injury. Aust N Z J Public Health, 30(6): 514-518.

Valentiner D P, et al., 1996. Coping strategies and posttraumatic stress disorder in female victims of sexual and nonsexual assault. J Abnorm Psychol, 105(3): 455-458.

Van Loey N E, Van Son M J, 2003. Psychopathology and psychological problems in patients with burn scars: epidemiology and management. Am J Clin Dermatol, 4(4): 245-272.

Veerbeek L, et al., 2008. Using the LCP: Bereaved Relatives' Assessments of Communication and Bereavement. American Journal of Hospice and Palliative Medicine, 25(3): 207-214. doi: 10.1177/1049909108315515.

Wallace L M, Lees J, 1988. A psychological follow-up study of adult patients discharged from a British burn unit. Burns Incl Therm Inj, 14(1): 39-45.

Wallis H, et al., 2006. Emotional distress and psychosocial resources in patients recovering from severe burn injury. J Burn Care Res, 27(5): 734.

Watkins P N, et al., 1988. Psychological stages in adaptation following burn injury: a method for facilitating psychological recovery of burn victims. J Burn Care Rehabil, 9(4): 376-384.

Weathers F W, et al., 1993. The PTSD Checklist(PCL): Reliablity, validity, and diagnostic utility. Paper presented at the 9th Annual Conference of the ISTSS, San Antonio, Texas.

Weiss D S, Marmar C R, 1995. The Impact of events scale-Revised In J. P. Wilson & T. M. Kean(Eds.), Assessing psychological trauma and PTSD: a practitioner's handbook. New York: Guildford.

Wiechman S A, et al., 2000. The management of self-inflicted burn injuries and disruptive behavior for patients with borderline personality disorder. J Burn Care Rehabil, 21(4): 310-317.

Willebrand M, Andersson G, Ekselius L, 2004. Prediction of psychological health after an accidental burn. J Trauma, 57(2): 367-374.

Williams R M, et al., 2002. Evaluation of a peer consultation program for burn inpatients. 2000 ABA paper. Journal of burn care & rehabilitation, 23(6): 449-453.

Winthrop A L, et al., 2005. Quality of life and functional outcome after pediatric trauma. J Trauma, 58(3): 468-473; discussion 473-464. doi: 00005373-200503000-00006 [pii].

Wisely J A, Tarrier N, 2001. A survey of the need for psychological input in a follow-up service for adult burn-injured patients. Burns, 27(8): 801-807.

Worden J W, 2002. Grief counselling and grief therapy: A handbook for the mental health practitioner. New York: Springer.

Xie B, et al., 2012. Evaluation of long term health-related quality of life in extensive burns: a 12-year experience in a burn center. Burns, 38(3): 348-355. doi: 10.1016/j. burns.2011.09.003.

Zarghami M, Khalilian A, 2002. Deliberate self-burning in Mazandaran, Iran. Burns, 28(2): 115-119.

Zatzick D F, et al., 2008. Association between posttraumatic stress and depressive symptoms and functional outcomes in adolescents followed up longitudinally after injury hospitalization. Archives of Pediatrics & Adolescent Medicine, 162(7): 642-648. doi: 10.1001/archpedi.162.7.642.

Zigmond A S, Snaith R P, 1983. The hospital anxiety and depression scale. Acta Psychiatrica Scandinavica: 67(6), 361-370.

第三部分　专科医疗保健领域

第15章

呼吸系统康复治疗

本章摘要

　　呼吸系统康复治疗是所有烧伤患者治疗中要考虑的重要因素，尤其是严重烧伤、伴有吸入性损伤以及伤前有呼吸系统疾病的患者。呼吸功能障碍会降低组织修复所需氧的有效供给，因此，延迟伤口的愈合。烧伤后或吸入性损伤后造成的心肺功能适应性下降，可能会限制患者的最大康复能力，最终影响烧伤患者的生活质量。

简　　介

本章节的关注点是烧伤患者的呼吸系统康复治疗。

烧伤患者呼吸道并发症的高风险因素：

◇ 损伤因素——吸入性损伤；大面积烧伤引起的累及肺部的全身炎症反应综合征；烧伤深度以及瘢痕形成。

◇ 患者因素——行走或活动的减少；卧床周期；疼痛；既往伴发疾病。

◇ 医源性因素——植皮手术和麻醉时间长短；有创监测及操作，重症监护及大剂量镇痛药物的应用。

本章主要阐述选择康复治疗方案的理论和评估要点，侧重于由烧伤和/或吸入性损伤造成的以及伤前存在心肺疾病的患者呼吸系统症状的预防性处理。

　　为达到最有效的康复治疗目的，治疗师需要对烧伤患者肺部和胸壁的解剖、病理生理以及治疗方案有一个全新的认识。在澳大利亚和新西兰，物理治疗师为这类患者提供了最佳的循证医学治疗方案。国际上，呼吸治疗师也可能在烧伤患者的呼吸康复治疗中发挥作用。

解剖和生理

治疗师应该掌握正常呼吸生理和呼吸力学等基本知识，包括：

◇ 胸壁的解剖和力学。

◇ 口咽和喉部的解剖。

◇ 肺的解剖。

◇ 肌肉运动。

◇ 神经支配/呼吸功能的控制/肌肉系统。

◇ 气体交换的生理。

呼 吸 病 理

治疗师应该深刻理解影响呼吸 / 气体交换的病理学改变和以下情况的潜在并发症：

◇ 既往慢性肺部疾病，如：慢性阻塞性肺疾病（COPD）、哮喘、囊性纤维化（CF）。

◇ 感染和吸入性肺炎。

◇ 急性呼吸窘迫综合征（ARDS）。

◇ 肺水肿。

◇ 吸入性损伤——局部和全身影响（见下文）。

◇ 全身炎症反应（见下文）。

吸 入 性 损 伤

治疗师应该全面了解吸入性损伤的病理和症状。

不论烧伤面积的大小，吸入性损伤会显著地增加烧伤患者的死亡率（Endorf & Gamelli，2007）。据估计，仅吸入性损伤的死亡率就高达 40%。指导原则是对于怀疑有吸入性损伤或有临床表现的患者应该立即开始呼吸系统治疗，因为一些客观的诊断方法在 48 小时内是无法证实呼吸系统的损害的（如胸部 X 线检查）。吸入性损伤可以累及上呼吸道或下呼吸道，也可引起全身中毒，可单独发生，也可两者同时存在。不管怎样，对于吸入性损伤的病理生理的了解都是非常重要的（图 70）。

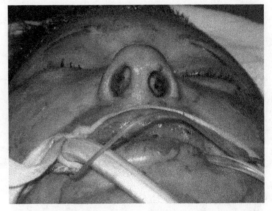

图 70　吸入性损伤：示面部烧伤、肿胀以及烧焦的鼻毛

吸入性损伤的分类（Mlcak et al.，2007，Cancio，2009，Traber，2012）

上呼吸道损伤——主要为热损伤。热损伤后的炎症反应引起口咽部的水肿，在几小时内可以阻塞上呼吸道。

下呼吸道损伤——主要为化学损伤，但也可由持续的直接热力作用所造成。燃烧物进入下呼吸道引起气道的化学反应和炎症，造成水肿、支气管上皮脱落和杯状细胞大量分泌，久而久之，分泌物干结，阻塞气道，继而引起肺不张、肺炎等并发症。

全身性中毒——指一氧化碳或氰化物中毒。一氧化碳可降低血液中血红蛋白的携氧能力。对于面部"樱桃红"外观、谵妄 / 定向障碍以及意识模糊（即缺氧表现）的患者要怀疑中毒的可能。

吸入性损伤和气道阻塞的评估（Cancio，2009，Woodson，2012）

治疗师应该能够鉴别吸入性损伤后即将发生气道阻塞的征兆和症状。一些症状可能会随着气道水肿和阻塞的进程而变化。

◇ 病史：

- 封闭环境下烧伤。
- 患者发生过意识障碍。

◇ 体格检查：

- 烧伤涉及面部、鼻部和咽部，包括鼻毛烧焦。
- 声音的改变。
- 嘶哑或尖咳。
- 吸气性喘鸣或哮吼样呼吸。
- 呼吸窘迫，如：呼吸急促，吹笛样呼吸。
- 气管牵曳、锁骨上凹陷和肋间凹陷。
- 黑色痰液或排痰性咳嗽。
- 客观气道检查证实吸入性损伤如：喉镜检查，支气管镜检查。

吸入性损伤的治疗

治疗师应了解吸入性损伤各个阶段的呼吸道管理和治疗技术。详见"推荐治疗方案"。

全身中毒

全身中毒需要紧急处理。当怀疑有一氧化碳中毒时，患者应采取坐位（除非有禁忌证），通过非再吸入式面罩给予 100% 氧气，以提高氧分压，加速一氧化碳排除。重症患者可能需要进行气管插管。（Mlcak, et al., 2007, Woodson, 2012）

上呼吸道损伤（Mlcak, et al., 2007；Cancio, 2009；Woodson，2012）

通气功能的维持是最基本的治疗。因此，尽快进行呼吸支持治疗、给氧和减轻肿胀措施，如：直立体位。当需要早期气管插管来维持患者通气功能时，必须重视气管插管的护理。

下呼吸道损伤（Mlcak, et al., 2007）

应针对肺的病理生理学变化进行预防性的、积极的治疗。治疗应包括但不局限于早期活动/行走，手法辅助技术，摆放维持最佳呼吸功能的体位（见"推荐的标准治疗方案"一节）。

◇ 损伤后 72 小时——肺水肿高峰期。其他特征包括黑色痰液、小叶性肺不张和 V-Q 肺显像出现肺灌注显像和通气显像结果不一致或分流现象。

◇ 治疗重点：

- 清除分泌物/保持支气管清洁。
- 改善肺不张。
- 维持最佳呼吸力学。
- 疼痛管理，尤其是当患者上半身有烧伤的情况。

◇ 损伤后 3～5 天——特征为气道黏膜上皮脱落，"干痂"形成，可阻塞较大的气管。

- 治疗重点仍然是清洁支气管和维持最佳呼吸功能。

◇ 损伤后 5 天以上——特征为肺纤维化（瘢痕形成），并有发展为肺炎的可能。已有报道，吸入性损伤后肺功能的改变与限制性和/或阻塞性肺疾病一致（Mlcak, et al., 1998；Hayes, 2011）。从长远来看，躯干、头部、颈部和上肢烧伤后的瘢痕形成、僵直（胸廓/上肢）以及疼痛会影响呼吸力学和运动耐受能力，进一步影响患者康复。

◇ 治疗重点：
- 继续清洁支气管。
- 加强躯干和四肢运动，尤其是胸廓的运动。
- 适应性或耐受性训练（图71）。
- 上肢和呼吸肌力量训练。

全身炎症反应（Sherwood，2012）

任何创伤造成足够的组织损伤后都会引起"全身性"炎症反应。已知烧伤面积 ≥ 20%TBSA 时就会触发全身炎症反应，此反应可表现为全身和肺部血管的通透性增加和水肿形成，因此，即使没有吸入性损伤，也会有继发的呼吸系统损害的表现。

所以，对于所有严重烧伤的患者（≥ 20%TBSA）来说，严密监测和及时评估呼吸功能是非常重要的，尤其是有吸烟史或有肺部疾病史的患者。治疗师应采取早期预防措施，并在出现问题时能及时应对。

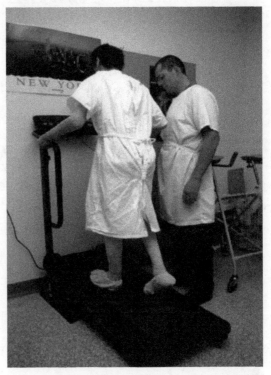

图71　当急性呼吸症状消退后应首先进行运动训练

烧伤患者的呼吸系统评估

推荐的呼吸系统评估方法

治疗师需要一个全面的主观呼吸评估和物理呼吸评估，并对以下情况进行分析：

◇ 患者病史。

◇ 患者的体查结果（包括呼吸频率、呼吸功、呼吸力学）。

◇ 听诊。

◇ 触诊/胸廓力学。

◇ 咳嗽（力量、有效性）和痰液（量、颜色、黏度）。

◇ 辅助呼吸/氧需求。

治疗师还需利用其他有助于诊断的检查方法，对以下情况进行分析：

◇ 血氧饱和度。

◇ 动脉血气分析。

◇ 痰培养。

◇ 胸部影像学检查。

◇ 支气管镜检查结果。

治疗师需要从评估结果中认清呼吸病理状态，判断急性还是慢性，了解以下对烧伤患者的潜在影响因素：

◇ 吸入性损伤。

◇ 实变 / 感染 / 肺炎。

◇ 肺不张。

◇ 肺水肿 +/- 心脏病史。

◇ 急性呼吸窘迫综合征（ARDS）。

◇ 胸部环形烧伤 / 胸部和腹部烧伤。

◇ 呼吸系统疾病史，如：慢性阻塞性肺疾病（COPD）、慢性支气管炎、哮喘、支气管扩张，囊性纤维化（CF）。

◇ 喉返神经麻痹。

卧床相关并发症

治疗师应该了解卧床的潜在并发症以及仰卧位对呼吸功能的影响（Dean，1985；Harper & Lyles，1988；Brower，2009；Winkelman，2009），包括以下内容：

◇ 呼吸力学和呼吸功能的受损，增加呼吸系统并发症发生的风险，如：胸腔感染、肺不张。

◇ 肌肉萎缩和肌小节自适应导致肌肉缩短。

◇ 骨密度下降。

◇ 血管张力的改变导致回心血量减少，出现体位性低血压。

◇ 胃肠道（GIT）运动减缓导致肠梗阻。

◇ 神经系统状况，如：唤醒水平降低，长时间不适体位引起的神经麻痹。

呼吸系统康复治疗

治疗师需对所有烧伤患者提供及时而有效的呼吸系统康复治疗方案。治疗应贯穿整个恢复过程，并确保有效创面愈合和心肺适应性的恢复。

注意事项

◇ 理解处方药的作用及给药时间，如肝素喷雾剂、β-2 受体兴奋剂（如沙丁胺醇）、N-乙酰半胱氨酸、镇痛药、镇静药、心血管活性药物。

◇ 理解伤口闭合技术 / 外科手术的局限性。

◇ 注意合并伤（如：胸部损伤、头部损伤、脊髓损伤）。

◇ 患者的认知能力 / 配合程度（包括筛查和管理谵妄、烟酒戒断症状等）。

◇ 患者对治疗的反应。

◇ 对医护人员、患者以及家属 / 护工进行治疗目的的宣教。

◇ 加强多学科合作。

治疗方案

治疗师必须掌握一系列的治疗方案来有效地解决呼吸系统问题。包括如下：

体位

◇ 目的性体位能改善肺部的通气 / 血流（V/Q）比值，包括坐立位和 / 或侧卧位（Dean，1985；Dean，2002）。

> **实施标准**
>
> 调整患者到合适的体位，使肺 V/Q 比值达到最佳，以改善氧合作用。（A 级）

活动和康复

◇ 安排活动训练计划，减少卧床时间（Dean，1985；Harper & Lyles，1988；Brower；2009；Winkelman，2009）。

◇ 尽早活动一直被认为可以减少卧床引起的并发症，有助于呼吸道分泌物排出，改善肺活量、肺泡通气量以及 V/Q 比值（Oldenburg，et al.，1979；Dean，2002；Mlcak，et al.，2007）。使用倾斜台也可以显著增加每分钟通气量、潮气量和功能残气量。不管怎样，只要能下地活动，肺功能就有较大的改善（Chang，et al.，2005）（2 级）。

◇ 对 COPD 的患者进行吸气肌训练以改善吸气肌功能、缓解呼吸困难和降低肺功能障碍等级（Hill，et al.，2006）（1 级）。吸气肌训练在烧伤患者的应用还没有深入的研究，但在阻塞性呼吸困难的患者的应用是有效的。参阅"危重患者的康复治疗"一节。维持正常的胸廓和肋椎关节的活动有助于维持呼吸时正常的胸壁力学。

> **实施标准**
>
> 早期活动是一种安全可行的治疗模式。在烧伤患者中应尽早地实施以预防和 / 或治疗呼吸系统疾病。（A 级）
>
> 吸气肌训练（IMT）可以帮助活动耐受性有限的患者改善呼吸困难。（B 级）

气道廓清

◇ 气道湿化有助于发挥纤毛的正常功能，清洁气道。因为烧伤后这些功能会受到影响，必须进行医疗干预，可考虑持续加热湿化气道，并用 0.9% 氯化钠溶液间断雾化。

◇ 呼吸训练：
  - 主动呼吸循环技术（ACBT）可以有效地帮助清除痰液（Thompson et al.，2002；Fink，2007）（1 级和 2 级）。ACBT 与其他气道廓清技术联合应用可以发挥最大效应（Patterson，et al.，2004；Patterson，et al.，2005）（2 级）。
  - 自然引流是另一个增强气道廓清的呼吸技术（Fink，2007）（1 级）。

◇ 体位引流技术：
  - 研究发现体位引流技术与其他廓清技术（如 ACBT）和手法技术联合使用时效果更佳（Bellone，et al.，2000；Patterson，et al.，2004；Eaton，et al.，2007；Guim araes，et al.，2012）（1 级和 2 级）。

◇ 手法技术：胸壁震动和叩击

- 常用于增加呼气流量和促进痰液排出（Mazzocco，et al.，1985；Gallon，1991；McCarren，et al.，2006；McCarren，et al.，2006）（2级）。叩击可能会加重缺氧，因此，需结合应用短期的胸廓扩张训练（Pryor & Webber，2002）（3级）。在应用手法技术时需要考虑患者的舒适度以及对治疗的影响（见下文）。

◇ 呼气期正压（PEP）：

- 小样本研究显示，在部分人群中可以促进痰液松动（Myers，2007）（2级）。对分泌物过多的患者使用 PEP 面罩潮气量呼吸联合用力呼气技术，可促进痰液排除。（Bellone，et al.，2002）（2级）。

◇ 震荡-PEP 装置：

- 胸廓内震荡装置 Acapella（Patterson，et al.，2005；Patterson，et al.，2007；Murray，et al.，2009）（1级和2级）和 Flutter（Thompson et al.，2002；Eaton，et al.，2007；Figueiredo，et al.，2012）（1级和2级）都对松动气道黏稠分泌物有效。两种装置均使用方便，舒适实用。

◇ 吸痰：

- 应在咳嗽无力、不能有效地排出气道残留分泌物的时候使用（Mlcak，et al.，2007）（3级）。

实施标准

主动呼吸循环技术和自然引流技术，其方法简便可行，一旦掌握可成为支气管清洁方案的一部分。患者可独立完成这些技术。（A级）

体位引流是一项简单技术，应该与其他气道廓清技术结合应用，使支气管清洁达到最佳。（A级）

手法技术（如胸壁震动和叩击）是有效的气道廓清技术，简单易学，方便实用，与其他气道廓清技术如体位引流和主动呼吸循环技术（ACBT）联合应用可发挥最佳的效果。（A级）

呼气期正压（PEP）和震荡-PEP装置的使用简便有效，患者易于接受。如有条件，应该常规纳入支气管清洁方案。（A级）

无创通气

双水平气道正压通气（BIPAP）和持续气道正压通气（CPAP）满足了呼吸支持的要求，同时避免了气管插管和机械通气的并发症，另外，还具有可以直接与患者交流，以及避免发生机械通气相关肺炎的优点（Endorf& Dries，2010；Dries &Endorf，2013）。然而，当吸入性损伤造成进行性上呼吸道阻塞，无创通气（NIV）将无法提供足够的呼吸支持来维持患者通气（Dries &Endorf，2013）。少量最新数据显示，对于肺实质性损害的患者（通常为 COPD 患者），应用无创通气可增强康复训练中的耐受性（Ricci，et al.，2013）（3级）。

烧伤特殊治疗的康复方案

植皮术

治疗师需要了解植皮术后对呼吸康复治疗方案的潜在影响。

◇ 手法治疗的限制——植皮术后通常在 5 天内不能进行胸壁震动，48 小时禁止胸壁叩击。

◇ 活动和行走的限制

不同烧伤中心的技术方法有所不同，治疗师应与医护人员密切联系，以便确定术后手法治疗和活动训练的时机。

危重患者的康复治疗

治疗师应认识到危重患者康复治疗的意义，对危重患者的治疗过程和康复治疗后的潜在影响有一个全面正确的了解。

◇ 呼吸储备和呼吸机参数。

◇ 气管内插管或气管切开。

◇ 血流动力学。

◇ 药物治疗。

院内感染（肺炎）的危险因素。

危重患者的康复治疗

治疗师需要针对严重烧伤患者制订一系列的治疗方案，根据患者的病情稳定状态，选择安全的治疗方案。

一项德尔菲（Delphi）调研得出共识，预防和治疗重症监护病房（ICU）患者的肺功能不全时已引用循证法则（Hanekom，et al.，2011）（5 级），这个循证法则可以为 ICU 中患者的层次分析法（AHP）护理提供指导。

体位

俯卧位可以改善严重急性呼吸窘迫综合征（ARDS）患者的呼吸状况，降低死亡率。（Guerin et al.，2013；Beitler，et al.，2014；Lee，et al.，2014）（1 级）（Pappert，et al.，1994；Hale，et al.，2012）（3 级）。这项干预并不是没有潜在并发症，也可能发生压力性损伤、移植物剪切力和体位性水肿等并发症。

> **实施标准**
>
> 在严重 ARDS 患者中，在谨慎情况下应用俯卧位（与医护人员沟通），以改善氧合作用，降低死亡率。（A 级）

吸气肌训练（IMT）

有证据表明，IMT 对气管插管和机械通气的患者有积极作用，它可以安全地增强呼吸肌力量，加速脱机进程（Bissett，et al.，2012）（3 级）。IMT 还可显著延长老年患者和那些似乎难以脱机患者的脱机时间（Cader，et al.，2010；Martin，et al.，2011）（1 级和 2 级）。

> **实施标准**
>
> 吸气肌训练可考虑应用在长期使用机械通气以及难以脱离机械通气的患者。（B 级）

气道廓清

烧伤患者不能拔管通常是由于气道廓清不充分的原因（Smailes, et al., 2009）。因此，必须在 ICU 强调一个良好的气道廓清方案的重要性。

呼吸机 / 人工肺过度充气

在 ICU 患者中，使用人工呼吸气囊回路（人工过度充气，MHI）或调整机械通气参数（呼吸机肺过度充气，VHI）暂时提高潮气量是促进气道廓清和解决肺不张的常用方法。有证据显示，这些方法与常用治疗方法（如体位引流和负压吸引）相比，能更好地促进痰液排除，改善肺顺应性、PaO_2/FiO_2 比值和胸部 X 片表现（Hodgson, et al., 2000；Patman, et al., 2000；Berney, et al., 2004；Choi & Jones, 2005；Maa, et al., 2005）（1 级和 2 级）。研究比较人工肺过度充气和呼吸机肺过度充气时发现，尽管使用呼吸机过度充气时肺顺应性改善略微明显（Savian, et al., 2006；Ahmed, et al., 2010）（2 级），但总体效果相当（Berney&Denehy, 2002；Lemes, et al., 2009；Dennis, et al., 2012）（2 级）。

> **实施标准**
>
> 肺过度充气是 ICU 患者的一项安全治疗策略。MHI 和 VHI 都对气道廓清、氧合作用和肺容量有积极作用，应该作为呼吸康复治疗计划中的一部分。（A 级）

早期活动

早期活动有益于 ICU 危重患者的康复。

◇ 利用倾斜台辅助站立可以改善机械通气患者的潮气量和每分钟通气量（Chang, et al., 2004）（3 级）。

◇ 在医院 ICU 和烧伤 ICU 中合适的患者进行早期活动，包括床上坐立、下地站立和行走都是安全可行的康复治疗方法（Bailey, et al., 2007；Clark, et al., 2013；Balas, et al., 2014）（1 级和 3 级），早期活动也可用于机械通气和自主通气的患者。ICU 患者的早期活动显著地增强体能，降低谵妄发生率，延长脱机时间（Bailey, et al., 2007；Schweickert, et al., 2009；Balas, et al., 2014）（1 级和 3 级）。

> **实施标准**
>
> 早期活动是 ICU 患者安全可行的康复训练方法，应尽早实施以改善肺功能。活动可包含主动运动、倾斜台辅助站立、床上坐立和下地行走。（A 级）

考虑到 ICU 患者活动的安全性，对最佳活动时机的临床判断是非常重要的。这项临床循证法则已得到德尔菲法专家共识（Hanekom, et al., 2011）（5 级）。

危重患者物理治疗和活动的安全性

治疗师需要分析和鉴别患者的客观信息，来确定物理治疗介入的时机以及患者活动的时机（Stiller，2007；Hanekom，et al.，2011）（5 级）。

◇ 心血管功能储备：
- 既往心血管疾病。
- 心率 / 心律。
- 强心药 / 升压药的依赖性。

◇ 呼吸功能储备：
- 既往呼吸系统疾病。
- PaO_2/FiO_2 比值。
- 通气模式 / 呼吸支持程度。
- 呼吸频率，呼吸功能。

◇ 肌肉骨骼状况：
- 脊柱预防保护。
- 骨折，尤其是肋骨骨折。

◇ 烧伤特殊注意事项：
- 近期真皮替代物的应用、植皮或皮瓣的应用。
- 疼痛等级和大剂量镇痛药物的应用。

◇ 其他注意事项：
- 神经系统：意识障碍，定向障碍，急性脑损伤。
- 血液系统：血红蛋白，凝血功能。

临终关怀

尽管康复治疗能够挽救更多的烧伤患者，但还是有一小部分患者进入临终关怀状态，特别是无法挽救的严重烧伤患者，老年患者和 / 或有明显伴发疾病的患者。这类患者的康复治疗是具有挑战性的（Lewis & Scullion，2012）。呼吸治疗的目的是维持患者的舒适度。不管治疗的意义有多大，临终关怀都需要考虑到。

重要的是，患者有可能不会在短期内死亡，甚至有的患者能够恢复，以致重新回到主动康复治疗。所以，对患者状况每日进行评估是很重要的，以此来调整康复治疗等级，以适合病情的需要。

疗效评价 / 评估工具

治疗师需要选用客观的疗效评价指标来确保呼吸康复治疗的有效性：

◇ 胸部影像学的改变；

◇ 气体交换的改变，PaO_2/FiO_2 比值；

◇ 痰液量；

◇ 听诊结果；

◇ 给氧量；

◇ 通气参数（如：潮气量、顺应性、呼吸支持水平）；

◇ 功能恢复时间（如：伤后到第一次站立时间）；

◇ 往返跑 / 走测试；

◇ 6 分钟步行距离；

◇ 伯格呼吸困难量表；

◇ 并发症发生率——肺炎、深静脉血栓、植皮坏死；

◇ 病历记录；

◇ 医护人员反馈信息；

◇ 呼吸康复治疗培训中的参与和配合程度。

长期康复治疗

随着患者吸入性损伤的恢复，阻塞性和 / 或限制性肺部疾病引起的肺功能问题仍然存在（Mlcak，et al.，1998；Hayes，2011）。在严重烧伤后，儿童和成人的心肺适应性和肺功能都有所下降，因此强烈推荐烧伤患者的继续康复治疗，包括有氧训练，对改善携氧能力，恢复健康，提高生活质量是有益的（Disseldorp，et al.，2011；Grisbrook，et al.，2012；Grisbrook，et al.，2012）（1 级和 3 级）。

> **实施标准**
>
> 结构化有氧训练应该成为烧伤患者康复治疗计划中的一部分。（A 级）

实施标准总结

1. 调整患者的体位以达到最佳肺部 V/Q 比值，改善氧合作用。（A 级）

2. 早期活动是一种安全可行的处理呼吸系统问题的治疗方式。（A 级）

3. 吸气肌训练有助于运动耐受性有限的患者改善呼吸困难。（B 级）

4. 主动呼吸循环技术和自然引流技术简单易行，应成为支气管清洁方案的一部分。（A 级）

5. 体位引流是一项简单技术，应该与其他气道廓清技术结合应用以使支气管清洁达到最佳状态。（A 级）

6. 手法技术，如胸壁震动和叩击是简单有效的气道廓清技术，操作方便，容易掌握。（A 级）

7. 呼气期正压（PEP）和震荡 -PEP 装置的使用简便有效，易于被患者接受。（A 级）

8. 严重 ARDS 患者，在谨慎的情况下应用俯卧位，可以改善氧合作用，降低死亡率。（A 级）

9. 吸气肌训练可考虑应用在长期使用机械通气以及难以脱离机械通气的患者。（B 级）

10. 肺过度充气是 ICU 患者的一项安全治疗措施，应该作为呼吸康复治疗计划中的一部分。（A 级）

11. 早期活动是 ICU 患者安全可行的康复训练方法，应尽早实施以改善肺功能。（A 级）

12. 结构化有氧训练应该成为烧伤患者康复治疗计划中的一部分。（A 级）

致谢

感谢 Dale Edgar 医生为本章节的撰写给予的帮助。

参 考 文 献

Ahmed F, et al., 2010. Comparison of effects of manual versus ventilator hyperinflation on respiratory compliance and arterial blood gases in patients undergoing mitral valve replacement. Heart Lung, 39(5): 437-443.

Bailey P, et al., 2007. Early activity is feasible and safe in respiratory failure patients. Crit Care Med, 35(1): 139-145.

Balas M C, et al., 2014. Effectiveness and safety of the awakening and breathing coordination, delirium monitoring/management, and early exercise/mobility bundle*. Crit Care Med, 42(5): 1024-1036.

Beitler J R, et al., 2014. Prone positioning reduces mortality from acute respiratory distress syndrome in the low tidal volume era: a meta-analysis. Intensive Care Med, 40(3): 332-341.

Bellone A, et al., 2000. Chest physical therapy in patients with acute exacerbation of chronic bronchitis: effectiveness of three methods. Arch Phys Med Rehabil, 81(5): 558-560.

Bellone A, et al., 2002. Short-term effects of expiration under positive pressure in patients with acute exacerbation of chronic obstructive pulmonary disease and mild acidosis requiring non-invasive positive pressure ventilation. Intensive Care Med, 28(5): 581-585.

Berney S L Denehy, et al., 2002. A comparison of the effects of manual and ventilator hyperinflation on static lung compliance and sputum production in intubated and ventilated intensive care patients. Physiother Res Int, 7(2): 100-108.

Berney S, Denehy L, Pretto J, et al., 2004. Head-down tilt and manual hyperinflation enhance sputum clearance in patients who are intubated and ventilated. Aust J Physiother, 50(1): 9-14.

Bissett B, et al., 2012. Specific inspiratory muscle training is safe in selected patients who are ventilator-dependent: a case series. Intensive Crit Care Nurs, 28(2): 98-104.

Brower R G, 2009. Consequences of bed rest. Crit Care Med, 37(10 Suppl): S422-428.

Cader S A, et al., 2010. Inspiratory muscle training improves maximal inspiratory pressure and may assist weaning in older intubated patients: a randomised trial. J Physiother, 56(3): 171-177.

Cancio L C, et al., 2009. Airway management and smoke inhalation injury in the burn patient. Clinics in Plastic Surgery, 36(4): 555-567.

Chang A T, et al., 2005. Ventilatory changes following head-up tilt and standing in healthy subjects. Eur J ApplPhysiol, 95(5-6): 409-417.

Chang A T, et al., 2004. Standing with the assistance of a tilt table improves minute ventilation in chronic critically ill patients. Arch Phys MedRehabil, 85(12): 1972-1976.

Choi J S, Jones A Y, et al., 2005. Effects of manual hyperinflation and suctioning in respiratory mechanics in mechanically ventilated patients with ventilator-associated pneumonia. Aust J Physiother, 51(1): 25-30.

Clark D E, et al., 2013. Effectiveness of an early mobilization protocol in a trauma and burns intensive care unit: a retrospective cohort study. PhysTher, 93(2): 186-196.

Dean E, et al., 1985. Effect of body position on pulmonary function. PhysTher, 65(5): 613-618.

Dean E, et al., 2002. Effects of Positioning and Mobilization. Physiotherapy for respiratory and Cardiac Problems. J. P. Pryor, S. London, Churchill Livingstone.

Dennis D, et al., 2012. Ventilator versus manual hyperinflation in clearing sputum in ventilated intensive care unit patients. Anaesth Intensive Care, 40(1): 142-149.

Disseldorp L M, et al., 2011. Physical fitness in people after burn injury: a systematic review. Arch Phys Med Rehabil, 92(9): 1501-1510.

Dries D J, Endorf F W, et al., 2013. Inhalation injury: epidemiology, pathology, treatment strategies. Scandinavian Journal of Trauma, Resuscitation & Emergency Medicine, 21: 31.

Eaton T, P. et al., 2007. A randomized evaluation of the acute efficacy, acceptability and tolerability of flutter and active cycle of breathing with and without postural drainage in non-cystic fibrosis bronchiectasis. ChronRespir Dis, 4(1): 23-30.

Endorf F W. Dries D J, et al., 2010. Noninvasive ventilation in the burned patient. Journal of Burn Care & Research, 31(2): 217-228.

Endorf F W, Gamelli R L, 2007. Inhalation injury, pulmonary perturbations, and fluid resuscitation. J Burn Care Res, 28(1): 80-83.

Figueiredo P H S, et al., 2012. Flutter valve improves respiratory mechanics and sputum production in patients with bronchiectasis. Physiotherapy Research International, 17(1): 12-20.

Fink J B, et al., 2007. Forced expiratory technique, directed cough, and autogenic drainage. Respir Care, 52(9): 1210-1221; discussion 1221-1213.

Gallon A, et al., 1991. Evaluation of chest percussion in the treatment of patients with copious sputum production. Respir Med, 85(1): 45-51.

Grisbrook T L, et al., 2012. Exercise training to improve health related quality of life in long term survivors of major burn injury: a matched controlled study. Burns, 38(8): 1165-1173.

Grisbrook T L, et al., 2012. The effect of exercise training on pulmonary function and aerobic capacity in adults with burn. Burns, 38(4): 607-613.

Guerin C, 2013. Prone positioning in severe acute respiratory distress syndrome. N Engl J Med, 368(23): 2159-2168.

Guimaraes F S, et al., 2012. Effects of ELTGOL and Flutter VRP1(R)on the dynamic and static pulmonary volumes and on the secretion clearance of patients with bronchiectasis. Rev Bras Fisioter, 16(2): 108-113.

Hale D F, et al., 2012. Prone positioning improves oxygenation in adult burn patients with severe acute respiratory distress syndrome. The Journal of Trauma and Acute Care Surgery, 72(6): 1634-1639.

Hanekom S, et al., 2011. The validation of a clinical algorithm for the prevention and management of pulmonary dysfunction in intubated adults–a synthesis of evidence and expert opinion. J EvalClinPract, 17(4): 801-810.

Harper C M, Lyles Y M, 1988. Physiology and complications of bed rest. J Am GeriatrSoc, 36(11): 1047-1054.

Hayes D Jr, et al., 2011. Lung transplantation for bronchiectasis due to smoke inhalation. Burns, 37(4): e24-28.

Hill K, et al., 2006. High-intensity inspiratory muscle training in COPD. EurRespir J, 27(6): 1119-1128.

Hodgson C, et al., 2000. An investigation of the early effects of manual lung hyperinflation in critically ill patients. Anaesth Intensive Care, 28(3): 255-261.

Lee J M, et al., 2014. The efficacy and safety of prone positional ventilation in acute respiratory distress syndrome: updated study-level meta-analysis of 11 randomized controlled trials. Crit Care Med, 42(5): 1252-1262.

Lemes D A, et al., 2009. Hyperinflation using pressure support ventilation improves secretion clearance and respiratory mechanics in ventilated patients with pulmonary infection: a randomised crossover trial. Aust J Physiother, 55(4): 249-254.

Lewis D, Scullion J, et al., 2012. Palliative and end-of-life care for patients with idiopathic pulmonary fibrosis: challenges and dilemmas. Int J PalliatNurs, 18(7): 331-337.

Maa S H, et al., 2005. Manual hyperinflation improves alveolar recruitment in difficult-to-wean patients. Chest, 128(4): 2714-2721.

Martin A D, et al., 2011. Inspiratory muscle strength training improves weaning outcome in failure to wean patients: a randomized trial. Crit Care, 15(2): R84.

Mazzocco M C, et al., 1985. Chest percussion and postural drainage in patients with bronchiectasis. Chest, 88(3): 360-363.

McCarren B, Alison J A, Herbert R D, et al., 2006. Manual vibration increases expiratory flow rate via increased intrapleural pressure in healthy adults: an experimental study. Aust J Physiother, 52(4): 267-271.

McCarren, B, Alison J A, Herbert R D, et al., 2006. Vibration and its effect on the respiratory system. Aust J Physiother, 52(1): 39-43.

Mlcak R, et al., 1998. Lung function following thermal injury in children: an 8-year follow up. Burns, 24(3): 213-216.

Mlcak R P, Suman O E, Herndon D N, et al., 2007. Respiratory management of inhalation injury. Burns, 33(1): 2-13.

Murray M P, Pentland J L, Hill A T, et al., 2009. A randomised crossover trial of chest physiotherapy in non-cystic fibrosis bronchiectasis. EurRespir J, 34(5): 1086-1092.

Myers T R, et al., 2007. Positive expiratory pressure and oscillatory positive expiratory pressure therapies. Respiratory Care, 52(10): 1308-1326; discussion 1327.

Oldenburg F A, et al., 1979. Effects of postural drainage, exercise, and cough on mucus clearance in chronic bronchitis. Am Rev Respir Dis, 120(4): 739-745.

Pappert D, et al., 1994. Influence of positioning on ventilationperfusion relationships in severe adult respiratory distress syndrome. Chest, 106(5): 1511-1516.

Patman S, Jenkins S, Stiller K, et al., 2000. Manual hyperinflation–effects on respiratory parameters. Physiother Res Int, 5(3): 157-171.

Patterson J E, Bradley J M, Elborn J S, et al., 2004. Airway clearance in bronchiectasis: a randomized crossover trial of active cycle of breathing techniques(incorporating postural drainage and vibration)versus test of incremental respiratory endurance. ChronRespir Dis, 1(3): 127-130.

Patterson J E, et al., 2005. Airway clearance in bronchiectasis: a randomized crossover trial of active cycle of breathing techniques versus Acapella. Respiration, 72(3): 239-242.

Patterson J E, et al., 2007. Acapella versus "usual airway clearance" during acute exacerbation in bronchiectasis: a randomized crossover trial. ChronRespir Dis, 4(2): 67-74.

Pryor J, Webber B, et al., 2002. Physiotherapy Techniques. Physiotherapy for Respiratory and Cardiac Problems. J. P. Pryor, S. London, Churchill Livingstone.

Ricci C, et al., 2013. Physical training and non-invasive ventilation in stable chronic obstructive pulmonary disease patients: a meta-analysis and meta-regression. Respir Care.

Savian C, Paratz J, Davies A, et al., 2006. Comparison of the effectiveness of manual and ventilator hyperinflation at different levels of positive end-expiratory pressure in artificially ventilated and intubated intensive care patients. Heart Lung, 35(5): 334-341.

Schweickert W D, et al., 2009. Early physical and occupational therapy in mechanically ventilated, critically ill patients: a randomised controlled trial. Lancet, 373(9678): 1874-1882.

Sherwood E R, Traber, Daniel L, et al., 2012. The systemic inflammatory response syndrome. Total Burn Care. D. Herndon, Elsevier Inc.

Smailes S T, et al., 2009. The incidence and outcome of extubation failure in burn intensive care patients. J Burn Care Res, 30(3): 386-392.

Stiller K, 2007. Safety issues that should be considered when mobilizing critically ill patients. Critical Care Clinics, 23(1): 35-53.

Thompson C S, et al., 2002. Randomised crossover study of the Flutter device and the active cycle of breathing technique in non-cystic fibrosis bronchiectasis. Thorax, 57(5): 446-448.

Traber D L, et al., 2012. The Pathophysiology of Inhalation Injury. Total Burn Care. H. D, Elsevier Inc.

Winkelman C, et al., 2009. Bed rest in health and critical illness: a body systems approach. AACN AdvCrit Care, 20(3): 254-266.

Woodson L C, et al., 2012. Diagnosis and Treatment of inhalation Injury. Total Burn Care. D. Herndon, Elsevier Inc.

第16章
语言训练

本章摘要

　　最近几年语言训练在烧伤治疗中的作用越来越重要。它在评估和治疗因烧伤和吸入性损伤而导致的交流障碍、吞咽困难以及口面部挛缩等方面的作用日益增强。本章节所含的指南的依据来源于澳大利亚语言治疗设立的标准和严重烧伤患者的语言治疗研究。但是需要注意的是，经典AHP在某些烧伤治疗团队中的作用与这里描述的有部分交叉与不同之处。

简　介

　　吞咽是咽下食物或水的过程。此功能对于保障机体的营养和水分以及进行社交活动是必须的。吞咽困难是指吞咽功能障碍，导致其发生的原因很多，例如，无意或故意口服化学物质、吸入性损伤和皮肤烧伤、口腔挛缩以及长时间气管插管和/或气管等，这些原因均可能导致烧伤患者的吞咽困难（Clayton, et al., 2010; Clayton, et al., 2009）。吞咽困难会影响患者的生活质量，增加患者呼吸系统并发症的风险，延长非经口营养时间，提高患者的护理级别，延长住院时间，因此会导致医疗健康系统成本的增加（Clayton, et al., 2009; Rumbach, et al., 2011; Rumbach, et al., 2014）。语言治疗在诊断治疗吞咽困难的患者方面有重大优势，尤其是评估患者何时开始经口摄食，实施提高吞咽安全的补救措施，降低呼吸风险，最优化营养摄入方面优势更为突出，为最终恢复患者的吞咽功能，使他们可重获病前吞咽功能做出重要贡献。

　　交流能力也是患者治疗效果的重要参数之一，因为患者经常需要与医疗工作者交流（Muthuswamy, 2014）。危重患者（包括烧伤患者）的交流能力常常发生损害（Javed, 2014; Muthuswamy, 2014）。这可能是由于面部、上肢和手的烧伤或者气管内导管和气管造口术导致的。尤其是烧伤患者经常会使用气管内导管作为治疗的一部分，这样既提高了气道的安全性，又提高了外科手术的可操作性。此外，若气管内导管置入困难，但患者因吸入损伤导致上呼吸损伤，进而呼吸衰竭需要持续插管，或者因为需要为面部结构重建提供更高级的外科评估，那么就需要实施气管造口术。但是气管造口术会导致一系列并发症，如吞咽困难，语言障碍和喉咽疾病（Clayton, et al., 2010）等。

　　语言治疗在烧伤治疗的以下领域中得到越来越多的关注：

吞咽困难的评估和治疗

　　吞咽困难可直接由烧伤导致，也可继发于并发症，如插管、气管造口、脓毒症、瘢痕挛缩等。

交流障碍的评估和治疗

交流障碍可能发生在烧伤的急性和亚急性阶段，也可能与插管、气管造口、吞咽损伤、吸入损伤和口面部及上肢挛缩等有关。交流障碍包括由声带、面部运动表达相关的及上肢手势表达相关的器官功能障碍导致的身体语言交流上的困难。

口面部挛缩的评估和治疗

口面部挛缩可能发生在，烧伤患者急性阶段和/或功能恢复阶段，可能会对患者的交流、吞咽以及外表产生影响，继而影响患者被社会接纳的程度。

评估和干预的实施措施应与职业临床治疗师和/或理疗师密切配合，与网站策略保持一致（Rumbach, et al., 2011）。详细内容请参考第13章"口面部挛缩治疗"。

语言治疗在矫正烧伤患者相关的交流、吞咽、口面部挛缩等问题的方面具有持续的责任和义务。

吞咽困难治疗

口腔、咽喉和/或食管受损可导致吞咽困难，吞咽困难程度依赖与临床与吞咽功能相关的检查，例如，X线和/或纤维内窥镜对吞咽功能的评估。欲了解评估和治疗吞咽困难的更多信息请参考澳大利亚吞咽困难语言治疗国家指南（2012）。以下简要罗列了一些与烧伤相关的吞咽困难治疗措施。

吞咽功能评估

烧伤患者吞咽困难可能由以下几个原因造成。经口、面部或颈部烧伤、吸入性损伤、气管造口术、气管插管超过48小时，都会造成患者吞咽困难，同时伴随的神经损伤、败血症、年老和严重的并发症都会增加患者发生吞咽困难的风险。

基于一项关于热力损伤的大型回顾性队列研究，Rumbach等建立了一套核心的临床参照标准，用来预测患者发生吞咽困难的风险，其中持续增长的年龄、烧伤面积大于18%、焦痂切开减张、头颈部烧伤、吸入性损伤、重症监护及机械通气等都会增加发生吞咽困难的风险。Rumbach等（2014年）利用前瞻性的研究验证了这些标准的预测价值，它们对检测吞咽困难的风险具有高度的敏感性和特异性，其中敏感性达到100%，特异性达到83.74%。

此外，烧伤患者的气管导管型号越大，其声音和吞咽功能的评估预后越差。（Cheung，2013）

为了改善患者的预后，在经过患者同意的情况下，早期运用SP对患者的吞咽功能进行有效的评估和管理是十分必要的。与SP临床吞咽功能检测一致，通过补充应用治疗性的吞咽功能改善策略，使的口服用药的安全性得以提高的前提行下，其用药的简易性也得到了优化。

吞咽评估方法可能需要的器材

◇ 电筒。
◇ 杯子。
◇ 勺子。

◇ 吸管。

◇ 压舌板。

◇ 液体稠度选择：稀薄、稍稀薄、浓厚、极浓厚。

◇ 食物稠度选择：泥状、碎末、湿软、柔软、坚硬。

◇ PPE 包括：手套、外衣、护目镜等。

◇ 听诊器（为颈部听诊做准备）：选择性的。

◇ 氧饱和检测。

◇ 注射器：为气管切开及口部抽吸做准备。

◇ 抽吸设备：为口部或气管切开部位的抽吸做准备。

◇ 鼻腔内视镜，光源和记录设备：执行（FEES）。

◇ 蓝 / 绿食物着色（FEES）。

◇ 可视荧光显微镜和记录设备：执行 VFSS。

◇ 液体和粉末钡剂（VFSS）。

评估程序

纳入检测和烧伤情况参考：

◇ 烧伤部位、大小、性质和严重程度（面部、口腔、吸入或吞咽）。

◇ 气管插管史：气管插管性质（外伤 / 约束），气管插管持续时间，ETT 尺寸和拔管时间。

◇ 气管切开术：插管时间，气管切开术细节（尺寸，翻边 / 无翻边，有孔 / 无孔）。

◇ 过去病史（有无神经系统或呼吸系统病史、头颈部病理疾病、吞咽困难病史、心理病史 / 心理状态）。

◇ 最近健康状态包括：神经系统和呼吸系统状态、内科 / 外科治疗计划、疼痛管理，相关鼻内窥镜监测和 / 或支气管镜检查发现。

◇ 重要图片信息：脑病 CT、胸部 X 线检查等。

◇ 近期营养状态。

吞咽评价的适用性评估：

◇ 警觉性（LOA）和认知功能评估。

◇ 呼吸状态评估，包括吸氧需求。

◇ 鉴定管道和药物需求及其对吞咽功能的潜在影响。

◇ 合适的病人体位，如坐着或直立。

请注意：患者气管插管超过 48 小时，吞咽功能评估应该在拔管后 36 小时内执行。患者气管插管时间小于 48 小时，或没有插管，吞咽功能评估则根据临床具体情况，在情况允许的条件下，最好在 24 小时内执行（如果医院转诊系统良好），具体需要参照护理、医疗或联合健康服务人员情况。所以气管切开患者可以拔管时，应将其归入 SP 或多学科气管切开组（MDTT）。

进行口腔肌肉评估：

◇ 评估口腔卫生状况。

◇ 评估牙齿完整性和卫生状况。

◇ 评估脑神经 V、VII、IX、X 和XII。

◇ 评估口腔内和口面部烧伤的创面情况，评估该情况对吞咽和说话功能的影响。

进行沟通筛选评估：

◇ 评估演讲能力。

◇ 评估富有表现力和接受语言的能力。

◇ 评估声音情况。

◇ 评估语言表达流畅度。

进行食品和饮品试验：

◇ 选择合适的与试验一致的食品和饮品，同时注意考虑口腔内因烧伤有吞咽痛的风险。

◇ 选择合适的顺序和递送方式（如杯子、勺子等）提供食品和饮品，目的是不影响吞咽评估的结果。

◇ 吞咽功能的口腔期评估：嘴唇闭合，口腔准备，口腔运动，口腔清洁。同时要考虑面部和口腔内部的烧伤/瘢痕组织对口部吞咽功能的影响，例如，吞咽痛，味觉缺失（味觉受损）和继发于舌头挛缩导致的舌头运动受限。

◇ 吞咽功能的咽喉期评估：吞咽起始，舌喉的运动，呼吸和吞咽的协调性，吞咽干净的次数，喉部渗透/吸气的临床症状（要考虑到吸入性损伤，插管和气管造口术对咽喉期吞咽功能的影响）

◇ 有临床征兆时终止评估（也就是说，生命体征的不平稳，患者不能维持稳定的LOA，患者极为紧张痛苦时）。

◇ 要明确是否需要选用正确的吞咽策略。

口诉临床吞咽评估的结果：

◇ 明确吞咽困难的诊断（包括口部、咽喉部、食管），可能的原因及预后。

◇ 明确呼吸的风险。

◇ 确定适当的饮食及液体摄入以促进良好的营养代谢，减少吞咽困难的并发症（包括吞咽痛）。

◇ 提出吞咽困难的处置计划。

◇ 对患者及看护者进行吞咽评估结果的宣教。

◇ 对吞咽评估的结果进行讨论同时组织烧伤团队的相关人员进行学习。

◇ 为烧伤团队相关人员及其他相关专科人员制订参考指南。

◇ 确定是否需要相关仪器设备进行吞咽的评估（例如，VFSS或FEES），如果需要则进行相关的安排。

◇ 按照相关政策记录吞咽评估的结果。

◇ 患者床头放置相关标示以确保正确的饮食、饮水计划和吞咽策略得以实施（分点描述）。

请注意：咳嗽，发出湿啰音，胸部运动减弱，呼吸频率增加，以及体温的变化（温度上升）是常见的吸入性损伤的临床指征。但是，在急性损伤的恢复期，将体温上升的临床症状与吸入性损伤联系起来时要慎重。此时这部分人群体温的升高可能是由于体温调节功能紊乱或者败血症，并不是吸入性损伤。

请注意：用仪器进行吞咽功能的评估对于严重烧伤患者而言是一个挑战。要考虑到是否需要进行此项操作同时也要考虑到患者能否适应转运到其他科室。转运患者可能非常危险和辛苦，因为患者可能由于疼痛，敷料使用以及近期的植皮导致很难改变其体位，此时 FEES 可能更容易实施因为其可以在床旁实施。此外，由于烧伤患者常常有发声困难，FEES 可以同时进行内窥镜操作，检查喉部的解剖结构和功能的完整性。

实施标准

　　和多学科团队一起来评估治疗口腔烧伤患者的吞咽困难，特别应关注 SPs 的恢复。（A 级）

　　实施吞咽评估的标准应该包括但不局限于：高龄，大于 18% 的烧伤面积，有头颈部的烧伤，有吸入性损伤，需要切痂减压，需要 ICU 监护，需要机械通气。（A 级）

　　实施交流相关的评估的标准（包括声音和面部收缩运动）应该包括但不局限于：头部或颈部烧伤，有可能导致吸入性损伤和吞咽损伤的相关病史，以及施行了 ETT 或气管造口术。（A 级）

吞咽困难的干预措施

已经有证据表明，严重烧伤患者的开始口服摄入的时间越晚，烧伤面积会增加（McKinnon DuBose，2005；Rumbach，et al.，2012a；Ward，2001）。

研究表明严重烧伤患者的吞咽困难通常包括以下特点：

◇ 吞咽困难的口部和咽部的症状（Cheung，2013；Clayton，et al.，2010；Clayton & Kennedy，2007a；Edelman，2008；McKinnon DuBose，2005；Rumbach，et al.，2009，2012a，2012b）

◇ 受限的张嘴和嘴唇闭合（Clayton & Kennedy，2007b；Clayton，et al.，2009；Rumbach，et al.，2009）

◇ 吞咽困难（Clayton & Kennedy，2007a，2007b）

◇ 不能控制流涎（Rumbach，et al.，2009，2012a）

◇ 吞咽延迟（Clayton，et al.，2010；Rumbach，et al.，2009，2012a；Rumbach，et al.，2011）

◇ 咽喉部感觉下降（Rumbach，et al.，2009，2012a）

◇ 咽部残余物扩散（Rumbach，et al.，2009，2012a）

◇ 隐匿吸入的风险（Rumbach，et al.，2012a）

吞咽的恢复通常包括了功能锻炼，目的是为了提升肌肉的强度和协调性从而保证安全有效的吞咽（Clayton，et al.，2009）。吞咽困难特殊的 SP 干预包括：

◇ 进行吞咽的相关实验（也就是控制吞咽，努力吞咽）（Rumbach，et al.，2009）（4 ◇ 级）。

◇ 进行气道的保护和喉部的 ROM 锻炼 [也就是音阶练习，门德尔松手法（抬高并保持喉部）]（Rumbach，et al.，2011）（4 级）。

◇ 证据显示可以采取一些措施减轻吞咽痛（如丸药大小、优化结构、调节食物 / 液体的温度，减少食品 / 液体中的酸性内容物，仅在没有吞咽困难时在口服前予以局部麻醉）（Clayton & Kennedy，2007a，2007b）（3 级）。

◇ 证据表明，烧伤患者的吞咽困难往往出现在严重烧伤后，随后激进的重建方案可以参照头颈部癌症手术。吞咽困难的特点和管理将依赖于切除的范围、具体的切除部位和重建方法的性质（Clayton & Kennedy，2007a，2007b）（4 级）。
◇ 证据表明，减少口周挛缩的干预措施可以达到经口摄入、插管和口腔卫生（Clayton & Kennedy，2007b；Clayton，et al，2009；Rumbach，et al.，2009；Rumbach，et al.，2011）（4 级）

实施标准

　　吞咽困难的康复计划应该按照患者的临床资料和吞咽能力，同时兼顾患者的认知能力和将要进行的烧伤手术。（A 级）

　　吞咽困难的机器测试应该用来制订康复计划和检测治疗效果。（A 级）

社交管理

　　沟通障碍可以分为四个单独的部分：说话、声音、语言和流畅性。社交评价是根据患者的临床诊断、功能需要和认知能力制定的。

　　沟通障碍的出现可能有多种病因，针对烧伤患者这个特定人群的沟通管理概述如下。

沟通能力评估

　　就烧伤患者而言，通过说话、声音或者书写进行沟通的能力均会受损（Brooks，1986；Casper，2002；Clayton，et al.，2009；Javed，2014；Lippin，1994；Meltzer，2012；Muthuswamy，2014；Shikowitz，1996；Snyder，2003）。SP 评估患者沟通需求时应考虑患者之前的状态，当下的需要和限制。在不影响药物或者手术治疗的范围内制订计划，最大限度地提高患者的沟通能力。

在沟通能力评估时可能需要的设备如下

◇ 电筒。
◇ 压舌板。
◇ 手套。
◇ 刺激材料（说话和语言）。
◇ 计时器（记录发声时间）。
◇ 录音机（帮助声音评价和声学分析）。
◇ 鼻镜和喉镜（用来观察喉部解剖结构和功能）。

评估程序

　　根据以上描述的评估流程，回顾纳入标准和手术细节。应该特别注重参考计划或已完成的手术过程，因为这些会影响发音和声音相关的结构，另外，还有因烟雾吸入性损伤、心血管事件和电击伤引起的大脑缺氧性损伤。

　　根据吞咽评估的描述进行口腔肌肉评估：

◇ 讲话 / 发音——主要指有特定的结构被烧伤，或因为受伤而导致挛缩和重建（例如，嘴唇烧伤后，下唇外翻和挛缩的患者发双唇音"b"、"p"、"m"存在障碍）。
◇ 声音——主要指音质、最大发音时间和音域。

◇ 表达性语言。

◇ 接受性语言。

◇ 流畅性。

沟通评价结果的解释：

◇ 确定对沟通能力的诊断（包括说话、语言、声音、流畅性等因素），可能的成因和预后。

◇ 提出沟通管理计划的概要。

◇ 告知患者及陪护者沟通管理计划。

◇ 视实际情况，讨论沟通能力评价结果，告知患者的多学科烧伤治疗团队成员。

◇ 确定喉部功能的诊断是否需要内镜，如果需要，安排耳鼻喉科医师协助诊治。

◇ 根据网站规定，生成评价结果的文档。

在患者床旁进行声音感知功能的评价有诸多限制。如果 SP 怀疑患者出现烧伤引起的喉部解剖和生理功能异常（包括误吸或吸入性损伤）或者治疗导致的（如气管切开术和气管插管），此时，应由耳鼻喉科医师进行鼻内窥镜或动态喉镜检查。鼻内窥镜或者动态喉镜被允许用于准确诊断这些缺陷，以此来指导异常喉解剖和生理结构的治疗。

烧伤后发声困难可能由以下任何一个因素单独或联合引起：吸入性损伤、插管、气管切开以及失声。这些可能因素会导致声门闭合的变化，喉部瘢痕形成，声襞动力学的改变，呼吸支持的改变和影响共鸣的声门上结构的改变。（Casper，2002；Cheung，2013；Clayton，et al.，2010；Lippin，1994；Rumbach，et al.，2012a）。

交流障碍的干预

严重烧伤患者交流障碍的研究表明主要的障碍包括：

◇ 构语障碍。

◇ 发声困难：喉气管病变，特别是声带肉芽肿，声带溃疡，喉痉挛（杓会厌襞的缩短、后声门狭窄、声门下狭窄），喉头水肿和红斑以及声带麻痹。

◇ 这些并发症的发生大多数是由于吸入性损伤和/或外伤或长时间的气管插管造成的。

◇ 由于气管内插管或气管切开导致无法实现言语交流。

语言障碍

构语障碍的治疗依赖于语言缺陷的确切性质。烧伤后最常发生的构语障碍涉及声音需要足够的唇功能。语言康复需要集中于弥补功能的缺失，除此之外通过治疗训练来重新获得已经缺失或受损的功能。例如，当下唇切除后，治疗需要首先专注于降低语速来提高语言的精度（接着提高清晰度作为一种补偿措施），其次专注于唇的闭合及运动的完整性来作为一种治疗措施提高唇的功能。

有证据表明，进行唇或口腔结构整复手术后的患者进行语言康复必须针对每个单独的患者。制订语言康复计划需要考虑的因素包括重建的位置和范围，重建技术的类型，患者认知能力和他们的依从性以及动机（Clayton，et al.，2009）（4级）。

发声困难

严重烧伤后诊断和治疗发声困难的过程中仪器评估喉的功能是至关重要的。烧伤中发声困难的病因学可能与一系列变量相关，包括吸入性损伤的类型和严重程度、气管插管性质及留置时间、气管导管的型号、是否有气管切开，以及心理性的原因。

◇ 行气管切开会导致烧伤患者发生语言障碍、吞咽困难及其他喉部并发症的风险升高（Clayton 等，2010）（3 级）。

◇ 根据澳大利亚治疗结果评估（AusTOMS），使用过大型号的气管导管会导致男性严重烧伤患者气管插管后发声功能恶化（Cheung，2013）（3 级）。

◇ 证据表明，早期进行外科、行为或两者同时的干预可改善烧伤患者的生活质量及发声功能（Casper，2002）（3 级）。

◇ 一项研究的作者建议，无论是否并发吸入性损伤，作为完整的康复治疗的一部分，进行气管插管的烧伤患者都需要发声康复治疗（Casper，2002）（3 级）。

◇ 吸入性损伤可能导致复杂的喉、气管狭窄（Gaissert，1993）（3 级）。

非语言交流

针对没有语言能力的患者，SP 应熟练掌握强化或替代性交流方式（Brook，1986）。对强化或替代的交流的评估应包括以下方面：

◇ 上肢功能受限。
◇ 语言、发声障碍。
◇ 目前及受伤前的认知 / 语言状态。
◇ 心理状态。
◇ 视力及听力水平。
◇ 非英语背景与文化的差异。

根据评估的结果，SP 应为不能经过口语交流的患者设计或给予相应的强化或替代性交流系统，并教授患者、患者家庭成员及工作人员如何使用这些方法。有证据表明，在交流方式的设计中可考虑以下这些简单的策略（Meltzer，2012；Muthuswamy，2014）（5 级）。

◇ 笔与纸。
◇ 写字桌。
◇ 字符板。
◇ 文本 - 语音转换设备。
◇ 交流板。
◇ 在手上书写 / 描绘字母。
◇ 眨眼。
◇ 打手势。
◇ 唇读。

高级工具，例如，瞳孔跟踪软件，为长期语言障碍患者所使用。然而，这些并不一定是烧伤患者所需要的。鉴于烧伤病情的复杂性，以下是一些已在烧伤单位评估过的策略。

◇ 一个低成本的运动跟踪系统，在屏幕上可选择字母（例如，笔记本电脑），一方面使用头和脸作为鼠标来追踪运动，另一方面可使用肢体运动（由 Kinect™ 系统测量）。

这些系统可用于面部、胸部、上肢烧伤合并吸入性损伤患者的交流（1级）。

◇ 证据表明用一个显示字母表的屏幕（例如，电视屏幕），连接一个带有四个超大的控制光标运动开关的控制系统，附带一个选择开关以用于促进交流。这些开关即使是缠有绷带的手也能够按下。

实施标准

如有必要，卫生专业人员应当利用替代的、扩大的、易行的根据患者能力特制的交流方法。（A级）

烧伤患者有发生言语障碍的风险。早期语音康复可能对此类患者有利。（B级）

气管切开术

需要长期机械通气或面部结构积极重建的大面积烧伤患者在治疗期间往往进行气管切开术。烧伤患者进行气管切开需要着重考虑的方面包括插管时间、传统外科切开或经皮气管切开插管以及颈部烧伤的存在。吞咽困难及发音障碍通常与气管切开有关。SP 在负责管理此类患者的多学科气管团队中起着重要作用。

气管切开的烧伤患者的评估与管理

◇ 需要的设备已在以上吞咽评估部分列出。

◇ 确定气管切开插管类型（例如，环式/非环式、有孔/无孔）和插管方法（传统外科切开或经皮气管切开）。

◇ 评估恰当性及实施环式抽气联合 MDTT 或依照每个部位方案。

◇ 如上所述参考《澳大利亚气管切开术后言语病理学指南（2013 版）》进行语言能力评价和治疗。

烧伤特殊建议

烧伤患者可能由于病情危重导致的呼吸机脱机困难，脱机训练难度大，外科手术需要进行气道进行评估等原因延长气管造口的持续时间。这将导致可以预见的废用性肌萎缩，并对维持气道完整和强度、吞咽和言语功能方面造成显著的影响。

当计划进行气管插管时，需要考虑颈部组织的完整性和插管持续时间。理想状况是让可能接受气道造口的烧伤患者尽快地愈合颈部创面，避免经坏死组织或未愈合创面进行气道造口（Smailes，2014）。气管插管建议保留时间不超过 10～14 天，否则咽喉和/或吞咽相关的并发症将随之而来（Clayton, et al., 2010）。

当计划进行气道造口拔管时，MDTT 或相关的 AHP 必须与烧伤外科团队就患者后续手术需要的气道评估和管理，以及能否选择经口/鼻气管插管进行沟通，这可能会导致拔管时间延长。还有很重要的一点，那就是气道造口术后的烧伤患者在拔管且造口愈合前无法接受颈前区创面的抗瘢痕和对抗挛缩的治疗。即使组织移植也会使造口愈合延迟。证据提示接受气道造口术的烧伤患者会有更高的吞咽障碍、言语障碍及咽喉气道病变的风险。

实施标准

烧伤患者气道造口的评估及管理需要多学科的协助，并充分考虑到带来的吞咽障碍、言语障碍及咽喉气道病变的风险。（A 级）

实施标准总结

1. 口咽部烧伤患者的吞咽障碍的评估和治疗需要 SP 在康复方面给予更多的关注。（A 级）

2. 吞咽的评估标准包括年龄变化、面积＞ 18% 的烧伤、伴有头面颈部烧伤、伴吸入伤、需行气管切开、入住 ICU 治疗，以及是否行机械通气。（A 级）

3. 沟通交流的评估标准包括头面颈烧伤、既往提示有吸入性损伤或消化道烧伤，以及进行过气管插管或气管切开术治疗。（A 级）

4. 吞咽障碍的康复应当考虑患者的吞咽能力、认知能力和有计划的烧伤手术。（A 级）

5. 在进行吞咽障碍康复过程前及评价治疗是否成功时，应进行吞咽功能检测。（A 级）

6. 康复训练工作应当依据患者的能力，选用可调节的、扩大的、可行的交流方法。（A 级）

7. 烧伤患者存在发生困难的风险，对其进行早期发生训练康复有益于恢复。（B 级）

8. 在行气道切开的烧伤患者治疗过程中，应当特别注意吞咽困难、发声困难及喉气管病理改变的风险增加。（A 级）

参考文献

Ajemian M, et al., 2001. Routine fiberoptic endoscopic evaluation of swallowing following prolonged intubation: Implications for management.Archives of Surgery, 136(4), 434-437.

Barquist, E, et al., 2001. Post extubation fiberoptic evaluation of swallowing after prolonged endotracheal intubation: A randomized, prospective trial. Critical CareMedicine, 29(9): 1710-1713.

Brooks J, Hammond J S, 1986. Nonverbal communication: Role of the speech pathologist on the burn team. Journal of Burn Care & Rehabilitation, 7(1): 42-44.

Casper J K, et al., 2002. Laryngeal and phonatory status after burn/inhalation injury: A long term follow-up study. Journal of Burn Care & Rehabilitation, 23(4), 235-243.

Cheung W, et al., 2013. The effect of endotracheal tube size on voice and swallowing function in patients with thermal burn injury: An evaluation using the Australian Therapy Outcome Measures(AusTOMS). International Journal of Speech-Language Pathology, 15(2), 216-220. doi: 10.3109/17549507.2012.713396.

Clayton N A Kennedy P J, 2007b. Management of firecracker induced oropharyngeal burns: A case report. International Journal of Speech-Language Pathology, 9(3): 265-270.

Clayton N A, et al., 2009. Rehabilitation of speech and swallowing after burns reconstructive surgery of the lips and nose. Journal of Burn Care & Research, 30(6), 1039-1045. doi: 10.1097/BCR.0b013e3181bfb907.

Clayton N A, Kennedy P J, 2007a. Management of dysphagia in toxic epidermal necrolysis(TEN)and Stevens-Johnson syndrome(SJS). Dysphagia, 22(3): 187-192.

Clayton N, Kennedy P, Maitz P, 2010. The severe burns patient with tracheostomy: Implications for management of dysphagia, dysphonia and laryngotracheal pathology. Burns, 36(6): 850-855. doi: 10.1016/j.burns.2009.12.006.

Edelman D A, et al., 2008. Bedside assessment of swallowing is predictve of an abnormal barium swallow examination. Journal of Burn Care & Research, 29(1): 89-96.doi: 10.1097/BCR.0b013e31815f5a4c.

Gaissert H A, Lofgren R H, Grillo H C, 1993. Upper airway compromise after inhalation injury: complex strictures of the larynx and trachea and their management. Annals of Surgery, 218(5): 672-678.

Javed M, et al., 2014. A cost-effective and simple electronic solution to communication with patients with tracheostomy in a burns and intensive care setting.Annals of Plastic Surgery, 72(2): 135-137. doi: 10.1097/SAP.0b013e318228e2f0.

Lippin Y, et al., 1994. Vocal cord dysfunction resulting from heterotopic ossification in a patient with burns. Journal of Burn Care & Rehabilitation, 15(2): 169-173.

McKinnon DuBose C, et al., 2005. Pattern of dysphagia recovery after thermal burn injury. Journal of Burn Care & Rehabilitation, 26(3): 233-237.

Meltzer E C, et al., 2012. Lip-reading and the ventilated patient. Critical Care Medicine, 40(5): 1529-1531. doi: 10.1097/CCM.0b013e318241e56c.

Muthuswamy M B, et al., 2014. Utility of optical facial feature and arm movement tracking systems to enable text communication in critically ill patients who cannot otherwise communicate. Burns. doi: 10.1016/j.burns.2013.12.012.

Partik B, et al., 2000. Videofluoroscopy of swallowing in symptomatic patients who have undergone long-term intubation. American Journal of Roentgenology, 174(5): 1409-1412.

Rumbach A F, et al., 2009. Burn Injury. In E.C. Ward & A.T. Morgan(Ed.), Dysphagia post trauma. San Francisco: Plural Publishing: 151-199.

Rumbach A F, et al., 2009. The challenges of dysphagia management and rehabilitation after extensive thermal burn injury: A complex case. Journal of Burn Care & Research, 30(5): 901-905. doi: 10.1097/BCR.0b013e3181b487e0.

Rumbach A F, et al., 2011. Dysphagia rehabilitation after severe burn injury: An interdisciplinary and multidisciplinary collaborative. Journal of Medical Speech-Language Pathology, 19(1): 25-34.

Rumbach A F, et al., 2012a. Clinical progression and outcome of dysphagia following thermal burn injury: A prospective cohort study. Journal of Burn Care & Research, 33(3): 336-346. doi: 10.1097/BCR.0b013e3182356143.

Rumbach A F, et al., 2012b. Physiological characteristics of dysphagia following thermal burn injury. Dysphagia, 27(3): 370-383. doi: 10.1007/s00455-011-9376-7.

Rumbach A F, et al., 2011. Incidence and predictive factors for dysphagia after thermal burn injury: A prospective cohort study. Journal of Burn Care & Research, 32(6): 608-616. doi: 10.1097/BCR.0b013e318231c126.

Rumbach A F, et al., 2014. Validation of predictive factors of dysphagia risk following thermal burns: A prospective cohort study. Burns, 40(4): 744-750. doi: 10.1016/j.burns.2013.09.020.

Shikowitz M J, et al., 1996. Speech and swallowing rehabilitation following devastating caustic ingestion: Techniques and indicators for success.Laryngoscope., 106(2): 1-12.

Silverglade D, Ruberg R L, 1986. Nonsurgical management of burns to the lips and commissures. Clinical Plastic Surgery, 13(1): 87-94.

Smailes S T, et al., 2014. Percutaneous dilational and surgical tracheostomy in burn patients: Incidence of complications and dysphagia. Burns, 40(3): 436-442. doi: 10.1016/j.burns.2013.07.011.

Snyder C, Ubben P, 2003. Use of speech pathology services in the burn unit. Journal of Burn Care & Rehabilitation, 24(4): 217-222.

Ward E C, Uriarte M, Conroy A-L, 2001. Duration of dysphagic symptoms and swallowing outcomes after thermal burn injury. Journal of Burn Care & Rehabilitation, 22(6): 441-453.

Williams A I, Baker B M, 1992. Advances in burn care management: Role of the speech-language pathologist. Journal of Burn Care & Rehabilitation, 13(6): 642-649.

Wust K J, 2006. A modified dynamic mouth splint for burn patients. Journal of Burn Care & Research, 27(1): 86-92.

第17章

营养管理

本章摘要

　　烧伤后提供足够的营养支持属于标准烧伤治疗的一项内容。除了传统提供"常量和微量"营养物质外，现行的营养支持方案还包括免疫营养物质、理想的营养补充策略，以及能够影响营养需求及利用的药物辅助。本章指南基于澳大利亚营养师协会与其他营养团体所确定的基本标准，为烧伤专科医师提供参考。由于内、外科营养治疗措施存在差异或交叉之处，烧伤治疗的多学科团队非常有必要包含有经验的营养师

简　介

　　最理想的是营养师能够对所有烧伤患者进行营养普查及营养评估。烧伤面积大于10%或伴有面部、双手或者吸入性损伤的患者应当得到优先处理。营养支持的目的在于为患者提供合适的营养摄入以促进创面修复、尽量减少肌肉组织丢失，以及维持儿童的正常成长。

　　大于15%TBSA的儿童与大于20%TBSA的成人患者均应进行肠内营养支持的评估。此类患者由于受循环中炎症介质的影响容易处于高代谢状态（口服营养很难满足其营养需求）（澳新烧伤学会，2013/2014）。烧伤面积小于20%的老年患者（65岁以上）也需要额外的肠营养支持。

　　较小面积烧伤患者经口服营养即可满足营养需求。应鼓励他们在伤后尽早开始饮食，并提供高蛋白、高热量饮食，其中包括餐间零食与高蛋白饮品（如牛奶制品或市售饮料），如果包含其他营养危险因素则更应该得到补充。

　　对伴有面部、气道或手烧伤患者需要接受更加密切的营养监测以确保其得到充足的营养摄入。

　　营养摄入需要监测，必要时进行膳食回顾。如果口服营养不充足则需要进行肠道喂养。

　　为了治疗而空腹（如烧伤浸浴、手术等），或者在就餐时间离开病房（如进行物理治疗等）可能意味着会错过餐食。按计划并鼓励进餐非常重要，此时护士、保健人员、营养助理、父母以及护工应发挥重要作用。与成人不同，儿童常常依赖零食来满足其营养需求（McLennan & Podger，1997），这在烧伤后营养需求增加时显得尤为重要。

　　许多儿童患者伤后很容易退步到婴儿期饮食习惯即以饮料代替食物。保证饮料能够满足其营养需求是非常重要的。可以采用母乳喂养和配方奶粉以及适龄的营养液。

　　对所有的烧伤患者而言，营养支持与监测应有规范的饮食原则，具体内容本章不再赘述。

营养评估

为了对营养治疗进展进行持续评估提供基准数据，必须对患者进行初步评测。

在患者入院后应当立即进行初始营养评测。最好在烧伤后 24～48 小时内进行合适的喂养（Rousseau，et al.，2013）（5 级）. 需要由营养师来完成综合营养评估。

初始评估

营养评估至少包括以下项目：

◇ 年龄。
◇ 性别。
◇ 生化指标：白蛋白、前白蛋白、CRP、血糖、尿素、肌酐。
◇ 身高（2 岁以下测身长）与伤前体重的百分比，如果不能测重则使用预估体重或报告体重，当评估患者体重时应当考虑到（烧伤后的）液体复苏可能引起明显水肿而改变患者体重。应当由经验丰富的医务人员（最好是营养师）来执行体重评估。
◇ 应当考虑到伤前的营养状态，例如，营养不良、酗酒、复食症风险、身高／长度和体重百分比的差异。
◇ 烧伤面积、深度与部位。因为供皮区面积也会增加创面消耗，当评估营养需求时应一并计入创面面积。
◇ 胃肠道功能。
◇ 疼痛控制。
◇ 自主进食的潜在障碍。
◇ 基础疾病（包括 2 岁以下的早熟和任何影响进食的病史）。
◇ 普通饮食与特殊饮食需求。
◇ 任何可以影响患者营养状态与营养生化指标的药物治疗。

营养供给

高代谢的治疗

有证据显示烧伤后由于儿茶酚胺、糖皮质激素以及胰高血糖素的分泌增加所引发的高代谢状态可以导致营养物质代谢失常和需求增加（Bonet，et al. 2011）（5 级）。烧伤后高代谢的治疗在急性期与恢复期都非常重要（Pereira & Herndon，2005）（5 级）。尽管手术与护理手段有所进步，但烧伤后高代谢是不能被逆转的。（Pereira，et al.，2005）（5 级）。烧伤创面的早期切痂植皮，体温调节与药物治疗已经可以明显减轻烧伤后的高代谢反应（Williams，et al.，2009）（5 级）。在小规模儿童烧伤患者的随机对照研究中发现使用 β 受体阻滞剂（如心得安）可以明显降低（患者的）静息能量消耗，增加纯肌肉蛋白平衡并保持无脂肪重量（Herndon，et al.，2001）（1 级）. 而二甲双胍与胰岛素则增加肌肉蛋白合成速率，从而抵消成人严重烧伤后肌肉组织的大量分解代谢（Gauglitz，et al.，2011；Gore，et al.，2005）（3 级）。强化胰岛治疗在改善脏器功能的同时，也能够通过减少感染、脓毒血症，降低血清 IL-6 与急性期蛋白水平而改善烧伤后并发症发病率（Jeschke，et al.，2010）（1 级）。近来对一组烧伤面积大于 40%TBSA 的儿童患者进行的随机试验显示强化胰岛素治疗可以改善胰岛素敏感性，改善线粒体氧化能力，降低静息能量消耗（REE）（Fram，et al.，2010）（1级）。

营养支持或者高价营养并不能扭转或者避免烧伤后高代谢状态（Atiyeh，et al.，2008）（1级），但是早期与持续的肠道喂养高蛋白高碳水化合物可以有效减少高代谢的影响（Williams，et al.，2009）（5级）。早期肠道喂养可以促进热量的摄入与蛋白的储留（Lee，et al.，2005）（5级）。根据烧伤代谢反应特点推荐成人的热量分配是碳水化合物（50%～60%）、脂肪（20%）、蛋白质（25%），微量元素至少是正常人推荐剂量的10倍（Demling & Seigne，2000）（5级）。目前针对儿童烧伤患者尚无足够证据推荐热量分配与微量元素摄取剂量。然而有研究显示在大于40%TBSA患儿中，高代谢状态在创面愈合后至少9个月内都会导致非脂体重减少，并且在伤后9～12个月才开始出现体重净增加（Hart，et al，2000）（3级）.

对高代谢反应的干预措施

◇ 对所有烧伤面积大于20%的成人患者与烧伤面积大于15%的儿童患者以及所有不能经口补充营养的患者推荐在伤后早期（伤后24～48小时内）开始肠道喂养。
◇ 肠道喂养应在伤后急性期作为持续应用策略（或应用于分解代谢反应启动后的流动期）。
◇ 小于20%TBSA的成人患者与小于15%TBSA的儿童患者要鼓励他们伤后尽早开始饮食。并且应当向他们推荐高蛋白、高热量饮食，可以少食多餐，并补充高蛋白饮品（牛奶饮料或者市售的饮品），尤其对于伴有其他营养危险因素存在时更应如此。
◇ 严重烧伤后的早期肠道喂养具有如下作用
  ● 减少热量损耗；
  ● 刺激胰岛素生成；
  ● 减少骨骼肌组织丢失并促进蛋白质储留；
  ● 降低肠道渗透性；
  ● 减少细菌经肠道黏膜的细菌移位，从而减少脓毒血症的风险；
  ● 提高创面愈合率；
  ● 缩短住院时间；
  ● 降低应激性（Curling）溃疡发生率。
◇ 延迟胃肠营养（超过伤后18小时）容易导致胃肠麻痹。
◇ 药物治疗可以控制血糖水平（例如，口服降糖药物，如二甲双胍或者胰岛素），而不是通过改变营养支持，以减少肌肉分解代谢及优化营养摄入。

实施标准

　　烧伤后高代谢状态的治疗包括早期肠道营养支持、药物治疗、外部环境控制与脓毒血症的预防。在进行肠道喂养之前要咨询营养师。（B级）

　　≥30%TBSA的儿童与成人烧伤患者应采取胰岛素治疗方案以严格控制血糖水平。（A级）

常量营养素的需求

典型的高代谢反应可以表现为代谢率的增加与分解代谢加速，从而导致机体瘦体组织丢失，感染风险增加以及胰岛素抵抗（Gore，et al.，2005；Lee，et al.，2005）。对烧伤患者的过度喂养和喂养不足均对病情恢复具有负面影响（Masters & Wood，2008）（4级）。对烧伤患者的成功营养管理包括能量需求的计算及采用适当正确的常量营养物质供给（脂肪蛋白质和碳水化合物）（Dickerson，2002；Masters & Wood，2008）。

能量需求

对烧伤患者的营养评估应当在伤后立即开始直至痊愈后 12 个月（Chan & Chan，2009）（5级）。由于过度或者不足的喂养都会对康复带来负面影响，烧伤患者的营养需求需要精确评估（Masters & Wood，2008）（4级）。呼吸商可以用于测量烧伤患者的过度或者不足的喂养，但对于 ICU 的儿童烧伤患者的喂养判断评估价值有限（Liusuwan，et al.m 2008）（3级）。

间接热量测定（IC）获取个体代谢反应，因此用于评估能量需求的大部分营养公式都使用 IC 作为参考标准（Graves，et al.，2009；Mendonca Machado，et al.，2011）（4级）。在严重烧伤儿童利用 IC 方法确定静息能量消耗（REE）比估计法（预测公式）更准确（Mendonca Machado，et al.，2011；Suman，et al.，2006）（3级）。对北美烧伤中心的一项调查发现 IC 使用率从 1989 年的 15% 增加到 2007 年的 66%（Graves，et al.，2009）（4级）。其中 78% 的单位在 IC 测量中常规加入应激与活动因素（Graves，et al.，2009）（4级）。

如果不能使用 IC 测量时可以采用其他公式计算能量需求，其中体重、年龄、性别与烧伤面积作为热量需求的主要决定因素（Chan & Chan，2009）（5级）。实际上，患者的能量需求应根据包含临床与生理因素的估计代谢率来计算（Mendonca Machado，et al.，2011；Prelack，et al.，2007）（5级）。Graves 等（2009）所调查的烧伤中心中，有 54% 的单位采用推荐膳食供给量（RDA）或每日参考摄入量（RDI）作为评估儿童烧伤患者热卡需要的一种方法（4级）。

近期一项研究比较了在美国最常用的由 IC 测量 REE 的公式。结果发现所有这些公式都未能准确预测 REE；但 Carlson 与 Milner 公式却提供了最可靠的能量需求评估（Shields，et al.，2013）（3级）.两种在澳大利亚常用的评估公式（Toronto and Modified Schofield）很遗憾未被纳入此项研究中。

临床因素、治疗选择以及进展阶段需纳入到能量需求的评估因素中（Bonet，et al.，2011）（5级）。

最近在澳洲的一项未发表的队列研究提示当 7.5% ~ 37.5% TBSA 的烧伤患者不宜采用 IC 测量时，由应激因素改良的 Schofield 公式（Schofield，1985）可能是最准确的预测公式（Walsh，et al.，2013）（3级）.另外一项研究结果提示烧伤面积在 20% ~ 49% 的插管患者推荐使用 Toronto 公式（Royall，et al.，1994）以及可测定能量消耗的 kJ/kg 方法（Forbes，et al.，2010）（3级）。

当用公式计算营养需要量时必须考虑患者身高体重比值指数（BMI）、外观、肌肉和脂肪组织相对量的变化。由于脂肪组织代谢活力较肌肉组织低，在对 BMI 大于 $30kg/m^2$ 的成人烧伤患者计算营养需求时需要调节体重参数以避免评估数值过高。在此类人群中低热卡（21kcal/kg/day）高蛋白喂养可能更合适（Stucky，et al.，JPEN 2008）（3级）。

由于正处于生长发育期，儿童烧伤患者更容易发生烧伤后高代谢与分解代谢。在没有IC时通常采用预测公式。许多常见的儿童烧伤能量预测公式都容易出现计算结果偏高。有学者建议提供基础代谢率120% ~ 200%的能量对严重烧伤患儿是足够的（Cunningham，et al.，1990）（3级）。

在未进行IC测定时，Wolfe 公式 [BMR×2（采用实际或理想的重量或者50th百分位的重量）] 常被用于儿童烧伤人群，这是由于与其他常用公式（如 Curreri and Curreri Junior）相比，它提供了最低热量需求预测值。在 Westmead 儿童医院进行的研究显示，使用 IC 测量的烧伤儿童能量需求值支持该公式计算结果。烧伤面积大于11%的儿童患者通常在恢复期呈现高代谢状态，其静息能量消耗可以增加到预测值的128%（NSW Severe Burn Injury Service，2004）。

需要注意的是，预测公式只能提供患者能量需求的预估值。它们只能指导提示治疗从哪里开始或达到什么目的。营养师需要根据患者的临床表现与生化指标对营养支持进行密切的观察与调整以确定个体化营养治疗。

实施

◇ 在进行初步营养评估以后要对所有烧伤患者营养需求进行计算。

◇ 在使用预测公式计算烧伤患者营养需求时供皮区也要算作烧伤面积，这是因为它们增加了创面总面积。由于创面处于持续愈合过程，我们应当对营养需求量定期重新评估，从而避免过度喂养及减少相关后遗症。

◇ 尽可能利用系列 IC 检测来预估和监测患者的能量需求。在没有条件检测 IC 的烧伤单位则使用预测公式作为替代。

◇ 烧伤营养预测公式要从营养支持开始时采用，且应对患者进行密切观察。

◇ 对严重烧伤伴机械通气的成年患者，目前 Toronto 公式预测营养需要最准确的评估公式。由于该公式对于口服补充营养的非机械通气患者不适用，对此类患者最好采用改良的 Schofield 公式或者 kJ/kg 公式（表16）。由 Shields 等（Shields，et al. 2013）推荐的 Carlson 与 Milner 公式需采用体表面积，并对身高体重进行精准测量。当这些指标无法测量只能估算时，则容易出现显著错误。而改良的 Schofield 与 kJ/kg 公式仅需要测量体重即可（表15）。

◇ 对于儿童烧伤患者，目前更支持应用 Wolfe 公式（参见儿童烧伤预测公式表格，表16）。

◇ 当使用预测公式时应考虑到不同年龄的烧伤患者基础代谢需求不同。如果患者 BMI 结果超标，若采用预测公式计算，则应调整体重参数。

调校体重

计算 BMI 时使用实际体重：

◇ 18 ~ 29.9kg/m^2（勿用增重系数）。

◇ < 18kg/m^2（按临床指征采用增重系数）。

对于 BMI=30kg/ m² 或者更高者则使用调校的体重：

◇ 调校的体重 =[（实际体重理想体重）×0.25]+ 理想体重。

◇ 理想体重：BMI 体重 =25kg/ m²（小于 65 岁）或者 27 kg/ m²（大于 65 岁）。

◇ 需要营养师进行密切临床监测与对营养支持方案的调整，从而保证个体化营养供给。

在整个病程中应定期对患者营养需求进行计算与修正，以促进创面愈合，体力活动变化以及减少急性高代谢反应。

表 15　成人烧伤后患者营养推荐预测公式

公式名称	详细内容		
Toronto 公式 （Royall，et al.，1994）	适用所有患者： REE（kcal）=-4343+（10.5×TBSA burned）+（0.23×kcal）+（0.84×Harris Benedict）+[114×T（℃）] （4.5×days post-burn）。 TBSA：全身烧伤面积，kcals：过去 24 小时摄入热卡。 Harris Benedict：无应激因素或活动因素参与的 Harris Benedict 公式计算出的基础热卡需要量。 改良 Harris Benedict 公式： 男性：BEE（kJ）=278+（57.5×kg wt）+（20.9×cm Ht）–（28.3× 年龄） 女性：BEE（kJ）=2741+（40×kg wt）+（7.7×cm Ht）–（19.6× 年龄）： T= 过去 24 小时平均体温（℃）。 Days post-burn = 烧伤后天数。		
改良 Schofield 公式 （Schofield，1985）	女性：kcal/d BMR	男性：kcal/d BMR	
	15 ～ 18 岁：13.3W +690	15 ～ 18 岁：17.6W +656	
	18 ～ 30 岁：14.8W +485	18 ～ 30 岁：15.0W +690	
	30 ～ 60 岁：8.1W + 842	30 ～ 60 岁：11.4W + 870	
	大于 60 岁：9.0W + 656	大于 60 岁：11.7W + 585	
kJ/kg 方法（比例法） （"NEMO"，2012）	烧伤面积　　< 10%	11% ～ 20%	> 20%
	kJ/kg　　100 ～ 125	125 ～ 145	145 ～ 160

表 16　儿童烧伤患者营养推荐预测公式

公式名称	详细内容		
		性别与年龄范围（岁）	BMR 公式（wt 为体重公斤）
	男性	出生～ 3	（60.9×wt）–54
Wolfe：BMR×2（Rodriguez， D J，1996）		3 ～ 10	（22.7×wt）+495
		10 ～ 18	（17.5×wt）+651
	女性	出生～ 3	（61.0×wt）–51
		3 ～ 10	（22.5×wt）+499
		10 ～ 18	（12.2×wt）+746

> **实施标准**
>
> 烧伤患者营养需求是复杂的，且需随着临床状态的变化而重新评估。（B 级）
>
> 间接热量（测量）是评估营养需求的最准确方法。如果不能进行间接热卡需求计算，可采用针对特定患者需求的预测公式以及年龄来计算其能量需求。（B 级）
>
> 目前对烧伤患者能量需求的最佳预测公式尚无定论，所以对患者伤后营养需求的增加需进行密切观察与定期监测。（B 级）

蛋白质需求

高蛋白摄入有利促进创面愈合，减少感染，预防肌肉蛋白过度分解并提高生存率。烧伤患者蛋白需求增加，且高蛋白喂养有助于提高救治成功率。有学者建议蛋白摄入量占热卡的 20% ～ 25%，或者 2.5 ～ 4.0 g/kg/day（Chan & Chan，2009）（5 级）。有关伤后每千克体重的蛋白理想供给量一直存有争议。有研究认为蛋白供给量应大于每千克体重 2g 蛋白（Frankenfield，2006）（5 级）。然而过量的蛋白摄入（大于每千克体重 3g 或者高于总能量的 25%）则增加肾脏的负担且并不能减少肌肉蛋白分解代谢（Masters & Wood，2008）（4 级）。在美国与澳洲的 13 个烧伤中心采用的是喂养热量的 15% ～ 25%，相当于每千克体重提供 2 ～ 3g 蛋白质（Masters & Wood，2008）（4 级）。

82% 的烧伤中心中采用实际体重与烧伤面积来确定蛋白质的需要量（表 17）（Graves，et al.，2009；Mendonca Machado，et al.，2011）（4 级）。

另有文献推荐对肠外营养患者按照每分钟每千克体重提供 5 ～ 7mg 碳水化合物，每千克体重供应蛋白质 2.5 ～ 4.0g，而脂肪则按每千克体重 0.5g 起始使用 12 小时直到每天每千克体重摄入 1.0 ～ 1.5g 脂肪（Prelack，et al.，2007）（5 级）。

表 17　成人烧伤患者蛋白质推荐需要量（Deitch，1995）

严重程度（%TBSA）	蛋白质（g/kg/day）	NPC：N
< 15%	1.0 ～ 1.5	150：1
15% ～ 30%	1.5	100 ～ 120：1
31% ～ 49%	1.5 ～ 2.0	100：1
> 50%	2.0 ～ 2.3	100：1

NPC：N= 非蛋白热量：氮比值（即卡氮比）。

有学者建议成人烧伤患者热量分布为 60% ～ 70% 碳水化合物，15% ～ 20% 脂肪与 10% ～ 20% 蛋白质（或者每天每千克体重 1 ～ 2g 蛋白质）。而对于儿童则建议碳水化合物占 60% ～ 70%，脂肪 20% ～ 25% 及每天每千克体重 2.5 ～ 4g 蛋白质（Chan & Chan，2009）（5 级）。

某综述认为对 10% 以上烧伤面积的患者采用高碳水化合物、高蛋白、低脂肪肠道喂养相比采用低碳水化合物、高蛋白与高脂肪饮食者可以减少肺炎发生率，但二者对死亡率的影响尚不确定（Masters，et al.，2012）（1 级）。

儿童烧伤患者建议给予每日每千克体重 2.5～4g 蛋白质（Rodriguez，et al.，2011）（5 级）。

当计算患者蛋白需要量并给予营养支持时应当考虑创面渗出量，创面的大量渗出将导致较多的蛋白丢失。

当摄入超过每千克体重 2g 蛋白质时需监测肾功能，老年患者更应如此（年龄≥65 岁）。

目前对于儿童烧伤患者的蛋白需求量计算如下：

◇ 蛋白摄取的目标为每天每千克实际体重 2.5～3g。

◇ 当蛋白摄取量超过每千克体重 4g 时要需监测肾功能，每周两次检测血尿素氮水平。

体重不能单独用作营养状态的指征，超重患者与低体重患者一样可能发生营养耗竭。少肌症是氮储存不足的指征。

烧伤后血清白蛋白并不是可靠的营养指标，但应将其与急性期蛋白指标如 C 反应蛋白（CRP）联合进行临床监测（注：对于使用白蛋白作为液体复苏成分或者作为胶体使用者其血清水平并不能反映患者的营养或者炎症状态）。

蛋白质代谢可能在伤后 9～12 个月都会变化，所以当计算患者蛋白需要量或者监测生化指标时要考虑这些变化。

> **实施标准**
>
> 烧伤患者增加蛋白质摄入已经达成共识，但不同的文献所推荐的确切剂量却各有不同。临床医生需根据现有证据决定患者蛋白质摄入量。（B 级）

碳水化合物的需要量

来自 13 个烧伤中心的调查研究显示不同单位的肠道喂养中碳水化合物与脂肪的百分比有很大差别（Masters & Wood，2008）。大多数单位都采用低脂肪（少于 20%）与高碳水化合物（多于 55%）喂养。高碳水化合物喂养的含量为 55%～85%，而脂肪含量则为 3%～20%。高脂肪喂养则是为了控制血糖水平（Masters & Wood，2008）（4 级）。有临床证据显示在烧伤面积大于 10% 患者中采用高碳水化合物、高蛋白、低脂肪喂养可减少肺炎发病率，但还需要进行更多研究来确定理想的脂肪与碳水化合物的百分比以及对死亡率的影响（Masters，et al.，2012）（1 级）。

对严重烧伤儿童进行的一项研究发现高碳水化合物喂养（3% 脂肪，82% 碳水化合物，15% 蛋白）与高脂肪喂养（44% 脂肪，42% 碳水化合物，14% 蛋白）相比可以减少肌肉蛋白分解，但对死亡率没有影响（Hart，et al.，2001）（2 级）。

葡萄糖的输注不应当超过每分钟每千克体重 4～7mg（大约 50%CHO 作为能量来源）。超过最高糖输注率可以引发代谢并发症，如：肝功能的变化（脂肪肝倾向）与高糖血症（Dietitians's Association of Australia Nutrition Support Interest Group，2011）（2 级）。

高钠血症时大剂量摄入的右旋葡萄糖应作为非营养性的碳水化合物（Rousseau，et al.，2013）（5 级）。

脂肪需要量

尽管脂肪是优良的能量来源，但高脂肪饮食可能延迟创面愈合与烧伤恢复（Chan &

Chan，2009）（5 级）。

脂肪摄入不应当超过能量摄入总量的 35%（Rousseau，et al.，2013）（5 级），但在接受低脂肪（15%）肠道喂养的烧伤患者治疗效果更佳（Garrel，et al.，1995）（1 级）。有建议对这类患者在最初的营养支持公式中采用限制脂类占 12%～15% 的非蛋白质热卡，并根据其他因素如免疫功能指标，呼吸功能，喂养耐受力以及血清甘油三酯等提高脂肪占比（Chan & Chan，2009）（5 级）。目前在澳洲市售及在烧伤单位应用的肠道营养制剂总能量的 25%～44% 来自脂肪，亦满足高蛋白营养需求。非市售的高蛋白、高能量（> 1.25 cal/mL）制剂中脂肪占比都低于 30%。持续大量的镇静剂异丙酚应作为非营养类脂质来源（Rousseau，et al.，2013）（5 级）。

目前还没有足够的证据对儿童烧伤患者推荐脂肪摄入剂量。对儿童烧伤患者提供低脂肪饮食的好处在于可满足营养密集型需求。脂肪是儿童患者的一种基本的常量营养素，提供足够脂肪是为了保证他们合适的生长，发育和创面修复所需的能量。对婴儿（小于 1 岁）的最佳选择是人乳喂养或者类似于人乳的营养制剂。所以在没有新的证据之前，儿童脂肪摄入应当遵循目前的标准推荐剂量。

> **实施标准**
>
> 针对烧伤患者的营养分配各种文献报道不一。普遍推荐碳水化合物作为能量供给的最主要来源，但其摄入量则需要临床医生根据最确切的证据来确定。（B 级）
>
> 肠道喂养制剂应当以碳水化合物为主，但在静脉输注时不能超过葡萄糖的最大输注速度。在为患者制定肠道喂养处方时通常采用高碳水化合物、高蛋白与低脂肪配方，亦需考虑患者的损伤程度、年龄和/或并发症发生率素有关。（B 级）

微量元素的需求

微量元素是细胞功能所必须的（Demling & Seigne，2000）（5 级）。烧伤后关键的微量元素水平（维生素与微量矿物质元素）会因为丢失量增加、代谢消耗以及补充不够而发生变化，并导致营养素缺乏（Demling & Seigne，2000）（5 级）。对微量元素的补充治疗将影响烧伤患者的治疗结果（Berger & Shenkin，2006）（5 级）。但是目前缺乏烧伤患者微量元素的评估、监测与供给的指南（Nordlund，et al，2014；Prelack，et al.，2007）（5 级）。

维生素 A 由于其对表皮生长的作用可以改善（创面）愈合时间，而维生素 C 则促进胶原蛋白的交叉连接。维生素 C 与维生素 E 还可以缓解氧化应激反应，而维生素 D 则促进肠道钙质吸收。铁元素是携氧蛋白所必须的重要辅助因子，而硒可以改善细胞介导的免疫功能，锌元素在创面愈合过程及淋巴细胞功能中发挥作用，而铜元素则是胶原合成所必须的（Rodriguez，et al.，2011）（5 级）。

烧伤后微量元素的利用及排泄都增加，目前尚无法准确测量这些元素的水平。微量元素的缺乏只能依靠增加摄入量，这明显高于每日推荐剂量（甚至 10 倍于常量），并且维生素 A、C、E 和锌元素的推荐量会更高（Demling & Seigne，2000）（5 级）。

在对美国与澳大利亚 13 个烧伤中心进行的调查发现维生素与矿物质，如锌、叶酸与维生素 C 的补充通常远远超过每日推荐摄入剂量（Masters & Wood，2008）（4 级）。

对于诸如钙、镁和磷这类微量元素营养物质应当进行经常性的监测与补充以维持合适的血清水平。由于血清白蛋白（浓度）较低，对钙元素的监测最好采取血浆离子钙；血浆水平是细胞内大型的大分子矿物元素池的一种标志，需进行早期监测（Demling & Seigne，2000）（5 级）。

烧伤后可以出现维生素 A、C、D 和 E、铁、硒、锌和铜水平的降低，可导致许多负面效应，如免疫功能下降、创面愈合延迟和神经肌肉功能降低（Rodriguez，et al.，2011）（5 级；Berger，2006，5 级）。有证据显示胃肠外补充微量营养素（包括锌、铜和硒）将减少感染并发症（如肺炎）和缩短住院时间（Berger，et al.，1998）（1 级）。

烧伤患者伤后很快出现微量营养素水平下降，应及时补充。当进行营养补充时，即应补充微量营养素（Berger & Shenkin，2006）（5 级）。由于通过排泄导致微量营养素的丢失严重，应当在较长时间缓慢补充。理想的状态是对于最初 12 小时先输入微量营养素，而在另外 12 小时输入维生素，从而避免其相互作用而减弱效果，（Berger & Shenkin，2006）（5 级）。当补充微量营养素时，应注意避免药物毒性与拮抗作用。临床医师应掌握应激过程中各种微量营养素的基本特性（Prelack，et al.，2007）（5 级）。对 20% ～ 40%TBSA 的烧伤患者微量营养素的补充要进行 7 ～ 8 天，对 40% ～ 60%TBSA 的患者需 14 天，对 60%TBSA 以上的烧伤患者则需 30 天（Rousseau，et al.，2013）（5 级）。

有研究评估了在危重疾病与创伤烧伤患者应用微量营养素谷胱甘肽与抗氧化剂的有效性，其中后者包括了硒、锌、维生素 C、B_1、E 以及 β - 胡萝卜素等。这些补充治疗具有良好耐受性，但对治疗结果并无明显改善。作者认为各组之间没有显著差别的研究结果实际上是一个阳性结果，因为干预组的病情更加严重（Soguel，et al.，2008）（3 级）。

一项关于抗氧化剂、微量元素和维生素对改善危重患者生存能力的效果的回顾研究显示使用抗氧化剂的患者死亡率明显降低，并且抗氧化剂的胃肠外给药比肠道给药更有效。硒元素单独使用或者联合其他微量元素使用均提示有效（Heyland，et al.，2005）（1 级）。

微量营养素的应用

◇ 需要人工营养支持的患者应供给微量营养素。

◇ 烧伤面积大于 20% 的成人烧伤患者应当考虑补充微量营养素。

◇ 烧伤面积大于 15% 的儿童烧伤患者应当考虑补充微量营养素。

◇ 所有其他烧伤患者都应当进行电解质及微量营养素失衡的监测，当出现临床表现与缺乏症状时应进行适当补充。

◇ 因为某些营养制剂含有更多的微量营养素，制订微量营养素补充计划时应考虑此类制剂的配方。

◇ 在补充微量营养素时要注意避免毒性作用与拮抗反应。

◇ 临床医师需要熟悉应激条件下各种微量营养素的基本特性。

◇ 在大面积全层皮肤烧伤，环形及高渗出创面的烧伤患者丢失更多营养素，创面修复需要利用更多营养底物。并且更需要密切监测以保证得到额外的补充，从而避免严重缺乏及维持最佳的创面愈合条件。

◇ 微量营养素作为生物酶通路底物需要消耗能量，因而需要提供适量的能量（kJ/

kcal）和蛋白质。

◇ 由于有关烧伤儿童的研究非常少，目前尚无明确的儿童烧伤患者微量营养素补充指南。文献大多建议补充多种维生素，如维生素 A、C 与锌，然而并未明确各元素的具体剂量。仅推荐该类营养物质的每日摄入量（Prelack，et al.，2007）（5 级）。

◇ 在许多儿童烧伤中心，对严重烧伤患者常规补充多种维生素已成为实施标准（确保不超过上限剂量）。对所有烧伤面积大于 20% 的儿童均要补充锌剂。如果有缺铁现象则有医生考虑是否补充铁剂。

◇ 应了解平时饮食习惯以判断伤前维生素，矿物质以及微量元素状态，还应考虑到创面修复和损耗导致微量营养素需要量增加。

表 18 提供了文献提及的微量营养素的补充范围与安全剂量。电解质诸如钠、钾、钙、镁和磷应当进行常规监测并在缺乏时要按指南进行补充。血铁应当被监测，但其补充则需要有烧伤治疗经验的医生根据临床指征进行，这是由于一定程度的缺铁可能是有利的，或者存在可以通过其他方法纠正的缺铁（如输血）。

表 18 补充的范围

维生素 / 矿物质	推荐肠道（口服）补充量	推荐肠外（静脉）补充量	代谢功能 / 作用	补充时注意
维生素 A	10000 IU[1] ～ 25000 U[2]	10000 U[2]	合成视紫红质，表皮细胞与骨生长，炎症刺激剂与创面愈合[2]	推荐每 1000cal 肠道营养补充 5000IU[1]
B- 胡萝卜素	50mg[2]	—	维生素 A 前体潜在抗氧化剂[2]	
维生素 B[1]	10mg[2]	10mg[2]	氧化脱羧[2]	
维生素 B[2]	10mg[2]	10mg[2]	在氧化磷酸化过程中的电子转移	
维生素 B[3]	200mg[2]	200mg[2]	辅酶 I；电子转移反应	
维生素 B[5]	100mg	100mg	辅酶 A 的一部分	
维生素 B[6]	20mg[2]	20mg[2]	转氨与脱羧反应	
维生素 B[12]	20μg[2]	20μg[2]	甲硫氨酸生成与辅酶 A 反应	
维生素 C	1[1, 3] ～ 2g[2]	2g[2]	胶原合成与交联（创面愈合）所必需，抗氧化，细胞液中的抗氧化剂，胶原合成，肉毒碱产生	无毒性[3]
维生素 D[3]	200 ～ 400IU[1]	—		
维生素 E	400 ～ 1000mg[2]	—	细胞膜抗氧化	
生物素	5mg[2]	5mg[2]	二氧化碳转移反应	
铬	—			

续表

维生素/矿物质	推荐肠道（口服）补充量	推荐肠外（静脉）补充量	代谢功能/作用	补充时注意
铜	2（-3）[2] ~ 4.5mg[1]	375mg[4]	通过胶原交联形成结缔组织，铁剂使用，铜蓝蛋白，促进创面愈合，减少感染，大剂量胃肠外营养后减少外科干预	烧伤后缺乏，肠外营养：烧伤面积30%以上尽早补充，直到创面愈合（3周）[4]
叶酸	2mg[2]	2mg[2]	单碳转移反应[2]	烧伤后缺乏
碘				
铁	—	—		
镁	25 ~ 50mg[2]	—	促进前胶原基质形成，脑功能，神经肌肉功能，脂肪酸合成[2]	烧伤后缺乏[2]
磷			磷是若干代谢途径的关键因子，尤其是能量产生与蛋白合成	关键是早期监测血磷水平，补充至正常高值
锌	50[2] ~ 220mg[1, 3]	37.5mg[4]	金属酶发挥功能所需，有助创面愈合（包括 DNA/RNA 复制），淋巴功能	胃肠外摄入促进创面愈合，减少外科干预[4]
维生素K	—	—		
硒	100mg[2]	300 ~ 1000μg[5]	抗氧化剂，脂肪代谢必需，谷胱甘肽过氧化酶	胃肠外摄入：烧伤面积大于30%患者早期供给375微克直到创面愈合（3周）；可以促进创面愈合，减少感染与外科干预[4]，降低死亡率

注：1. Chan M M, Chan G M, 2009. Nutritional therapy for burns in children and adults. Nutrition，25（3）：261-9.

2. Demling R H, Seigne P, 2000. Metabolic management of patients with severe burns. World J Surg, 24（6）：673-80.

3. Klein G L, Przkora R, Herndon D N, 2007. Vitamin and trace element homeostasis following severe burn injury. Total BurnCare, Third Edition.

4. Berger M M, et al., 2007. Trace element supplementation after major burns modulates antioxidant status and clinical course by way of increased tissue trace element concentrations. Am J Clin Nutr. 85：1293-1300.

5. Heyland D K, et al., 2005. Antioxidant nutrients：a systematic review of trace elements and vitamins in the critically ill patient. Intensive Care Med.31：327-337.

实施标准

烧伤患者伤后需要立即补充微量营养元素。（B级）

当给予微量营养元素补充时，需要注意避免中毒反应和拮抗反应，临床医生需掌握应激过程中各种微量营养元素的基本特性。（B级）

免疫营养

如前所述，烧伤后会造成炎症反应，同时伴有营养物质代谢异常和营养需求增加，这是由于儿茶酚胺、糖皮质激素与胰高血糖素产生增加而造成的（Masters B & Wood，

2008）。在严重烧伤患者已经有使用诸如谷氨酰胺、精氨酸、ω-3脂肪酸/鱼油与一些维生素和矿物质来增强（患者的）免疫反应（Kurmis, et al., 2010; Masters & Wood, 2008）（5级）。免疫营养可靶向作用于黏膜屏障功能，细胞防御，以及局部或者全身感染（Danilla, et al, 2008）（5级）。在一项观察烧伤营养实践一致性的研究中发现在某些烧伤中心使用了免疫营养素，如精氨酸、谷氨酰胺和鱼油。两家美国医院、两家澳洲医院使用精氨酸，在3家美国医院使用谷胱甘肽，而在另外两家美国医院则使用鱼油（Masters & Wood, 2008）（4级）。

谷氨酰胺，本是一种非必需氨基酸，但由于其参与许多代谢过程、转运氮，并且是细胞能量的重要来源，因此，被认为是烧伤或者严重疾病或损伤后一种基本氨基酸（Denilla, et al., 2008; Kurmis, et al., 2010）（5级）。在评估谷氨酰胺的应用的临床实验中，结果显示其在烧伤患者使用是安全的，并且有显著的效果（Kurmis, et al., 2010; Masters & Wood, 2008）（5级）。目前的重症监护指南支持烧伤后肠道供给谷氨酰胺，但在伴有休克或者多脏器衰竭的重症患者则强烈反对其应用（加拿大临床实践指南委员会，Canadian Clinical Practice Guidelines Committee, CCPGC, 2013e）（5级）。与胃肠喂养分开进行的口服谷氨酰胺给药（剂量高达0.5g/g/d）显示是安全的，并且有助于减少住院时间，促进创面愈合，减轻感染，并减低肠道通透性（Kurmis, et al., 2010）（5级）；在成人严重烧伤患者补充谷氨酰胺（每天每千克体重补充0.5g）可能促进谷氨酰胺水平的提高，促进蛋白合成并促进创面愈合（Peng, et al., 2005）（1级）。

精氨酸也是一个非必需氨基酸，在烧伤后也被认为是必需的，是因为它与诸多代谢过程有关。也有担心补充精氨酸会增加伴有严重脓毒血症危重患者尤其合并肺炎患者的死亡率（Denilla, et al., 2008; Kurmis, et al., 2010）（5级）；目前缺乏精氨酸作为单一营养素治疗烧伤患者的有效性的（临床）证据。但也有证据表明，免疫营养配方结合精氨酸有一定的优点（Kurmis, et al., 2010; Masters & Wood, 2008）（5级）。由于考虑到推荐伴有脓毒血症的重症患者采用含精氨酸的配方可能增加死亡率，因此，在这类患者中使用含精氨酸的配方时应谨慎。但最近的一篇系统综述提示这种预测并不适用于择期手术患者，并且这种配方确实对患者是有益的（Drover, et al., 2011）。由于在这些分析中均不包括烧伤患者，在烧伤患者使用精氨酸是否有益尚无结论。在整形患者已经使用口服含精氨酸的营养支持（如褥疮），但对其在难愈合创面的应用证据仍然不足。目前尚无在烧伤应用的证据。

ω-3多不饱和脂肪酸也已被确认为是烧伤患者可能的免疫营养物质。也有一些研究支持（在烧伤患者）使用ω-3脂肪酸；但由于方法学的质量问题使其应用受限。还需要对烧伤后应用ω-3脂肪酸进行进一步的研究（Kurmis, et al., 2010; Masters & Wood, 2008）（5级）。

有学者在文献中报道了在烧伤患者应用不同剂量、不同组合的免疫营养物质的研究结果。这些研究成果罕有转化为临床实践，这是因为很难把某种效应归因于某个单一的免疫营养素的作用（Kurmis, et al., 2010）（5级）。

在回顾性的前后对比研究中评估了谷氨酰胺与抗氧化微量元素（包括硒、锌、维生素C、B₁、E与β-胡萝卜素）在严重烧创伤患者的有效性。尽管（患者）有良好的耐受性，但这些元素的补充并未明显改善治疗结果。而作者声称在各组之间没有明显差别的结果恰恰是阳性结果，原因是干预组的患者病情更加严重（Soguel, et al., 2008）（3级）。

一篇综述是评估在 ICU 使用免疫营养素的有效性，结果表明当把所有研究结果综合起来时，在接受药物营养强化的饮食患者组感染率明显下降且有统计学意义。同时这些患者的机械通气时间、ICU 治疗时间以及住院时间都有明显缩短。但对死亡率没有影响。在单纯烧伤亚组，其医源性肺炎发病率明显下降（Montejo, et al., 2003）（1 级）。

另一个系统综述发现了类似结果，即应用免疫营养素对死亡率没有明显影响，但可以明显减少继发性感染。该综述包含 5 组烧伤患者的研究，并未发现其感染率的下降，但在免疫营养支持组有感染降低的趋势（Marik & Zaloga, 2008）（1 级）。

免疫营养补充

◇ 烧伤后应当遵循采用肠外营养的标准临床实践推荐，不要采取包含谷氨酰胺的胃肠外营养公式，除非适当的肠道营养支持成为禁忌证。

◇ 尽管给患者补充谷氨酰胺有助于蛋白质（氮）的摄入，但在计算蛋白质摄入时不应当把谷氨酰胺计入，而应由其他来源的喂养物质负责蛋白质供给。

◇ 当伤口创面不愈，而其他营养支持方案又不起作用时，来自康复机构的证据表明补充含有精氨酸的营养制剂是安全且可能有效的。

◇ 有关在烧伤患者应用 ω-3（脂肪酸）的文献非常有限，目前尚无证据支持在烧伤患者补充 ω-3 作为标准治疗，但也没有数据显示补充 ω-3 是有害的。

◇ 目前没有证据支持或者反对在烧伤患者人群使用包含复合免疫营养素的配方进行营养补充，这可能与此领域的相关研究中存在比较模糊混乱的结果有关。

◇ 在采用这些包含免疫营养物质的配方时应当考虑不同患者个体的营养需求、费用及可能性。

> **实施标准**
>
> 在严重烧伤患者可以考虑肠道补充谷氨酰胺（每天每千克体重 0.5g），这是因为这个方法显示是安全和有效的；但是其补充的时间点和持续时间仍然不清楚，因而需要临床医师的判断。（B 级）
>
> 目前尚不清楚免疫营养对烧伤患者是否有益，因而这需要依赖临床医师的判断。然而免疫营养可能减少感染发生率，这表明其可能对烧伤患者的治疗是有效的，这需要进一步的研究。（B 级）

营养补给的方式

肠道营养与肠外营养支持

提供适当的营养支持可有助于减少代谢需求和脓毒血症（Lu, et al., 2011）（3 级）。通过胃肠道给予营养支持（EN）被广泛认为优于胃肠外途径（PN）（静脉营养支持），是由于前者模拟正常的生理功能（Chwals, 2013）（5 级）。经肠道营养可以维持肠道完整性，这样可以减少细菌从肠道向血液移位，从而减少全身脓毒血症与肠源性感染（Chwals, 2013；Lu, et al., 2011）（3 级）。然而在严重创伤患者存在胃肠道功能障碍，此时就需要通过胃肠外（PN）营养而满足危重患者的营养需求（Chwals, 2013）（5 级）。

胃肠道喂养相比胃肠外营养可以提供众多帮助和优点。这包括保护胃肠道的完整性，减少细菌转移，减少全身炎症反应和应激，并能够保护免疫功能（Barton，et al.，1997；Dylewksi，et al.，2013）（3级）。胃肠喂养比肠外营养更优势的其中一点是相比起来前者更能够相对减少花费（Gottschlich，et al.，2002）（1级）。

如果血流动力学不稳定则不能进行胃肠道喂养，在胃肠功能障碍与经口喂养不能耐受时也很难成功实施肠道喂养（Dylewksi，et al.，2013；Lu，et al.，2011）（3级）。

胃肠外营养易于实施并在危重患者以及经历频繁外科手术者易于耐受。对于伴有肠道生理障碍的患者则可以使用胃肠外营养（Dylewksi，et al.，2013；Lu，et al.，2011）（3级）。

然而这种喂养方式的便利容易导致过度喂养（伴随可能的副作用）。胃肠外喂养不能模拟正常的生理进食过程，而且不能为肠道提供直接营养从而维持肠道完整性。胃肠外营养的另一缺点就是增加脓毒血症的发生率（Dylewksi，et al.，2013；Lu，et al.，2011；Prelack，et al.，2007）（3级）。

对一组烧伤患者进行了回顾分析来比较烧伤后尽早给予肠道喂养与单纯胃肠外营养；在肠道喂养组，除在伤前已经进食者，烧伤患者在入院后1小时内进行肠道喂养，而在胃肠外营养组，患者在休克期已经禁食3天，并接受持续24小时静脉输注3升营养制剂液体，两组患者均接受单一广谱抗生素治疗。其中，肠道喂养组的感染发病率更低（肠道组17.1% 而肠外组44%，P=0.023）。在肠道喂养组初次感染的发生时间是明显延后的，且抗生素的应用时间较短。在肠道喂养组全身营养及蛋白质合成是明显升高的；因而作者得出结论即胃肠道喂养是能够在大面积烧伤患者减轻感染率和抑制全身感染（Lu，et al.，2011）（3级）。但作者并没有讨论这是否可能是因为在胃肠外营养组的营养补充延迟（即早期与延迟营养之分），或是由于较高的总热量供给和两组间常量营养元素的区别。

一个随机控制的临床研究比较了在严重烧伤患者早期肠道喂养与胃肠外喂养的效果。结果表明在胃肠功能方面肠道喂养较之胃肠外营养有许多优势，因而在烧伤早期推荐肠道喂养而非胃肠外营养（Chen，et al.，2007）（1级）。

在另外一个随机控制临床研究中比较在严重烧伤患者中早期肠道喂养与胃肠外营养的影响，结果显示在胃肠道喂养组死亡率明显降低且伴有明显的免疫与代谢功能改善（Lam，et al.，2008）（1级）。

在综述文献与指南中已经表明尽管EN优于PN，但当EN不能采用时，PN可以是（营养补充的）安全和有效的手段。一篇文章声称使用肠外营养的成功决定于三个关键元素，分别是根据临床确定的指征而审慎的应用，根据底物而非热卡预估来提供肠外营养，判断静脉输注脂类的应用（Chan & Chan，2009；Mateos，et al.，2011；Prelack，et al.，2007）（5级）。

在进行经胃肠喂养时，是通过小肠还是经胃喂养是最有效的途径，目前仍有矛盾，两种途径方法都存在优点和缺点。经胃喂养是可以立即开始，减少腹泻，有益于溃疡的预防，易于监测并操作简单。而经肠道喂养的优点是在手术过程中仍然可以继续进行，而且可以降低误吸的危险（Prelack，et al.，2007）（5级）。

一篇综述评估了在严重烧伤后早期与延迟胃肠营养支持的区别。在此综述中包含的临床研究是小规模的并且存在方法学问题，而作者提出与延迟营养支持相比没有结论性的证据支持或者拒绝早期营养支持，尽管也有部分结果提示早期肠道喂养可能抑制烧伤后高代谢反应（Wasiak，et al.，2006）（1级）。

欧洲临床营养与代谢学会已经认同在烧伤患者早期启动营养治疗（优选在损伤后12

小时以内），且优先选择肠道喂养。但若肠道喂养不能实施或者失败，则推荐使用胃肠外营养支持，但要严密监测血糖并严格遵循患者能量的需求从而避免过度喂养（Rousseau，et al.，2013）（5级）。

有一组研究是评价在烧伤面积超过30%儿童患者应用胃肠外营养的安全性和有效性。尽管作者强调在可能条件下优先使用肠道营养，但在经肠道喂养不能实现以获得理想的营养支持时则采用肠外营养，实际上肠内与肠外营养通常共同进行，直到肠内营养可以单独提供理想的营养支持为止；在两组间感染发生率没有区别，但在肠外营养组蛋白质摄入更多。作者得出结论即对伴有部分或完全肠道喂养不耐受者审慎地采用肠外营养，只要不超过葡萄糖氧化限值，总是好过不给予营养支持（Dylewksi，et al.，2013）（3级）。

实施计划

◇ 为保证个体化的营养支持则需要营养师针对（患者）的营养支持方案采取密切临床监测与调整。

◇ 安置经肠道喂养插管并根据当地的操作指南进行。

◇ 当采用EN不能满足需要时应当考虑PN，为了预防过度喂养则应当遵循标准操作指南。

实施标准

　　针对烧伤患者推荐基于营养需求的早期EN。（B级）

　　临床医师要基于患者的临床状态或者喂养的耐受程度确定是将饲管插入胃或者小肠。（B级）

　　当条件不允许经肠道路径提供足量的营养时，则需要考虑采用胃肠外营养。（B级）

围手术期营养支持

烧伤患者液体复苏过后的能量需求呈线性增长模式，且与烧伤面积呈比例，并可以持续上升到最高达正常人能量需求的两倍（Jenkins，et al.，1994）。蛋白质与千焦（热量）的不良供给能够导致机体组织如肌肉的分解，这是因为能量与氨基酸的供给是用于支持重要生命功能的（Jenkins，et al.，1994）。手术前禁食可增加胰岛素抵抗并导致负氮平衡（Berger & Chiolero，2007）（5级）。目前对给予烧伤患者适当的营养支持更多关注的是集中在足量的供给而非如何启动。2012年，一个对多中心的烧伤后营养支持参数的调查结果显示仅有53%的经肠道喂养的严重烧伤患者是按照营养师或ICU方案开出的喂养类型与容量进行的（Kurmis，et al.，In press）（3级）。

严重烧伤患者通常需要多次手术与/或治疗，此时需要为患者保留鼻胃肠喂养插管（Andel，et al.，2005）。喂养进食在手术当天的凌晨午夜就需要停止，或者为拔管而停止，即便手术或者操作是在接近中午或者下午的开始。手术后的恢复进食可能根据术后恢复时间或者直到听到肠鸣音而延迟（Jenkins，et al.，1994）。另外一个限制足量的营养支持的关键原因是烧伤患者在危象期会经历胃排空延迟（Nguyen，et al.，2007；Sefton，et al.，2002）（3级）。

一种能预防能量缺失并克服烧伤患者潜在的胃肠淤滞的方法即幽门后围手术期肠道喂养。一项研究中，80例在烧伤后7天内入院的烧伤患者均接受鼻十二指肠饲管放置，这些饲管通过荧光内镜技术被放置在十二指肠第三段（Jenkins, et al., 1994）。

当患者出现胃阻塞或者准备手术时，也同时放置鼻胃管并连接吸引，从而可对胃内容减压以及有利于监测手术时可能出现的肠道反流。如果患者在术中呈俯卧位，则通过泵对患者进行持续胃肠喂养。在 40 例患者术中接受此种胃肠喂养支持治疗而在对照组则分别从术前，在术中与手术刚结束根据标准操作流程开始停止营养支持。结果治疗组创面感染率明显低于对照组（2：9，$P < 0.02$），并且根据Ⅲ°烧伤面积比例的住院时间（在治疗组）也有明显缩短趋势 [（2.0±0.4）：（4.5±1.6 天）]。本研究采用幽门后围手术期肠道（置管）喂养的具有重要意义的方面是在本研究的对照组与治疗组都没有患者出现误吸的发生（Jenkins, et al., 1994）（1 级）。

另外一项研究调查了 25 例肠道喂养患者的能量缺失是由围手术期与由于胃阻塞而中止喂养所造成（Lyons & Clemens, 2000）。围手术期停止喂养造成了 18.3% 的患者能量缺失而由于对喂养的不耐受停止喂养则造成了 13.3% 的患者能量缺失，这两种因素联合造成了 31.6% 的患者能量缺失（Lyons & Clemens, 2000）（3 级）。

一份回顾分析研究通过前瞻性标本呼吸代谢 "CO_2-gap" 测量，调查了伤后 24 小时内术中十二指肠置管行胃肠喂养对内脏氧平衡的影响（Andel, et al., 2005）；在该研究中共包括 18 例患者（17 例成人，1 例 12 岁儿童），平均烧伤面积 55%（40% ～ 85%）。结果显示，在烧伤后急性期手术中采用十二指肠置管进行肠道喂养具有肠道保护效应，且与内脏氧平衡有关。这种方法也显示可以减少能量缺失，同时也未发生误吸现象（Andel, et al., 2005）（3 级）。

实施方案

◇ 为改善烧伤患者的营养输送应当考虑围手术期幽门后置管的胃肠喂养。

◇ 幽门后置管应当根据已经建立的当地操作规程进行；为了协助监测喂养耐受性，推荐在手术操作过程中对接受幽门后置管行胃肠喂养患者进行胃肠减压。

◇ 当患者处于俯卧位时应当停止围手术期肠道喂养，而（之后）要尽快重新开始。

> **实施标准**
> 为降低烧伤患者热量缺失，在进行围手术期喂养时推荐使用幽门后置管。（B 级）

营 养 监 测

有多种方法评价营养是否足够，然而所有这些方法都因为烧伤的特点而变得混乱（Liusuwan Manotok, et al., 2008；Masters & Wood, 2008；Prelack, et al, 2007）。评价的方法包括但并不仅限于（Branski, et al., 2010；Liusuwan Manotok, et al., 2008；Masters & Wood, 2008；Prelack, et al., 2007；Williams, et al., 2011）（3 级）：

◇ 总体重 / 体重变化。

◇ 儿童适量的增重与线性生长趋势。

◇ （机体）瘦肉组织的测量（如双重 X- 线吸收测量以及全身钾计数）。

◇ 热量与蛋白质摄入。

◇ 前白蛋白。

◇ C- 反应蛋白。

◇ 尿素氮。

◇ 间接热卡测量。

体重是一种测量脂肪与瘦肉组织状态的简单方法，可受到烧伤后液体变化（即细胞外水分的扩张）的影响。另外，大量的敷料、固定支架以及对患者的制动也影响体重单独作为测量指标的可靠性。然而当持续监测一段时间，这种简单的体重监测办法仍然是有用的，因为我们注意到体重的早期变化并不能反映静体重的变化。当患者变得更稳定时，一旦获得一个新的基础值，体重可以用来帮助确定营养计划和药物剂量。有学者推荐在急性期每两周可以测一次体重，而在康复期及在疗养定期随访时段则每周测一次体重（Masters & Wood，2008；Prelack，et al.，2007；Williams，et al.，2011）（5 级）。

IC 可被用于确定能量消耗，也可用于确定对营养支持的反应。需要注意的是能量需求根据（患者）的活动和其他因素是可以变化的。有文章推荐在烧伤急性期以及康复期体重不增加时要每周测量 IC（Prelack，et al.，2007）（5 级）。

一项在烧伤患者确定 RQ 是否有助于评估其喂养状态的研究中，作者得出结论，由于 RQ 对过度或者喂养不足的敏感性都很低，因而它对烧伤患者过度或不足的喂养评估不是一个好方法（Liusuwan Manotok，et al.，2008）（3 级）。

尿氮的排泄能够评估营养护理，这是由于它们提供了氮分解程度的近似值。由于这些水平应当随着分解代谢率降低而下降，蛋白质指标可进行调整，以适应代谢蛋白的降解。有文章建议尿中尿素氮应当每周进行评估测定（Masters & Wood，2008；Prelack，et al.，2007）（5 级）。

血清白蛋白水平在烧伤后可能明显降低，但它并不是患者营养状态的一个可靠指标，这是由于这一指标可能被液体输注、脓毒血症、手术操作、毛细血管通透性增加以及其他因素所影响干扰。另外，白蛋白有较长的半衰期（20 天）。但将白蛋白与 C 反应蛋白（一种急性期反应蛋白）结合起来是有参考价值的。低白蛋白血症合并降低或者正常的 CRP 可能提示营养不良或者营养不足；而低白蛋白水平合并升高的 CRP 水平则提示为急性期反应（Manelli，et al.，1998）。逐步升高的白蛋白水平则预示患者正在逐渐恢复。当前白蛋白持续低水平而 CRP 水平正常则反映了蛋白与热量的缺失。如果营养摄入充足，则前白蛋白水平应当升高，同时伴有急性期的消退。有文章推荐在急性期每两周检测一次前白蛋白与 CRP 水平（Masters & Wood，2008；Prelack，et al.，2007）（5 级）。

有一个研究通过比较双能 X 线吸光测量法与全身钾计数法，评估对烧伤儿童的瘦肉组织与无脂肪组织的测量，结果发现在这些方法之间存在很好的相关性。然而，当检测成年患者时则需要一个修正因子。作者推荐使用双能 X 线吸光测量法而不用全身钾计数法，这是因为前者更经济实惠，更容易做到，并且对患者也刺激最小（Branski，et al.，2010）（3 级）。

有学者建议在大面积烧伤患者伤后一个月应当重新计算其能量需求，因为此时要将创面愈合与植皮计入考虑之中（Elia，1990）。通过记录体重变化与经口食物摄入的记录以帮助决定何时将肠道喂养减少甚至停止。

在对所有营养支持都能耐受的前提下，胃肠内与胃肠外营养都应当根据营养师实践中推荐的标准进行监测（参见本书所提供的扩展阅读列表）。

> **实施标准**
> 体重变化是一种简单的监测指标，它可以被用作评估营养支持是否足量的指标。体重的指标应结合有经验的临床专家的判断、实验室检测结果以及间接热量计算结果，来确定足量的营养支持。（B 级）

营养康复

出院计划

需要持续营养支持的患者或者出院后有营养不良风险的患者将需要接受各种健康专业人员的指导，这包括语言治疗师、职业训练治疗师、物理治疗师、全科医生以及医院医师、药师、社会工作者、心理治疗师及护士的参与。应在出院前就要与相关健康管理职业人员进行联络，从而保证对所需要的营养计划和目标以及对所需营养支持能够按时进行有效沟通了解（Dietitia's Association of Australia Malnutrition Guideline Steering Committee, 2009；National Collaborating Centre for Acute Care, 2006）（5 级）。营养治疗的目标应当个体化，要考虑患者的营养需求和偏好选择，而营养干预也要包括推广合适的有营养价值食品的供给系统（例如，食品强化，少量多次进行，进食辅助）。也应当考虑对营养状态的维持或改善有帮助的辅助治疗方法，因为它们与患者个体有关，这些则需要与相关的烧伤团队成员进行适当的讨论（例如，参考训练计划 / 训练生理学家，考虑合成代谢制剂如氧雄龙等）（DMGS 委员会，2009）（5 级）。重要的是要记住当制订出院营养计划时，尽管创面已愈合，严重烧伤后的高代谢状态将持续维持下去。一项有关儿童患者的研究显示（伤后）3 周肌肉蛋白的分解代谢仍然保持正常水平的两倍以上，而在出院时，REE（静息能量消耗）仍然保持显著升高（是使用 Harris Benedict 公式预测值的 130%）（Jeschke, et al., 2008）（3 级）。

康复

在康复阶段全程都要进行评估与监测，可采用标准的 Harris Benedict 公式或者 Schofield 公式；然而这些公式仅仅是预估，需要在应用时联合监测参数使用（Deitch, 1995；Rodriguez, 1996）（5 级）。

为了恢复体重和维持肌肉功能，在康复期的全程蛋白质都是重要的营养物质，Demling & DeSanti 发现给成人 30% ～ 50% 烧伤患者提供每天每千克体重 1.3 ～ 1.5g 蛋白质，可致其每周适度的体重增加（0.5 ～ 0.75kg）以及肌肉力量与耐力的改善；而当给予蛋白质每天每千克体重 1.7 到 2.0g 时则可致患者每周增加体重 1.25 ～ 1.5kg，并可以在恢复期持续 3 周时间，并且更多地改善肌肉力量与耐力（Demling & DeSanti, 1998）（1 级）。有学者建议为了促进严重烧伤患者恢复肌肉组织，在整个康复期都需要增加蛋白质摄入达到每天每千克体重 2g（Demling & Seigne, 2000）（5 级）。单纯依赖食物中蛋白的提供是不能满足肌肉组织的理想恢复，也有建议推荐使用抵抗性训练程序（Lee, et al., 2005）（5 级）。一个儿童患者的描述性研究显示在康复期的全程，在蛋白质摄入超过每天每千克体重 2.5g 时肌肉蛋白分解代谢降低（Prelack，et al.，2010）（3 级）。这项研究也显示烧伤后天数或者出院后天数与分解代谢程度没有关系，但患者中有一例直到烧伤后 1.5 年仍然有肌肉分解代谢的增加（Prelack，et al.，2010）。另外一项研究在 25 例烧伤面积大于 40% 的烧伤患儿调查了身体组成与肌肉蛋白动力学，结果也显示伤后至少 9 个月存在高代谢并伴随肌肉高分解代谢反应，而在伤后 9 ～ 12 个月之间开始过度进食（Hart，et al.，2000）。

这些结果强调了针对个体患者则需要有经验的烧伤营养师参与不间断的营养监测，以确定严重烧伤后蛋白补充的时间与量。

家庭

烧伤患者都是在门诊进行复诊的，营养随访的规范化则根据患者恢复过程进行调整，而通常患者的复诊都是因为其他学科问题预约而返回（医院）进行的。在这个阶段，可能产生中心性肥胖与过度营养（Muller & Herndon，1994）（5 级）。

实施标准总结

1. 烧伤后高代谢状态的成功管理包括各种策略的结合，包括早期的肠道营养支持、药物治疗、外部环境的控制和脓毒症的预防，在进行肠道营养之前应当咨询营养师。（B 级）

2. 在成人与儿童烧伤面积大于 30% 的严重烧伤患者，为了维持对甘油三酯的严密控制应当考虑应用胰岛素方案。（A 级）

3. 烧伤患者的营养需求是复杂的，需要根据他们的临床状态的变化进行调整。（B 级）

4. 在评估（患者）营养需求时间接热量测量时最准确的营养需求判断方法。

5. 目前在患者营养需求的最佳计算公式方面尚未达成一致。（B 级）

6. 烧伤患者需增加蛋白质的摄入。（B 级）

7. 碳水化合物应作为能量的最大来源。（B 级）

8. 肠道营养配方应当将碳水化合物作为能量的主要来源，但同时不能超过葡萄糖的最大输注比率。（B 级）

9. 在烧伤患者需要立即补充微量营养元素，应当注意防范药物毒性与拮抗剂反应。（B 级）

10. 由于其表现的安全且有效，在严重烧伤患者可以考虑肠道补充谷氨酰胺每天每千克体重 0.5g。（B 级）

11. 在烧伤患者免疫营养是否有益目前还不清楚。（B 级）

12. 早期肠道营养在烧伤患者是值得推荐的。（B 级）

13. 对于将饲管置入胃内还是肠道目前没有推荐意见。（B 级）

14. 当通过肠道路径不可能提供足量营养时，则需要考虑胃肠外营养支持。（B 级）

15. 为了减少烧伤患者的热量缺失，在进行围手术期喂养时推荐使用幽门后肠道置管。（B 级）

16. 体重变化是可以用来评估营养支持是否合适的一种简单方法。（B 级）

延 伸 阅 读

1. Canadian clinical practice guidelines for nutrition support in mechanically ventilated, critically ill adult patients, Available from www.criticalcarenutrition.com（CCPGC，2013a，2013b，2013c，2013d，2013e，2013f，2013g，2013h，2013i，2013j，

2013k, 2013l, 2013m, 2013n; Heyland, et al., 2003）.

2. ASPEN Guidelines for the use of parenteral and enteral nutrition in adults and pediatric patients（1993）.

3. DAA Parenteral nutrition manual for adults in health care facilities and DAA enteral nutrition manual for adults in health care facilities（2011）.

4. ESPEN endorsed recommendations：nutritional therapy in major burns（Rousseau, et al., 2013）.

5. Guidelines for the provision and assessment of nutrition support therapy in the adult critically ill patient：society of critical care medicine（SCCM）and american society for parenteral and enteral nutrition（ASPEN）（McClave, et al., 2009）.

6. AuSPEN Guidelines for intravenous trace elements and vitamins（Russell, 1999）.

7. DAA Evidence based practice guidelines for the nutritional managementof malnutrition in adult patients across the continuum of care（DMGS Committee, 2009）.

8. Nutrition support for adults oral nutrition support, enteral tube feeding and parenteral nutrition（Care, 2006）.

9. ASPEN Clinical guidelines：nutrition support of the critically ill child（Mehta &Compher, 2009）.

10. Standards for nutrition support：pediatric hospitalized patients（Corkins, et al., 2013）.

11. Principles of pediatric dietetics. In clinical pediatric dietetics（3rd edition）（Shaw & Lawson, 2007）.

参 考 文 献

Andel D, et al., 2005. Impact of intraoperative duodenal feeding on the oxygen balance of the splanchnic region in severely burnedpatients. Burns, 31(3):302-305. doi:10. 1016/j. burns. 2004. 10. 011.

ASPEN Board of Directors,1993. Guidelines for the use of parenteral and enteral nutrition in adultsand paediatric patients. Journal of Parenteral and Enteral Nutrition, 17(4): Supplement.

Atiyeh B S, et al., 2008. Metabolic implications of severe burn injuries and their management: a systematic review of the literature. World J Surg., 32(8): 1857-1869.

Barton R G, et al., 1997. Chemical paralysis reduces energy expenditure in patients with burns and severe respiratory failure treated with mechanical ventilation. JBurn Care & Rehab, 18:461-468.

Berger M M, Chiolero R L,2007. Hypocaloric feeding: pros and cons. Curr Opin Crit Care, 13(2):180-186. doi: 10. 1097/MCC. 0b013e3280895d47.

Berger M M, et al., 1998. Trace element supplementation modulates pulmonary infection rates after major burns: a double-blind,placebo-controlled trial. Am J Clin Nutr, 68(2):365-371.

Berger M M, Shenkin A,2006. Vitamins and trace elements: practical aspects of supplementation. Nutrition, 33(9):952-955.

Berger M M,2006. Antioxidant micronutrients in major trauma and burns: evidence and practice. Nutrition in Clinical Practice, 21(5):438-449. doi:10. 1177/0115426506021005438.

Bonet Saris A, et al.,2011. Guidelines for specialized nutritional and metabolic support in the critically-ill patient: update. Consensus SEMICYUC-SENPE:macronutrient and micronutrient requirements. Nutr Hosp, 26 (Suppl 2):16-20. doi: 10. 1590/s0212-16112011000800004.

Branski L K, et al., 2010. Measurement of body composition in burned children: is there a gold standard? JPEN JParenter Enteral Nutr, 34(1):55-63. doi:10. 1177/0148607109336601.

Canadian Clinical Practice Guidelines Committee,2013a. 1.0 The use of enteral nutrition vs parenteral nutrition. Canadian Clinical Practice Guidelines. www. criticalcarenutrition. com.

Canadian Clinical Practice Guidelines Committee,2013b. 2.0 Early vs delayed nutrient intake. Canadian Clinical Practice Guidelines. www. criticalcarenutrition. com.

Canadian Clinical Practice Guidelines Committee,2013c. 3.1 Nutritional prescription: use of indirect calorimetry vs predictive equations. Canadian Clinical Practice Guidelines. www. criticalcarenutrition. com.

Canadian Clinical Practice Guidelines Committee,2013d. 3.2 Nutritional prescription of enteral nutrition: achieving target dose of enteral nutrition. Canadian Clinical Practice Guidelines. www. criticalcarenutrition. com.

Canadian Clinical Practice Guidelines Committee,2013e. 4.1. c Composition of EN: glutamine canadian clinical practice guidelines. www. criticalcarenutrition. com.

Canadian Clinical Practice Guidelines Committee,2013f. 4.1a. EN composition: diets supplemented with arginine and select other nutrients*. Canadian Clinical Practice Guidelines. www. criticalcarenutrition. com.

Canadian Clinical Practice Guidelines Committee,2013g. 4.1b(i) Composition of enteral nutrition: fish oils, borage oils and antioxidants*. Canadian Clinical Practice Guidelines. www. criticalcarenutrition. com.

Canadian Clinical Practice Guidelines Committee,2013h. 4.2b Composition of enteral nutrition(Carbohydrate/fat): low fat/high CHO. Canadian Clinical Practice Guidelines. www. criticalcarenutrition. com.

Canadian Clinical Practice Guidelines Committee,2013i. 4.3 Strategies for optimizing and minimizing risks of EN: whole protein vs peptides. Canadian Clinical Practice Guidelines. www. criticalcarenutrition. com.

Canadian Clinical Practice Guidelines Committee,2013j. 5.1 Strategies to optimize delivery and minimize risks of EN: feeding protocols. Canadian Clinical Practice Guidelines. www. criticalcarenutrition. com.

Canadian Clinical Practice Guidelines Committee,2013k. 7.1 Combination parenteral nutrition and enteral nutrition. www. criticalcarenutrition. com.

Canadian Clinical Practice Guidelines Committee,2013l. 11.1 Supplemental antioxidant nutrients: combined vitamins and trace elements. Canadian Clinical Practice Guidelines. www. criticalcarenutrition. com.

Canadian Clinical Practice Guidelines Committee,2013m. 11.2 Supplemental antioxidant nutrients: parenteral selenium. Canadian Clinical Practice Guidelines. www. criticalcarenutrition. com.

Canadian Clinical Practice Guidelines Committee,2013n. 12.0 Vitamin D. canadian clinical practice guidelines. www. criticalcarenutrition. com.

Chan M M, Chan G M,2009. Nutritional therapy for burns in children and adults. Nutrition, 25(3):261-269.

Chen Z, et al., 2007. A comparison study between early enteral nutrition and parenteral nutrition in severe burn patients. Burns, 33(6): 708-712. doi: 10. 1016/j. burns. 2006. 10. 380.

Chwals W J,2013. Early minimal enteral supplementation in severely burned children receiving parenteral nutrition. Pediatr Crit Care Med, 14(3):332-333. doi: 10. 1097/PCC. 0b013e31827d0e58.

Corkins M R,et al., 2013. Standards for nutrition support: pediatric hospitalized patients. Nutr Clin Pract, 28(2):263-276. doi: 10. 1177/0884533613475822.

Cunningham J J, et al., 1990. Calorie and protein provision for recovery from severe burns in infants and young children. Am J Clin Nutr, 51(4), 553-557.

Danilla S, et al., 2008. Immunonutrition as an adjuvant therapy for burns (Protocol). Cochrane Database of Systematic Reviews(Issue 2).

Deitch E A,1995. Nutritional support of the burn patient. Crit Care Clin, 11(3): 735-750.

Demling R H, DeSanti L,1998. Increased protein intake during the recovery phase after severeburns increases body weight gain and muscle function. J Burn Care & Rehab, 19(2):161-168;discussion 160.

Demling R H, Seigne P,2000. Metabolic management of patients with severe burns. World Journal of Surgery, 24:673-680.

Dickerson R N,2002. Estimating energy and protein requirements of thermally injured patients: art or science? Nutrition, 18(5):339-442.

Dietitian's Association of Australia Malnutrition Guideline Steering Committee,2009. Evidence based practice guidelines for the nutritional management of malnutrition in adult patients across the continuum of care. Nutrition & Dietetics, 66(S3):S1-S34. doi: 10. 1111/j. 1747-0080. 2009. 01383. x.

Dietitian's Association of Australia Nutrition Support Interst Group,2011. Parenteral nutrition manual for adults in health care facilities: Dietitan's Association of Australia.

Dietitian's Association of Australia Nutrition Support Interst Group, 2011. Enteral Nutrition Manual for Adults in Health Care Facilities: Dietitians Association of Australia.

Drover J W, et al., 2011. Perioperative use of arginine-supplemented diets: a systematic review of the evidence. J Am Coll Surg,212(3):385-399, 399 e381. doi: 10. 1016/j. jamcollsurg. 2010. 10. 016.

Dylewksi M L, et al., 2013. The safety and efficacy of parenteral nutrition among pediatric patients with burn injuries. Pediatr Crit CareMed, 14(3):e120-125. doi: 10. 1097/PCC. 0b013e3182712b2b.

Elia M,1990. Artificial nutritional support. Med Int, 82:3392-3396.

Forbes S, et al., 2010. Predicting energy requirements in adult burn patients - can we do better? Unpublished data presented at the ANZBA ASM 2010.

Fram R Y, et al., 2010. Intensive insulin therapy improves insulin sensitivity and mitochondrial function in severely burnedchildren. Crit Care Med, 38(6):1475-1483. doi: 10. 1097/CCM. 0b013e3181de8b9e.

Garcia de Lorenzo y Mateos A, et al., 2011. Guidelines for specialized nutritional and metabolic support in the critically-ill patient: update. Consensus SEMICYUC-SENPE:critically-ill burnt patient. Nutr Hosp, 26 Suppl 2:59-62. doi: 10. 1590/s0212-16112011000800013.

Garrel D R, et al., 1995. Improved clinical status and length of care with low-fat nutrition support in burn patients. JPENJ Parenter Enteral Nutr, 19(6):482-491.

Gauglitz G G, et al., 2011. Burns: where are we standing with propranolol, oxandrolone, recombinant human growth hormone, and the new incretin analogs?Curr Opin Clin Nutr Metab Care, 14(2):176-181. doi: 10. 1097/MCO. 0b013e3283428df1.

Gore D C, et al., 2005. Comparison of peripheral metabolic effects of insulinand metformin following severe burn injury. J Trauma., 59(2):316-323.

Gottschlich M M, et al., 2002. Anevaluation of the safety of early vs delayed enteral support and effects on clinical, nutritional and endocrine outcomes after severe burns. Journal of Burn Care and Rehabilitation, 23:401-415.

Graves C, Saffle J, Cochran A,2009. Actual burn nutrition care practices: an update. J Burn CareRes, 30(1):77-82.

Hart, D W, et al., 2000. Persistence of muscle catabolism after severe burn. Surgery, 128(2):312-319. doi: 10. 1067/msy. 2000. 108059

Hart D W, et al., 2001. Efficacy of a high-carbohydrate diet in catabolic illness. Crit Care Med, 29(7):1318-1324.

Herndon D N, et al., 2001. Reversal of catabolism by beta-blockade after severe burns. N Engl J Med, 345(17): 1223-1229. doi: 10. 1056/NEJMoa010342.

Heyland D K, et al., 2003. Canadian clinical practice guidelines for nutrition support in mechanically ventilated,critically ill adult patients. Journal of Parenteral and Enteral Nutrition, 27(5): 355-373. doi:10. 1177/0148607103027005355.

Heyland D K, et al., 2005. Antioxidant nutrients: a systematic review of trace elements and vitamins in the critically ill patient. Intensive Care Med, 31: 327-337.

Jenkins M E, et al., 1994. Enteral feeding during operative proceduresin thermal injuries. J Burn Care & Rehab, 15:199-205.

Jeschke M G, et al., 2008. Pathophysiologic response to severe burn injury. Ann Surg, 248(3):387-401. doi: 10. 1097/SLA. 0b013e3181856241.

Jeschke M G, et al., 2010. Intensive insulin therapy in severely burned pediatric patiens: a prospective randomized trial. Am J Respir Crit Care Med, 182(3):351-359.

Kurmis R, Parker A, Greenwood J,2010. The use of immunonutrition in burn injury care: where are we? J Burn Care Res, 31(5):677-691. doi:10. 1097/BCR. 0b013e3181eebf01.

Lam N N, et al., 2008. Early enteral feeding for burned patients——n effective method which should be encouraged in developing countries. Burns, 34(2):192-196. doi: 10. 1016/j. burns. 2007. 03. 010.

Lee J O, Benjamin D, Herndon D N ,2005. Nutrition support strategies for severely burned patients. Nutr Clin Pract, 20(3):325-330.

Liusuwan Manotok R A, Palmieri T L, Greenhalgh D G,2008. The respiratory quotient has little value in evaluating the state of feeding in burn patients. J Burn Care Res, 29(4):655-659.

Lu G, et al., 2011. Influence of early post-burn enteral nutrition on clinical outcomes of patients with extensive burns. J Clin Biochem Nutr., 48(3):222-225.

Lyons M, Clemens L H,2000. Energy deficits associated with nasogastric feeding in patients with burns. J Burn Care Rehabil, 21(4):372-374; discussion 371.

Manelli J C, et al., 1998. A reference standard for plasma proteins is required for nutritional assessment of adult burn patients. Burns, 24(4):337-345.

Marik P E, Zaloga G P,2008. Immunonutrition in critically ill patients: a systematic review and analysis of the literature. Intensive Care Med, 34(11): 1980-1990.

Masters B, et al., 2012. High-carbohydrate, high-protein, low-fat versus low-carbohydrate, high-protein, high-fat enteral feeds for burns. Cochrane Database Syst Rev, 1.

Masters B, Wood F,2008. Nutrition support in burns—Is there consistency in practice. Journal of Burn Care and Research, 29(4):561-571.

McClave S A, et al., 2009. Guidelines for the provision and assessment of nutrition support therapy in the adult critically ill patient: society of critical care medicine (SCCM) and american society for parenteraland enteral nutrition (ASPEN). JPEN J Parenter Enteral Nutr, 33(3):277-316. doi: 10. 1177/0148607109335234.

McLennan W, Podger A,1997. National nutrition survey, selected highlights. Australia 1995. Canberra, Australia Australian Bureau of Statistics.

Mehta N M, Compher C,2009. ASPEN Clinical guidelines: nutrition support of the critically ill child. JPEN J Parenter Enteral Nutr, 33(3):260-276. doi: 10. 1177/0148607109333114.

Mendonca Machado N, et al., 2011. Burns, metabolism and nutritional requirements. Nutr Hosp, 26(4):692-700.

Montejo J C, et al., 2003. Immunonutrition in the intensive care unit. A systematic review and consensus statement. Clin Nutr,22(3):221-233.

Muller M J, Herndon D N,1994. The challenge of burns. The Lancet, 343:216-220.

National Collaborating Centre for Acute Care,2006. Nutrition support for adults oral nutrition support,enteral tube feeding and parenteral nutrition. In N. I. f. C. Excellence (Ed.):35-43 Lincoln's Inn Fields,London, WC2A 3PE: National Collaborating Centre for Acute Care at The Royal College of Surgeonsof England.

Nguyen N Q, et al., 2007. The impact of admission diagnosis on gastric emptying in critically ill patients. Crit Care, 11(1):R16. doi: 10. 1186/cc5685.

Nordlund M J, et al., 2014. Micronutrients after burn injury: a review. J BurnCare Res, 35(2):121-133. doi: 10. 1097/BCR. 0b013e318290110b.

NSW Severe Burn Injury Service,2004. NSW Severe burn injury service model of Care: NSW Department of Health.

Nutrition Education Materials Online "NEMO" team,2012. Estimating energy, protein & fluid requirements for adult clinical conditions. From http://www. health. qld. gov. au/nutrition/resources/est_rqts. pdf.

Peng X, et al., 2005. Clinical and protein metabolic efficacy of glutamine granules-supplemented enteral nutrition in severely burned patients. Burns, 31:342-346.

Pereira C T, et al., 2005. Altering metabolism. J Burn Care Rehabil, 26:194-199.

Pereira C T, Herndon H,2005. The pharmacologic modulation of the hyper metabolic response toburns. Adv Surg, 39:245-261.

Prelack K, et al., 2007. Practical guidelines for nutritional management of burn injury and recovery. Burns, 33(1):14-24. doi: 10. 1016/j. burns. 2006. 06. 014.

Prelack K, et al., 2007. Practical guidelines for the nutritional management of burn injury and recovery. Burns, 33(1):14-24.

Prelack K, et al., 2010. The contribution of muscle to whole-body protein turnover throughout the course of burn injury in children. Journal of Burn Care & Research Nov/Dec, 31(6):942-948.

Rodriguez D J,1996. Nutrition in patients with severe burns: state of the art. Journal of Burn Care &Rehabilitation, 17: 62-70.

Rodriguez N A, et al., 2011. Nutritionin burns: galveston contributions. Journal of Parenteral and Enteral Nutrition, 35(6): 704-714. doi:10. 1177/0148607111417446.

Rousseau A F, et al., 2013. ESPEN endorsed recommendations:nutritional therapy in major burns. Clin Nutr, 32(4):497-502. doi: 10. 1016/j. clnu. 2013. 02. 012.

Royall D, et al., 1994. Continuous measurement of energy expenditure in ventilated patients: An analysis. Critical Care Medicine, 22:399-406.

Russell D,1999. AuSPEN guidelines for intravenous trace elements and vitamins. In Department of Gastroenterology (Ed.). Australia: Royal Melbourne Hospital Victoria.

Schofield W N,1985. Predicting basal metabolic rate, new standards and review of previous work. Human Nutrition - Clinical Nutrition, 39(Suppl 1):5-41.

Sefton E J, et al., 2002. Enteral feeding inpatients with major burn injury: the use of nasojejunal feeding after the failure of nasogastric feeding. Burns, 28:286-390.

Shaw V, Lawson M,2007. Principles of paediatric dietetics clinical paediatric dietetics (3rd edition). Oxford, UK: Blackwell Publishing:3-30.

Shields B A, et al., 2013. Determination of resting energy expenditure after severe burn. J Burn Care Res, 34(1):e22-28. doi: 10. 1097/ BCR. 0b013e318254d2d5.

Soguel L, et al., 2008. Monitoring the clinical introduction of aglutamine and antioxidant solution in critically ill trauma and burn patients. Nutrition, 24(11-12):1123-1132. doi: 10. 1016/j. nut. 2008. 05. 024.

Suman O E, et al., 2006. Resting energy expenditure in severely burned children: analysis of agreement between indirect calorimetry and prediction equationsusing the Bland-Altman method. Burns, 32(3):335-342.

The Education Committee of The Australian and New Zealand Burn Association. 2013/2014. Emergency management of severe burns (EMSB) course manual (Vol. 17th edition): The Australianand New Zealand Burn Association.

Walsh M, et al., 2013. Resting energy expenditure in critically ill burns patients. Unpublished data presented at the ANZBA ASM 2013.

Wasiak J, Cleland H, Jefferys R,2006. Early versus delayed enteral nutrition support for burninjuries. The Cochrane Collaboration.

Williams F N, et al., 2011. What, how, and how much should patients with burns be fed? Surg Clin North Am, 91(3):609-629. doi: 10. 1016/j. suc. 2011. 03. 002

Williams F N, Herndon D N, Jeschke M G,2009. The hypermetabolic response to burn injury and interventions to modify this response. Clin Plast Surg, 36(4): 583-596.

附 录

附录 1
关于生长发育的注意事项

处于不同年龄和生长发育期的儿童对损伤和治疗的反应可能有所差异，了解这些差异非常重要。本附录概述了每一个生长发育期的重要考虑事项，而生长发育期的划分参考 Erickson 的社会心理发育模型（Erikson，1950）。

婴儿期、幼儿期以及学龄前期（0～5 岁）

在一个人生命的最初几年，满足其对于肢体接触、舒适、食物、睡眠以及持续被关注的需求是十分重要的。婴儿依赖于照料者提供以上需要并帮助他们建立信任感。婴儿期的关键任务就是与主要照料者建立可靠的联系。但受伤和住院治疗都会对父母照料婴儿造成阻碍（如更换照料者、改变习惯、不能触摸、父母自己也需要应对压力），也会影响父母和婴儿保持紧密的联系。另外，婴儿的沟通能力和应对疼痛或强烈情绪的能力是最差的。因此，受伤的婴儿高度依赖父母帮助他们获得安全感和调整情绪。受伤的婴儿可能存在喂养困难和睡眠障碍的问题，也更难安抚。

婴儿期和幼儿期也是产生分离焦虑和陌生感的时期。因此，他们更容易对与照料者分离以及被医务工作者包围产生恐惧感。离开照料者时，他们往往表现得更依赖人、更低落并需要更多的关注。因此，在受伤初期，最好尽可能减少他们和父母分离的机会。

幼儿期也是产生自主性和学习新技能（如自己吃饭穿衣、走路、说话、如厕）的时期。烧伤的儿童可能会因尝试新事物失败而失去信心，或在做不到一些事情时很容易变得沮丧。

学龄前期儿童可能会对事故的原因产生错误的设想或离奇的想法（如"我被烧伤是因为我是个坏孩子"，"打针吃药是为了惩罚我做了坏事"）。他们还倾向于将经历扩大化或灾难化（如"所有去医院的小孩都会死掉"，"我会一辈子住在医院"）。更麻烦的是，他们不能够很好地理解医疗措施背后的原因，因而将医务工作者视为对他们的威胁。因为理解能力有限，他们可能不能解释究竟是什么让他们感到不安，也不能理解为什么父母会苦恼。总的说来，年龄较小的儿童更倾向于用行为来回应灾难性事件；比起表达不安情绪，他们更倾向于用行为将情绪表现出来。因此，评估学龄前期儿童烧伤严重程度的最好方法是直接观察患儿的行为以及听取父母的描述。该阶段的儿童也需要依靠成人帮助他们应对可怕或紧张的经历。

学龄期（6～12 岁）

该阶段是儿童提高独立性以及掌握技能和经验的时期。但经历过烧伤的儿童通常会感到无助和不知所措。比起幼儿，学龄期儿童更倾向于担心伤势和恐惧治疗（如手术后自己醒不过来）。虽然他们有更强的应对技能，但仍然会通过观察大人的反应来判断自己的伤势，有时还会对大人的反应进行模仿。当他们观察和注意到的事情与大人告诉他们的不相符时，他们不会完全相信大人的话。此时他们会运用自己的想象来"填补空白"。

青少年期（13～18 岁）

　　青少年期是一个剧变期。青少年典型的特点是增多的自主独立需要以及与父母、老师以及其他监护人之间的冲突。青少年受伤和接受治疗时，可以自我觉察到内心的情绪反应。青少年外伤性神经症（post-traumatic stress）的表现可能混杂了建立个性和认同的正常心理发育需求。青少年正在经历身体的快速发育，这使得他们有更强的自我意识，因此，容貌和形象的损伤会使他们对其后果产生忧虑。社会和同龄人的支持对他们来说非常重要，会对他们产生影响。他们会将自己与周围的同龄人做比较，然后会因为自己"不正常"或不同于其他人而感到很不安。更严重的是，创伤会动摇他们的安全感以及对于独立、隐私、操控感和归属感的需要。

附录 2
烧伤的社会工作心理学评估

社会工作者对烧伤患者进行社会心理学评估，从而确定他们在受伤前的生物 - 心理 - 社会功能、面对困难的勇气以及阻碍康复的因素。这需要计划社会工作的干预措施来促进多学科治疗的达成，并根据患者的特定情况进行调整。

范例：成人烧伤的社会工作心理学评估

家庭 / 社会环境

◇ 评估患者的社会支持系统和社区资源，包括：

◇ 婚姻 / 情感现状和子女。

◇ 婚史 / 情史和留下的子女——与这些人之间的关系现状。

◇ 原生家庭。

◇ 朋友圈——与亲朋好友的联系。

◇ 对患者的主要支持系统进行评估。

◇ 识别不利于患者再适应的障碍，如：

● 有冲突的关系。

● 家庭暴力。

● 社会隔离。

● 家庭 / 朋友 / 伴侣支持的质量较低。

居住环境

评估患者的居住环境、出院计划以及是否在烧伤中心服务范围之内，勘察居住条件

◇ 住宅是租住的、还贷中，还是拥有的，是房屋、公寓、房车还是其他情况——对居住环境做出大致判断。

◇ 居住的时间长短（有助于判断与当地社区和资源的联系的紧密程度）。

◇ 如果在烧伤中心服务范围之外。

● 了解家庭的居住安排。

● 是否有资格享受旅行补助。

● 若可行的话，是否愿意转院或转入康复机构。

● 在照护患者方面是否有替代的手段。

经济 / 法律

评估可用的资源。寻求机会把因住院产生的经济损失降至最低。

◇ 就业情况（患者及近亲）。

◇ 患者及其家庭目前的经济来源（如带薪休假与否，寻找其他经济来源如救济、收入保障保险以及

赔偿金）。

◇ 尽可能地寻求补助（如在申请残疾人补助时，寻找有无其他可以满足申请条件的共患病）。

◇ 经济压力及经济负担。

◇ 决策是否需要现有的或更好的治疗。

◇ 出庭或达成法律协议（如候审／陪审／要求缓刑／回收债务）。

烧伤事故

评估患者对于整个事件尤其是与受伤相关部分的回忆。注意事件中的矛盾点。识别是否有自残、药物滥用、儿童保护或家庭暴力的因素。

◇ 注意患者眼中的事件以及叙述时的情绪（对创伤的反应）。

◇ 当儿童可能为创伤事件的目击者时，注意事件对他们造成的冲击。

◇ 事故所引起的其他影响（如房屋毁坏、财产损失、租赁纠纷）。

情绪状态（或对住院治疗的反应）

评估患者适应住院生活的有利资源／适应的情况／存在的障碍，以及支持患者的主要资源。

◇ 患者及家属现在的状态（如对住院的感受和态度——坚强／悲观／冷静）。

◇ 既往的心理健康史，是否有接受相关治疗。

◇ 既往受伤的经历以及应对的方式。

◇ 目前的应对策略。

◇ 个人的信心和勇气以及可能阻碍适应的因素。

◇ 对社会工作的接受度。

既往的行动

◇ 迄今为止的干预实施。

计划

◇ 计划干预措施。

范例：儿童烧伤的社会工作心理学评估

主诉／入院的原因

家庭背景

◇ 直系亲属及其他亲属的家系图。

◇ 家族史。

◇ 家庭动力学特征，包括家庭关系的质量以及是否有家庭暴力倾向。

社会支持

◇ 与大家庭成员、朋友、同龄人的关系是否融洽。

◇ 与学校、同龄人、朋友的关系。

◇ 社会支持的种类、程度和质量，以及与社区的关系。

◇ 有没有从其他机构可以获得帮助和寻求相关资源的能力。

文化、宗教信仰及其影响

◇ 特殊的文化仪式、信仰。

◇ 文化理念以及对待医学和医院的态度。

◇ 文化理念以及家庭观念。

情绪状态、感情以及表述

◇ 追溯到受伤前。

◇ 已获得的发展技能。

◇ 社交技巧、友谊、与他人的互动。

◇ 初步认识人格；喜欢和不喜欢的东西；应对能力。

◇ 安排教育 / 保育——联系保育机构或学校的老师。

◇ 行为问题 / 心理问题 / 学习困难史。

◇ 父母对抚养子女及其兄弟姐妹的认识和态度。

◇ 父母与患儿及其兄弟姐妹的关系 / 亲密度。

烧伤事故

父母叙述烧伤事故的发生过程，按以下步骤进行：

◇ 是否目击？

◇ 事故发生时父母在哪里？

◇ 如果由兄弟姐妹看见，评估目击者对于创伤的反应。

◇ 急救是否恰当？

◇ 是否在就医前有延误？

◇ 既往受伤史。

◇ 既往是否有虐待或疏于照管儿童的历史或是否涉及儿童保护服务。

◇ 评估和记录与保护患儿相关的注意事项、不利因素和保护因素。

◇ 其他损失，如房屋火灾 / 机动车辆事故 / 其他家庭成员受伤。

父母 / 照料者的表现、适应以及应对

◇ 父母现有的适应和应对方法。

◇ 父母对于医疗计划的理解。

◇ 父母对于护理质量和团队支持的看法。

◇ 对患儿表现的感知以及在医院内的适应程度。

患儿及其父母对烧伤 / 治疗 / 住院的反应

◇ 进一步了解父母的应对方式，要点如下：

　　● 父母的过失和责任。

　　● 患儿 / 家庭以往的创伤 / 损失。

　　● 精神病史。

　　● 法律纠纷史。

　　● 父母儿时的经历（如虐待 / 创伤 / 事故 / 住院）。

◇ 评估父母为患儿提供恰当支持的能力，以及现在已有的优势。

◇ 评估父母的情绪反应对患儿及其兄弟姐妹的影响。

居住情况

◇ 居住地周围的环境。

◇ 无家可归。

◇ 拥挤。

◇ 暂居。

◇ 儿童健康设施。

◇ 是否住在农村或边远地区。

◇ 与继子或继女达成共识。

◇ 家庭成员的居住安排。

◇ 兄弟姐妹的居住安排。

◇ 在出院计划中根据烧伤患儿照料的需求来制订合适的居住环境（如洗浴/用水/卫生/安全）。

经济情况

◇ 父母的工作情况。

● 工作对家庭的影响。

● 工作与育儿的关系。

◇ 育儿假。

◇ 烧伤前的经济情况。

◇ 目前经济支持的需求。

◇ 申请社会救助的资格。

其他伴随的压力源

◇ 心理健康问题。

◇ 药物和酒精摄入史。

◇ 孕期或产后问题。

◇ 家庭冲突。

评估

◇ 对烧伤事故的整体印象。

◇ 家庭和儿童的保护因素及其力度。

● 父母、儿童及其兄弟姐妹的应对能力。

● 物质和精神支持。

◇ 社会危险因素和/或危险程度。

● 儿童保护。

● 心理健康问题。

● 家庭暴力。

● 无家可归、经济困难。

● 家庭冲突以及法律问题。

◇ 建议父母和儿童进行团队合作。

既往的行动

◇ 已完成的任务。

◇ 已完成的社会心理干预。

计划

◇ 从评估得到的主要问题中制定需要完成的任务。

◇ 社会心理学方面的目标和实施步骤。

◇ 社会工作的持续性实施。

    ● 父母坚持进行相关治疗手段（如洗浴 / 去剧院）。

    ● 危机。

◇ 持续适应创伤和住院生活。

◇ 坚持进行心理健康咨询。

◇ 坚持多学科治疗。

◇ 对患儿的支持，包括再融入社区和学校。

◇ 必要时寻求儿童内在和外在的保护服务。

◇ 联系社区相关部门。

◇ 提倡父母参与团队协作。

◇ 出院计划。

◇ 提倡随访。

附录 3

儿童评估方法总结

方法（筛选问卷）	年龄范围	基本信息/目的	管理/时长/评分	主要文献	获得/获取信息
儿童创伤后应激障碍筛查	1～6岁	筛查儿童创伤后应激障碍的风险	方式：访谈式问卷 完成者：主要照顾者 时长：6项/2分钟 目前已被儿童事故研究验证过。	Scheeringa, M S, 2010. Young Child PTSD Screen. Tulane University, New Orleans.	免费。获取网址：http://www.infantinstitute.org/measures.htm
儿童情绪压力量表	2～10岁	评估创伤相关症状 得到1个总压力评分和3个子量表评分：焦虑/孤僻，恐惧和宣泄	方式：访谈式问卷 项目：17项一般行为，4分值量表，4项创伤特殊项目 完成者：主要照顾者 时长：7（+4分钟） 要求：心理医生	Saylor C F, et al, 1999. the pediatric emotional distress scale: a brief screening measure for young children exposed to traumatic events. Journal of Clinical Child Psychology, 28 (1): 70-81	免费。经作者同意后获取主要文献副本。
儿童创伤筛查问卷	6～16岁	筛查创伤后顽扰和易激惹症状	方式：自陈式问卷 项目：10项是/否量表 时长：5～10分钟 评分：≥5分提示创伤症状筛查阳性	Kenardy J A, Spence S H, Macleod A C, 2006. Screening for posttraumatic stress disorder in children after accidental injury. Pediatrics, 118 (3): 1002-1009.	免费。获取网址：http://www.som.uq.edu.au/childtrauma/ctsq.aspx
婴幼儿和学龄前诊断性评估	1～6岁	儿童精神病评估（13 DSM-IV Axis-I disorders）包括儿童创伤后应激障碍 应用于临床和研究领域	方式：半结构式采访 完成者：临床医师 来源：主要照顾者 时长：45～90分钟。儿童创伤后应激障碍模块：10～20分钟 要求：临床或研究培训	Scheeringa M S, Haslett N, 2010. The reliability and criterion validity of the diagnostic infant and preschool assessment: A new diagnostic instrument for young children. Child Psychiatry and Human Development, 41 (3): 299-312	免费。获取网址：http://www.infantinstitute.org/measures.htm

方法（筛选问卷）	年龄范围	基本信息/目的	管理/时长/评分	主要文献	获得/获取信息
儿童创伤后应激障碍详细目录（CPTSDI）	7~18岁	儿童创伤后应激障碍症状评估及诊断	方式：半结构式采访 完成者：临床医师 来源：儿童 时长：5~15分钟。要求：培训及监督	Saigh P A, et al., 2000. The children's PTSD inventory: devel-opment and reliability.Journal of Traumatic Stress, 13（3）：369-380.	需要购买。购买网址：http://www.pearsonclinical.com.au/productdetails/88
焦虑症、采访安排、儿童父母版本（ADIS-C/P）	7~17岁	评估各种焦虑、情绪及行为障碍 信息：儿童和父母版本	方式：半结构式采访 完成者：临床医师 来源：儿童和/或父母 时长：儿童和父母各1.5小时（全部安排）要求：培训及监督	Silverman W K, Albano A M, 1996.Anxiety disorders interview schedule for children for DSM-IV: Child and parent versions. San Antonio, TX: The Psychological Corporation, Harcourt, Brace.	需要购买
儿童创伤后应激障碍症状量表（CPSS）	8~18岁	定期评估，儿童创伤后应激障碍症状的严重程度，功能障碍	方式：自陈式问卷 项目：4分值量表24项 完成者：少年 时长：5分钟 评分：可以计算症状严重程度评分	Foa E B, et al., 2001. The child PTSD symptom scale: a preliminary examination of its psychometric properties. Journal of Clinical Child Psychology, 30（3）：376-384.	获得作者许可后可免费用于研究。
儿童行为检查表（CBCL）	1.5~5岁和6~18岁	儿童功能的广泛评估 产生外化、内化和总体问题量表，综合征量表。多重翻译 可被用于不同人群	方式：访谈式问卷 项目：3分值量表100项 完成者：主要照顾者。时长：10~15分钟 评分：以性别和年龄为基础 是否有指南？是 要求：解读需要的标准化评估知识	Achenbach T M, Rescorla L A, 2000.Manual for the ASEBA preschool forms & profiles.Burlington, VT: University of Vermont, Research Center for Children, Youth, & Families. Achenbach T M, Rescorla L A, 2001.Manual for the ASEBA school-Age forms & profiles. Burlington, VT: University of Vermont, Research Center for Children, Youth, Families.	需要购买。购买网址：https://shop.acer.edu.au/acer-shop/group/CBCL2
儿童生活质量综合评定量表（PedsQL）	2~18岁	儿童急慢性健康状态的健康相关生活质量评估 总体的、身体的、情绪的、社会和学校的功能量表	方式：访谈式和自陈式问卷均可 项目：23项李克特量表 完成者：主要照顾者或儿童 时长：<4分钟 评分：以性别和年龄为基础 是否有指南？是	网址：http://www.pedsql.org/	免费用于学生研究，其余需相应的费用。网址：http://www.pedsql.org/

附录4
推荐的儿科资源和网站

儿童和青少年

有这样的一个互动的网站可以给儿童提供心理健康教育，以及创伤后的应对策略，以促进他们的康复。网址：http：//www.som.uq.edu.au/childinjury/intervention.aspx

父　　母

你经历了一场意外。这里有一本提供给父母可用于应对意外的书籍

这本书不仅可以提供给父母关于意外后孩子和父母的常见反应的信息，同时也给父母提供应对策略用于帮助孩子和自己处理受伤反应。网址：http：//www.som.uq.edu.au/childinjury/parents.aspx

受伤后

通过以下互动网站给父母提供心理健康教育和应对策略。http：//www.aftertheinjury.org/
针对创伤和悲痛的网站，家庭支持
给父母提供关于不同类型的外伤事故的信息和资源。网址：http：//tgn.anu.edu.au/?q=resource/medical-trauma

创伤后应激障碍相关依据信息资源

给大众和健康照护专业人员提供关于创伤后应激障碍及其管理的相关依据和信息。网址：http：//som-devws.som.uq.edu.au/ptsd

全国儿童创伤应急网

给父母提供关于不同类型的外伤事故的信息和资源。http：//www.nctsn.org/

卫生保健工作者

卫生保健工具箱

为卫生保健工作者提供关于如何正确给予儿童创伤后治疗和护理的信息和资源。http：//www.healthcare-toolbox.org/

关于澳大利亚儿童及青少年创伤、失落和悲痛的网站

这个网站是一个用于连接专业人员，帮助创建和传播有关创伤、失落和悲痛知识和信息的工具。网址：http：//earlytraumagrief.anu.edu.au/resource-center

婴儿及儿童早期心理健康的机构

为婴儿及学龄期儿童提供免费的 PTSD 评估及治疗。网址：http：//www.infantin- stitute.org/mea-sures-manuals/

在线的 TF-CBT 训练

免费在线提供 TF-CBT 中的训练课程。网址：http：//tfcbt. musc.edu/

针对儿童及青少年创伤的 NCTSN 学习中心

提供与儿童创伤相关的免费课程及研讨会。网址：http：//learn.nctsn.org/

针对创伤后心理健康的澳大利亚中心

提供关于 PTSD 的指南及资源。网址：http：//guidelines.acpmh.unimelb.edu.au/practitioners.

PTSD 国家中心

提供有关 PTSD、评估及治疗的最新的的循证信息。网址：http：//www.ptsd.va.gov/

附录 5
烧伤支持机构的列表

烧伤支援基金会

http：//burnssupportfoundation.org.au

烧伤支援基金会为任何经历了烧伤的个人及其家庭提供直接或者间接的支持和帮助。支援服务包括看护支援组、青少年支援组、电话热线、转诊服务、一年两次的报刊以及一年两次的家庭野外露营。也可提供个别特殊的需求支援，比如昂贵的假发。同时也可以给经济困难的家庭提供经济援助，比如汽车修理费和电话费等。

变　　脸

https：//www.changingfaces.org.uk/Home

"变脸"是英国的一个非盈利组织，为因各种状况、痕迹或瘢痕影响到容貌的个人以及家庭提供帮助。"变脸"组织的目的是通过给儿童、成年人及其家庭提供实际和情感的支持，帮助这些人过上自信和满意的生活。网站有大量关于如何应对容貌改变后的生活信息供青少年、家长及成年人参考，并提供可打印的相关资料。

儿童基金会

http：//www.kidsfoundation.org.au/

（共同实现新的目标和机会）。具体包括每年一次的露营、一个领导计划（TANGO）鼓励伤者达到既定目标以及咨询服务、网站、通讯、人际关系网络、医院和康复中心的沟通交流。这些项目可以给烧伤幸存者及其家人带去希望、力量、勇气和友情。

生　命　线

https：//www.livewire.org.au/

Livewire.org.au 是一个专门提供给 10 ～ 20 岁患有严重疾病、慢性疾病或残疾的年轻人及其家人的在线交流网站。它是一个很安全的网上交流空间，用于会员们相互联系，分享他们的经验给那些理解他们正经历着一切的人。网站为年轻人和家长／照料者设有不同的独立的讨论组，这样他们可以互相联系以及分享他们关于慢性疾病的相似经历。这个网站同时也与非营利组织合作创建他们自己的官方组织，这样便可以提供给这些非营利组织一个安全的平台去和那些正在使用他们服务的青少年取得联系，并给他们提供实时更新的信息资源以及针对不同情况的支援。

彼得休斯烧伤基金会

http：//peterhughesburnfoundation.org.au/

彼得休斯烧伤基金会（PHBF）是一个非盈利的慈善基金会，旨在为烧伤幸存者及其家人提供创伤后的援助。PHBF 是在烧伤幸存者的物理和心理治疗过程中，给他们提供如何加强生理、心理和社会生存能力的经验，以及用于建立相互联系和互相鼓励支持的社区网站。每年在澳大利亚都会通过 PHBF 举办关于如何提高年轻人及成人生活技能的讨论会，有关这个讨论会及 PHBF 的更多详细信息都可在这个网站上找到。

凤凰社区

http：//www.phoenix-society.org/aboutus

旨在帮助烧伤幸存者的凤凰社区是全美国最大的非盈利组织，通过给烧伤幸存者们提供来自同辈人的支持、教育及鼓励促进其好转。这个网站有丰富的关于如何应对烧伤的信息，比如有关如何再次上学，如何应对失去和如何从创伤中恢复的资料。所有资料都可从该网站免费下载。

附录 6
编委会和合著者的传记

编 委 会

主编

Dale Edgar 医生，**B.Phty**（Hons 1st Class），博士

伍德菲奥娜基金会临床研究管理者；

国际烧伤学会康复委员会主席；

澳大利亚和新西兰烧伤协会联合卫生组织主席；

菲奥娜伍德基金会秘书；

乔安娜布里格斯研究所（JBI）烧伤结节专家咨询组成员；

西澳大利亚烧伤服务中心、皇家珀斯医院，高级理疗师；

昆士兰詹姆斯库克大学，客座高级讲师；

西澳大学外科学院，临床高级讲师。

从业 20 年的高级理疗师和研究人员，在过去的 17 年中，服务于多家澳大利亚烧伤及整形外科，一直致力于烧伤治疗步骤的专业化、提高烧伤生存率和急性创伤的康复。在西澳大利亚州皇家珀斯医院，他目前的临床工作主要集中在成人烧伤幸存者。为了表彰他在全球范围内对烧伤患者康复领域方面的领导力、研究和贡献，2012 年，Dale 被 ISBI 授予 Andre Zagame 康复专家奖。Dale 对于全球问题的理解集中在 2001 年，那年作为医学和联合卫生而设立的约翰逊和约翰逊教育奖学金获得者，他访问了在美国、英国和法国的烧伤外科。从那时起，这些观摩访问伴随着在世界各地教育和演讲的机会，Dale 洞察到发展中的和已经建立的烧伤服务所面临的临床和资源问题。他的主要重点是推进烧伤治疗模式的发展和烧伤治疗标准的制定，根据损伤频率准确的评估后得出严重程度和结果，以指导世界各地的卫生资源的使用和优化烧伤幸存者的长期恢复。

Zachary Munn 医生，**BMedRad**（NM），**GradDip Hlthsc**，博士

Zac 是 JBI 应用科学方面的一个高级研究员。研究所隶属于阿德莱德大学卫生科学学院下的转化卫生科学系。他有医疗放射专业背景并且他的兴趣特别集中在将证据运用到实践中，此外，在此系统和过程中可以利用来实现这一目标。他对不同的研究方法和指南的发展有着浓厚的兴趣，并参与了 JBI 的一系列研究和教学活动。他的博士论文研究集中在一个行为研究框架的使用从而把证据引入到临床实践中。他是现任 JBI 烧伤专家咨询组额的管理者。

Megan A. Simons 医生，**BOccThy**（Hons 1st Class），博士

自 1996 年以来，Meg 医生在布里斯班皇家儿童医院从事烧伤职业治疗师的工作已经 17 年了。作为一个临床顾问，她强调团队建设，指导综合医疗保健人员对患者生存质量及安全的文化在卫生保健价值上得以传承。她的研究兴趣包括烧伤瘢痕对个人生活质量的影响和使用高质量、临床相关措施去调查超长时间烧伤瘢痕治疗措施的有效性。她有超过 14 个出版物，内容涵盖烧伤瘢痕、功能恢复和观测烧伤护理的影响等方面。她是 2003 年首版《ANZBA 物理疗法和作业疗法指南》的主要作者。

Meg 自 1997 年以来一直是 ANZBA 成员并且担任 ANZBA 董事会财务主管，秘书，联合卫生主席和昆士兰州代表。2011 年，她和 Roy Kimble 教授是 ANZBA 在布里斯班举办的年度科学会议的共同主席。

除了对烧伤护理工作的充满热情，她最大的满足来自与 Steve 家庭生活以及他们的三个漂亮女儿——Abby，Kate and Elizabeth。

Dr Frank Li，BAppSc（Physiotherapy），MBiomedE，博士

在 1986 年，Frank Li 医生在坎伯兰卫生科学学院（悉尼大学）学习并且获得了应用科学学士学位（物理疗法）。他在香港从事私人执业一直到他开始生物医学工程硕士学习。1990 年，他开始在 Concord 医院工作。从那时起他的工作开始与烧伤患者有关。完成他的硕士学位后，他进一步做生物力学方面的博士研究，并于 1998 年毕业。他是新南威尔士大学多年的研究助理并获得了几次 ARC 的津贴。

1998～2001 年这 4 年间，Frank 是物理治疗的副主管。从 1999 年起，他参与了 Concord 医院近来烧伤科的再发展以及新兰威尔士州严重烧伤服务的发展。他同时是 ANZBA 和 ISBI 的成员。Frank 也是国际生物力学学会的成员。自 1998 年以来，他是伦理委员会和新兰威尔士州足病研究委员会成员。他被邀请为 NHMRC 及几家国际期刊的审稿人。

Frank 是被邀请为堪培拉大学的客座讲师，为理疗专业硕士研究生和查尔斯特大学乡村理疗学生授课。他目前的教学计划包括去提升越南和中国的烧伤康复服务。

Rochelle Kurmis，BND，APD，CF JBI

Rochelle Kurmis 是目前皇家阿德莱德医院成人烧伤中心联合卫生项目的负责人（轮岗制），于 2006 年在皇家阿德莱德医院开始成为一个烧伤领域的营养师。她目前是 ANZBA 成员，并已经以口头和海报的形式出席不同 ANZBA 年度科学会议。自 2006 年以来，作为烧伤营养师特别兴趣学组的积极分子，她对由这个小组实施的多重烧伤质量改进方案做出了贡献。

Rochelle 作为主要和共同作者发表了多个烧伤相关的杂志出版物。她作为 COSA 循证医学的共同作者把经验带入了指南的更新，这个指南主要关于头颈部癌症患者的营养管理，已被澳大利亚营养师协会、英国营养学及 Dietitians NZ and the ANZ Head & Neck Cancer Society 认可。

目前她是 JBI 烧伤结节专家咨询组的共同主席，Rochelle 还撰写了多个关于这个资源的推荐实践，并发表了有关 JBI 系统评价图书馆的一个系统回顾报告。这个系统评价调查烧伤后补充微量元素的有效性，并计划于 2014 年完成。

Nicola Clayton，BAppSc（SpPath），M. Sc. Med .

Nicola 是一个经验丰富的语言病理学家，有着 15 年专业经验，专门从事口面挛缩和复杂吞咽困难的评估和治疗，利用吞咽功能检查及纤维咽喉内镜来评估吞咽运动。她在过去的 9 年一直是 Concord Repatriation 总医院烧伤外科的高级语言病理学家，已在吞咽困难、呼吸系统疾病和重度烧伤领域发表了多篇文章，并负责当地和全国的语病理学家的临床监督教育。她已经完成了医学硕士科学学位，目前是昆士兰大学口面挛缩管理和重度烧伤患者康复的博士生。Nicola 隶属于一些专业协会，包括 ANZBA 和新兰威尔士州烧伤服务协会。她在麦克里大学的硕士语音语言病理学课程做有关吞咽困难管理的演讲。

Alison Kolmus，B.Sci（Phty）；M. Phil

过去的 7 年，Alison 在艾尔弗雷德维多利亚成人烧伤服务协会担任了高级理疗师。在此之前，他主要从事急性骨科疾病和创伤管理。Alison 在 2009 年开始了"调查成人烧伤使用夹板对肩功能恢复"的硕士论文研究，于 2011 年完成，相关结果 2012 年发表在烧伤杂志上。

目前的项目包括建立一个联合卫生主导的烧伤门诊和标杆管理结果的措施。Alison 正在开发一种预测模型，以确定最佳的干预安排。

合著者

Anne Darton，BAppScPhty，Grad Dip PaedPhty

Anne Darton 作为一个理疗师工作了 20 年；大部分时间在 Westmead 儿童医院烧伤外科工作。

自 2003 年以来，她一直在新兰威尔士州烧伤服务协会理事会工作，这是一个提供临床创新的机构，最初他作为联合卫生协调员，随后担任临床网络管理员。在这个角色中，她负责监管和与多学科管理委员会合作在新兰威尔士提供烧伤治疗。安妮负责数据收集和新兰威尔士烧伤数据库质量指标的管理。她是澳大利亚和新西兰烧伤协会的活跃成员并且在这个协会的董事会里担任不同职位。她通过传递反馈系统一直在帮助发展和改善新兰威尔士相关医院和烧伤外科之间的交流。

Rachel Edmondson，BSc（Hons）Physiotherapy

1993 年毕业于英国曼彻斯特大学。

有着在英国和澳大利亚丰富的工作经验。

自 2003 年以来在悉尼皇家北岸医院担任高级理疗师，7 年来一直是高级烧伤和整形理疗师，在新兰威尔士为烧伤或大面积组织缺损患者提供专业服务。

他是新兰威尔士烧伤预防委员会成员，并在悉尼大学、查尔斯特大学和西悉尼大学为本科物理治疗师提供烧伤教育。

Andrea Mc Kittrick，B.Sc.（Hons）；Cur.Occ

Andrea 于 2004 年毕业于都柏林大学圣三一学院。她是一个注册的职业治疗师，有 8 年在爱尔兰和澳大利亚烧伤和整形工作的经验。她是自 2008 年以来一直受雇于皇家北岸医院的新兰威尔士州严重烧伤服务协会——为新兰威尔士的严重烧伤和 / 或由于大面积组织缺损需要整形手术的患者提供专业服务。她致力于确保严重烧伤患者达到最好的预后结果。她正在英国德比大学攻读手疗法专业的硕士学位。

Michelle McSweeney，B AppSci（OccTher）

Michelle 于 1995 年毕业于悉尼大学，自 1999 年以来在 Concord 医院的新兰威尔士州烧伤服务协会工作，并一直被聘为烧伤高级职业治疗师。在手疗法和瘢痕的管理方面，他有着强烈的兴趣和专业背景。15 多年以来他一直在治疗烧伤并且一直是一名正式在编教师，同时在大学、各种会议和许多卫生团体中提出了烧伤和手疗法。

Vidya Finlay，B.Sc（Phty）；MPH

Finlay 女士是一位在烧伤和创伤方面的高级理疗师，在过去的 10 年一直在皇家帕斯医院工作，她还是一个和菲奥娜伍德基金会合作的临床研究管理者，自 2007 年以来她一直担任这个职位。她在 2013 年获得公共卫生硕士学位，研究轻度烧伤治疗的简化模式。在 2010 年新的模式包括早期出院，使用烧伤治疗手册自我管理和生活质量调查评价，这个过程以实施一个月为标准治疗。Finlay 女士一共在国际烧伤期刊发表了 7 篇论文，5 篇是第一作者。其中两篇论文来自她的硕士论文，一篇描述治疗的新模式，另一篇是对轻度烧伤患者生活质量调查的验证。2013 年，该研究被选为三个入围西澳大利亚健康奖的奖项之一，该奖项用于表彰卓越服务交付的项目。

Finlay 女士目前正在研究预测的生活质量和烧伤后瘢痕恢复。

Sharon Rowe，Dip. Nur；Dip. Clin. Ed；Dip. Burn Nur；M. Clin. Nur

Sharon 在帕斯的玛格丽特公主医院（PMH）培训过，并在 1986 年到皇家帕斯医院（RPH）工作。Sharon 在 PMH 烧伤外科工作了几年，但她的大部分烧伤经验是在 RPH 成人烧伤治疗工作中获得的。她花了几年时间在 Kaleeya 私人医院工作。Sharon 要求去墨尔本工作两年，担任联合主管护士和拉伯筹大学的临床教育工作者，在回到帕斯之前她在埃迪斯科文大学担任临床技能指导者和临床教育工作者。在过去12 年间，Sharon 一直是 RPH 烧伤团队的一员，目前正在协调全州烧伤门诊服务和协助西澳大利亚州烧伤教育工作的传承。Sharon 对烧伤伤口治疗工作充满热情，尤其关注长期功能和美容康复方面的促进。

Prof Peter Maitz，MD FRACS AM

Maitz 教授担任了悉尼大学烧伤和重建外科首届主席，自 2000 年以来在悉尼大学的教学医院 Concord 医院担任烧伤外科医学顾问。Maitz 教授是一位整形外科医生，曾经在奥地利维也纳大学和美国哈佛大学接受培训，在 2002 年受澳大利亚政府指派到巴厘岛为当地受害者提供服务并因此受到表彰。

他设计并委托 Concord 医院烧伤外科，提供最先进的设备和技术为烧伤患者治疗。他的临床工作包括烧伤外科的所有领域，尤其对头颈部的烧伤重建有着特别兴趣。除了临床工作，Maitz 教授在 Concord 医院建立和领导组织培养实验室，这个实验室为新兰威尔士州的所有患者提供培养的皮肤替代品并且进行基础性研究。主要研究领域包括皮肤替代品，细胞技术和显微外科。他的研究经验扩展到作为一个显微外科研究员，在哈佛医学院、伯明翰整形外科部和美国波士顿妇女医院，他专攻用预制自由皮瓣来进行烧伤重建；作为剑桥生物医学工程专业卫生科学与技术学院的一名研究员，他专注于自由皮瓣的再灌注测量。他一直是澳大利亚麦克里大学医学科学研究所的研究员，受澳大利亚基础微研究资助。在这里他从事的工作专注于激光显微外科和聚四氟乙烯材料制造的微人造血管。

Maitz 教授是 ANZBA 的主席和 ANZBA 教育委员会主席并积极参与教学。Maitz 教授在同行评议期刊广泛发表文章，这些期刊包括英国整形外科期刊、显微外科期刊、烧伤期刊、整形和重建外科期刊和澳新外科期刊，并且他是全球许多外科协会的成员。

Prof Stephan A Schug，MD FANZCA FFPMANZCA

Stephan 是一名来自德国的训练有素的专业麻醉师和药理学博士。Stephan 曾在德国科隆大学工作，之后成为新西兰奥克兰大学的麻醉学系主任。现在他是澳大利亚西部一所大学药理和麻醉学院的麻醉学系主任，也是皇家帕斯医院的疼痛科主任。Stephan 的主要兴趣在于止痛剂和局部麻醉的药理学研究，急性、慢性疼痛和癌症疼痛的管理，局部麻醉和镇痛，组织器官的疼痛管理以及降低医院不良事件的发生率。

他有超过 250 种出版物，主要关于局部麻醉和急慢性疼痛管理领域，经常被邀请出席国家和国际会议。

Margaret McMahon

Margaret McMahon 是一名在皇家阿德莱德医院（RAH）烧伤治疗方面有 20 年工作经验的理疗医师。2006 年 2 月至 2008 年 1 月，她是 Burns SA 的首任联合健康项目协调人。Burns SA 是 RAH 和澳大利亚阿德莱德妇女儿童医院成人和儿科有关烧伤服务的一次合作。从 2008 年 10 月起她担任爱尔兰都柏林女士临终关怀服务的理疗师管理人一职。

她通过参加一个关于烧伤治疗的全球合作开发的临床指南的制订并发表相关的文章。回到爱尔兰后，她仍继续她的兴趣，参与烧伤治疗。

Anita Plaza，B Phty（Hons）

Anita 是皇家布里斯班妇女医院 Stuart Pegg 教授领导的成人烧伤中心理疗师的顾问 / 团队领导者。对于烧伤后的患者，她有 18 年的物理治疗的经验，同时处理布里斯班皇家儿童医院的儿科患者和 RBWH 的成人烧伤幸存者。Anita 正在进行的研究包括烧伤后运动处方和优化烧伤幸存者的功能结局。

Kathryn Heath，BAppSc（Physio）；MAppSc（Physio）

Kathryn 是一名在阿德莱德妇女儿童医院小儿烧伤科有超过 18 年工作经验的高级理疗师。她现在是皇家阿德莱德医院成人烧伤服务的联合卫生项目的管理人，同时她致力于发展和贯彻关于提供有效高质量的医疗服务的策略，来优化烧伤患者的结局。

Simone West, BA Hons, BOT, Post Grad Cert Wound Care

Simone 作为一名高级职业烧伤整形治疗师已经在维多利亚皇家儿童医院工作了 16 年。包括急性、亚急性和复发阶段的患者在内，小儿科的患者从新生儿到 18 岁青少年均包含在内。

Jacqueline Salway

从 2006 年开始，Jacque 作为一名高级职业理疗师在维多利亚成人烧伤服务协会工作。2011 年，她获得了公共卫生硕士学位，强化了她通过对各级烧伤服务中心职业治疗师的发展和壮大来扩大提供高标准服务范围的承诺。2014 年，Jacque 与一名荣誉职业理疗学者合作完成了一个回顾性研究项目，该项目旨在研究全部健康的手功能以及手部烧伤患者的健康相关的生活质量问题。

Dr Sarah McGarry, B. Sc（Occ Ther）（Hons 1st Class）；PhD

Sarah McGarry 博士目前正在西澳大利亚烧伤服务协会和伊迪斯科文大学作为一名博士后研究人员工作。2013 年，Sarah 获得了博士学位，她的论文是《调查创伤对烧伤儿童及其父母以及照顾他们的专业卫生人员的影响》。该论文发表在相关领域专业科技期刊。临床上，Sarah 作为一名高级职业理疗师在玛格丽特公主医院烧伤科为儿童工作。

Dr Tiffany Grisbrook，B.Sc（Hons 1st Class），PhD

Tiffany Grisbrook 以题为"严重烧伤后个体运动训练长期功能损伤的结局"论文获得西澳大利亚运动与健康科学博士学位。现在她在菲奥娜伍德基金会、皇家帕斯医院承担兼职专业研究角色。工作之余，她在物理治疗学校和科廷大学运动科学系担任讲师和研究助理，在这里她的主要兴趣在于生物力学、力量与素质训练和运动康复领域。

Tania Klotz；BSc，BAppSc（Occ Ther）

Tanja Healey 作为一名烧伤科职业理疗师已经在皇家阿德莱德医院（RAH）工作了超过 11 年。RAH 烧伤科职业疗法对瘢痕管理、复杂的夹板疗法和功能恢复有效。

那时候她已经在 ANZBA 有一席之地，包括担任联合卫生主席和联合卫生州代表。在 ANZBA 年度科学会议上她提出了各种烧伤治疗的专题。2008 年，她还前往美国组成烧伤治疗专家组参加康复峰会，之后结果发表在康复治疗和研究杂志上。在这次行程中她访问了美国烧伤中心收集信息确证治疗师在灾难应急计划中的作用。以 RAH 为基础，她也参与了很多质量控制和研究项目。在阿德莱德之外，她有很多协作，与美国、澳大利亚和新西兰的烧伤理疗家有密切的联系。

Dr Lynne Heyes，MA（Hons）；D.Clin.Psy

作为一名临床心理学家，Lynne 曾在英国和澳大利亚工作。过去的 3 年里她在皇家布里斯班妇女医院 Stuart Pegg 教授的成人治疗中心工作，为住院患者提供心理评估、规划和干预，致力于支持一个复杂的异质个体构成的群体。Lynne 也经常承担风险评估并与全国的心理健康服务中心联络，以执行为支撑不断促进心理健康。她的很大一部分作用涉及到多学科工作，因此，经常给各种专业人员提供教学和培训机会。

Anne de Ruiter，B.SW，BA（Psych），M.Phil

从 2000 年开始，作为一名社会工作者 Anne 在皇家布里斯班妇女医院 Stuart Pegg 教授的烧伤科和（或）重症监护室工作。作为高级社会工作者，需要给烧伤患者和他们的家庭 / 支持网提供实用的、心理的和情感的支持。2005 年完成了硕士论文"创伤烧伤治疗：悉心照顾急性期住院的成人孩子"。这项研究的目的是检验和提供关于母亲经历的深入意义，探索成年孩子遭受急性烧伤的情况下母亲的角色。这项研究的发现有助于定义具体的干预措施包括在患者进入医院的不同阶段应该提供社会工作者，结合多学科的团队，优化对患者及其家属的服务质量。作为工作的一部分，其也参与了外科 RMO 教育课程，经常阐述社会工作在重症监护病房和烧伤科的作用以及烧伤对患者和家属的社会心理的影响。

Jessica Maskell

Jessica 是布里斯班皇家儿童医院的一名高级社会工作者，在小儿烧伤和创伤领域她有超过 10 年的临床经验。Jessica 拥有社会工作学士学位和健康科学（公共卫生）学士学位。Jessica 目前正在布里斯班皇家儿童医院，昆士兰市儿童医学研究所儿童烧伤与创伤研究中心完成了她博士学位的最后阶段。她的论文标题是"不仅仅是一个伤疤：有烧伤瘢痕年轻人的化妆品伪装，社会心理功能和'自我'"。除了论文之外，她也在烧伤研究领域的同行评议出版物发表文章。Jessica 的研究兴趣有：

研究小儿烧伤和瘢痕的长期社会心理影响，特别是在自我认知和认同、外在形象、社会融合和健康相关的生活质量方面。

研究心理社会干预措施来改善有烧伤伤害和伤疤的年轻人的社会心理结局，包括同伴支持、烧伤阵营和在线干预措施。

烧伤伤害预防包括提高幼儿父母的家庭安全教育意识和伤害预防知识。

Dr Zephanie Tyack

Zephanie 目前是联合卫生学校中澳洲天主教大学的一名讲师。她曾作为昆士兰卫生部门首席研究员在昆士兰中部协助联合卫生专业人员提高他们的研究能力，同时她在布里斯班皇家儿童医院、皇家布里斯班妇女医院国家残疾康复医学研究中心担任临床、管理和研究职务。她还曾在昆士兰农村和部分地区的私人诊所工作过。虽然担任这么多职务，Zephanie 继续提高自己在儿童和成人烧伤瘢痕领域的临床和研究能力。在烧伤瘢痕对日常生活、生活质量的影响和烧伤瘢痕潜在的免疫应答反应方面，她有极大的兴趣。目前她正在参与一些科研项目，来研究烧伤瘢痕的影响、发展，检验一个新的烧伤瘢痕影响干预作用，以及手术和包括压力服在内的非手术措施治疗烧伤瘢痕的有效性。迄今为止，Zephanie 参编 1 部著作中的 1 个章节，并有 11 篇烧伤瘢痕领域同行评议的出版物。

Angela Thynne, BOccThy（Hons）

Angela Thynne 是一名职业理疗师，在公共和私人领域处理成人和儿童复杂烧伤和水肿方面从业 21 年。在过去的 12 年里，她经营一个私人诊所，专门从事烧伤和创伤性损伤后的瘢痕和水肿管理。在皇家布里斯班妇女医院专业烧伤门诊中心，她是一个值得信任的私人医生，在那里她提供瘢痕管理并使烧伤患者返回工作岗位继续工作。Angela 对影响烧伤创伤后重返岗位的因素有特别的研究兴趣。

Angela 是一名临床讲师，供职于昆士兰大学卫生和康复科学学院烧伤瘢痕管理和水肿专业。她为瘢痕管理的职业理疗师和物理治疗师开发和提供培训项目。

Dimity Rynne（nee Tyson）

Dimity 自 2006 年以来一直担任职业理疗师并对烧伤治疗领域有特殊的兴趣。在 2008 年去英国之前，她在皇家布里斯班妇女医院工作了 2 年，处理了各种各样的病例，包括手、康复和烧伤。2009 年到 2011 年，她作为 7 级高级烧伤整形职业理疗专家在切尔西及西敏医院工作。自从回到澳大利亚，Dimity 在皇家儿童医院（2012 年至现在）烧伤科工作并完成了的一系列临床和非临床质量和服务改进活动来继续传承高标准循证患者治疗。

Helen DeJong, B.Sci（Occup Ther）

1993 年 Helen 从科廷大学职业理疗学院毕业后，她在西澳大利亚乡村作为唯一的理疗师管理广泛多样的病例。DeJong 女士回到城市后，在皇家帕斯医院专门从事家庭转型工作。之后她前往英国专门从事手部治疗和手部神经学工作，1996 年 Helen 回到皇家帕斯医院，开始自己在烧伤康复领域的旅程。1997 年 Helen 成为整形外科高级职业理疗师，指导从事手部烧伤治疗的工作人员。虽然有四个孩子，Helen 仍然兼职作为一个私人职业理疗师专攻瘢痕管理。2009 年，Helen 女士作为高级职业理疗师回到玛格丽特公主医院小儿烧伤科。由于渴望解决临床问题，2011 年，Helen 转移到研究岗位来加强自己在这方面的技能，并建立一个能把她的临床问题转变为科学的项目。目前 Helen 正在完善这些想法，施加额外培训以实现对瘢痕更好的理解来改进结局。

Paul Gittings，BSc（Physio）（Hons 1st Class）

Paul 作为一名高级物理理疗师，目前在西澳大利亚皇家帕斯医院国家成人烧伤科工作。在包括重症监护和创伤在内的一系列临床领域内，他积累了急诊治疗和呼吸道治疗经验。他正在自己感兴趣的烧伤治疗和康复领域开展博士课题。

Ben Noteboom，BSc（Physio）

在过去的 7 年里，Ben 作为一名高级理疗师在西澳大利亚皇家帕斯医院工作。在过去的 3 年里，他一直在澳大利亚国家心肺理疗委员会（澳大利亚理疗协会的国家组织）担任州代表。

Ben 目前正在科廷大学完成关于心肺理疗的硕士课题。

Dr Anna Rumbach，BSc，MSpPathSt，GCHEd，PhD

Anna Rumbach 是目前烧伤、创伤和急救治疗导致的吞咽障碍研究领域的课题带头人。她的博士论文以"热灼伤后吞咽困难：临床危险因素、解剖生理特点和解决康复之路"为题，并于 2011 年获奖并发表在烧伤治疗研究杂志和医学语言语音病理学杂志上。最近，Rumbach 博士发表了热灼伤后吞咽困难症的诊断标准，目前澳大利亚正在采用该标准来指导临床实践。

Caroline Nicholls，BSc，MNutr Diet

作为一名临床营养师，Caroline Nicholls 已经工作了超过 15 年，并且她对营养支持感兴趣。自 2003 年以来，她一直在 Concord 医院烧伤科担任营养师，并参与建立澳大利亚烧伤营养兴趣学组。她一直在其中积极参与研究而且多次出席了 ANZBA 科学会议。她是新兰威尔士严重烧伤服务营养指南的作者之一，而该指南是 ANZBA 联合卫生指南营养管理章节的基础。

Sharon Forbes，APD，BSc，Grad Dip Nut & Diet

Sharon 是一个在澳大利亚和英国医院工作，有着 20 多年临床经验的营养师，其中包括在烧伤方面超过 10 年的工作经验。自澳大利亚新西兰烧伤营养师兴趣学组成立以来，她一直参与其中。Sharon 研究调查了烧伤患者恢复期间的能量需求。她的兴趣也包括进展的烧伤患者营养支持康复措施。Sharon 目前是皇家布里斯班妇女医院的高级营养师，在 Stuart Pegg 教授的成人烧伤外科工作，是昆士兰大学营养学硕士课程的临床教育工作者和副讲师。

Vicki Young，BHSc RD

Vicki 是一个有着 25 年工作经验的营养师，其中 21 年在新西兰奥克兰 Middlemore 医院工作。她在烧伤科工作了 19 年，其中包括先前在 ICU、成人和儿科病房。她现在专注于在国家烧伤中心进行成人烧伤和自己的烧伤患者研究。

Kate Wood，BHSc，MND

Kate 是一个有着成人和小儿烧伤工作经验的高级营养师，在过去 7 年多的时间里，她在皇家布里斯班医院和阿德莱德妇女儿童医院工作。从产假回来之后，她作为临床营养师负责烧伤服务。她充满激情并且致力于确保高质量的营养治疗，使小儿烧伤患者达到最佳预后。